Jose O'Daly

Choroby neurodegeneracyjne: Kuru, Alzheimer, Parkinson, Huntington

Jose O'Daly

Choroby neurodegeneracyjne: Kuru, Alzheimer, Parkinson, Huntington

Choroby neurodegeneracyjne u ludzi i zwierząt

Wydawnictwo Bezkresy Wiedzy

Imprint
Any brand names and product names mentioned in this book are subject to trademark, brand or patent protection and are trademarks or registered trademarks of their respective holders. The use of brand names, product names, common names, trade names, product descriptions etc. even without a particular marking in this work is in no way to be construed to mean that such names may be regarded as unrestricted in respect of trademark and brand protection legislation and could thus be used by anyone.

Cover image: www.ingimage.com

This book is a translation from the original published under ISBN 978-620-0-48426-0.

Publisher:
Wydawnictwo Bezkresy Wiedzy
is a trademark of
Dodo Books Indian Ocean Ltd., member of the OmniScriptum S.R.L Publishing group
str. A.Russo 15, of. 61, Chisinau-2068, Republic of Moldova Europe
Printed at: see last page
ISBN: 978-620-0-54742-2

Kryteria

Analiza chorób neurodegeneracyjnych: Kuru, Gerstmann-Sträussler-Scheinker Syndrome, Fatal Familiar Insomnia, Variably Protease-Sensitive Prionopathy, Creutzfeld-Jakob, Alzheimer, Parkinson, Huntington Diseases.

Jose Antonio O'Daly. MD, DMSc, PhD. Adres: Avenida Este Uno, Residencias La Vista C, Apartment 7D, Los Naranjos Del Cafetal, El Hatillo, Caracas, Venezuela, 1081.

Krótki tytuł: Choroby neurodegeneracyjne u ludzi i zwierząt.

Streszczenie

Szczegółowo omówiono **ewolucję** koncepcji dotyczących helisy α, arkusza β, wiązania peptydowego oraz rolę wiązań wodorowych w ich stabilizacji. Dwa aminokwasy połączone są wiązaniem amidowym zwanym wiązaniem peptydowym w reakcji kondensacji między grupą aminokwasową jednego z nich a grupą karboksylową drugiego, uwalniając cząsteczkę wody, tworząc dwupeptyd, w przypadku pojawienia się trzeciego aminokwasu powstaje trójpeptyd, aż do powstania polipeptydu, reakcja zachodząca w rybosomach. W kodzie genetycznym DNA dwadzieścia aminokwasów, zwanych również pozostałościami, jest kodyfikowanych tworząc peptydy, które po zorganizowaniu w łańcuchy polipeptydów nazywane są białkami. Linus Pauling był głównym amerykańskim chemikiem swoich czasów. Jako pierwszy zastosował nowe kwantowo-mechaniczne poglądy fizyki do chemii, co doprowadziło do powstania idei rezonansu. **Opublikował w 1939 r. "Charakter wiązania chemicznego", na** którym Watson i Crick polegali przy ustalaniu struktury DNA, opierając się na informacjach chemicznych. Istnieją setki rodników, a więc wiele różnych aminokwasów, ale tylko 22 są w białkach, dwadzieścia klasycznych aminokwasów, a jeden odkryty w 1986 roku o nazwie Selenocysteina i drugi w 2002 roku o nazwie Pirolizyna oba mają specyficzne kodony w genomie. **Kuru** jest rzadkim nieuleczalnym i śmiertelnym zaburzeniem neurodegeneracyjnym, które było powszechne wśród mieszkańców Papui Nowej Gwinei, spowodowanym przez przenoszenie nieprawidłowo złożonych białek prionowych, co prowadzi do objawów takich jak drżenie, utrata koordynacji i neurodegeneracja. Termin Kuru (drżenie) wywodzi się od słowa *kuria* lub *guria* (trząść się), ze względu na drżenie ciała, które jest klasycznym objawem choroby. Kuru, pasażowalna encefalopatia gąbczasta, jest chorobą układu nerwowego o działaniu fizjologicznym i neurologicznym, która ostatecznie prowadzi do śmierci. Charakteryzuje się postępującą ataksją móżdżkową, czyli utratą koordynacji i kontroli ruchów mięśni. **Choroba Creutzfeldta-Jakoba (CJD)** jest śmiertelnym zaburzeniem zwyrodnieniowym mózgu. Wczesne objawy to problemy z pamięcią, słaba koordynacja, zmiany w zachowaniu i zaburzenia widzenia. Później pojawiają się demencja, mimowolne ruchy, ślepota, osłabienie i śpiączka. Około 70% ludzi umiera w ciągu roku od postawienia diagnozy. Większość przypadków ma charakter spontaniczny; 7,5% przypadków dziedziczy się po rodzicach danej osoby w sposób autosomalnie dominujący. CJD jest pasażowalną encefalopatią gąbczastą (TSE), wywoływaną przez priony, które są białkami normalnie obecnymi w neuronach centralnego układu nerwowego (OUN). Białka te, po nieprawidłowym złożeniu, wpływają na procesy sygnalizacyjne, uszkadzając neurony i powodując degenerację, która powoduje pojawienie się gąbczastego wyglądu w dotkniętym mózgu. CJD Prion jest niebezpieczny, ponieważ sprzyja odnawianiu się rodzimego białka Prion do chorego stanu. Liczba nieprawidłowo złożonych cząsteczek białka wzrośnie wykładniczo, a proces ten doprowadzi do powstania dużej ilości nierozpuszczalnego białka w dotkniętych chorobą komórkach. Ta masa źle rozłożonych białek zakłóca funkcjonowanie komórek neuronalnych i powoduje śmierć komórek. Mutacje w genie dla białka Priona mogą powodować błędne składanie się regionów z przewagą α-helicalnych na arkuszach β. **Zespół Gerstmanna-Sträusslera-Scheinkera (GSSS)** jest niezwykle rzadką, zwykle rodzinną, śmiertelną chorobą neurodegeneracyjną, która dotyka pacjentów w wieku od 20 do 60 lat. Według Narodowego Instytutu Zaburzeń Neurologicznych i Udarów (National Institute of Neurological Disorders and Stroke - NINDS), jest on wyłącznie dziedziczny i występuje tylko w kilku rodzinach na całym świecie. Jest on klasyfikowany jako pasażowalna encefalopatia gąbczasta (TSE) ze względu na rolę przyczynową, jaką odgrywa ludzkie białko prionowe (PRNP). GSSS jest jedną z niewielu chorób wywoływanych przez Priony, klasę białek patogennych o wysokiej odporności na proteazy. W genie PRNP, na chromosomie 20, u najbardziej dotkniętych osób stwierdzono zmianę w kodonie 102 z proliny na leucynę. Śmiertelna **Znana Bezsenność (FFI)** jest rzadkim zaburzeniem, które powoduje problemy ze snem, zaczynające się stopniowo i pogarszające się z czasem. Inne objawy to mowa, problemy z koordynacją i demencja, które prowadzą do śmierci w ciągu kilku miesięcy do kilku lat. Jest to choroba prionowa mózgu, spowodowana mutacją w białku PrPC. **Prionopatia wrażliwa na proteazy (VPSPr)** jest sporadyczną chorobą białkową prionów. Po raz pierwszy rozpoznano ją jako odrębną chorobę w 2010 r., występującą tylko u 2 lub 3 na 100 milionów osób. Do 2018 r. w Zjednoczonym Królestwie odnotowano czternaście przypadków. Ma on podobieństwa do CJD, ale objawy kliniczne są różne, a nieprawidłowe białko Priona (PrPSC) jest mniej odporne na trawienie przez proteazy, podczas gdy niektóre warianty są bardziej wrażliwe na proteazy niż inne. **Choroba Alzheimera (AD)** jest przewlekłą chorobą neurodegeneracyjną, która zaczyna się powoli i stopniowo pogarsza z czasem. Jest ona przyczyną 60-70% przypadków demencji; najczęstszym wczesnym objawem jest trudność w zapamiętywaniu ostatnich wydarzeń. Wraz z postępem choroby objawy obejmują problemy z językiem, dezorientację, łatwe zgubienie się na ulicy, huśtawki nastroju, utratę motywacji, nie radzenie sobie z samoopieką oraz problemy z zachowaniem. Gdy pogarsza się stan człowieka, wycofuje się on z rodziny i społeczeństwa. Stopniowo dochodzi do utraty funkcji organizmu, co ostatecznie prowadzi do śmierci. Szybkość postępu może być różna; typowa oczekiwana długość życia po postawieniu diagnozy wynosi od trzech do dziewięciu lat. Choroba **Parkinsona** (PD) jest długotrwałym zaburzeniem zwyrodnieniowym OUN, które głównie wpływa na układ ruchowy. W miarę jak choroba się pogarsza, objawy nie-motoryczne stają się coraz bardziej powszechne. Objawy zazwyczaj pojawiają się powoli. We wczesnym stadium choroby najbardziej oczywiste objawy to drżenie, sztywność, powolność ruchu, trudności w chodzeniu, problemy z myśleniem i zachowaniem. Demencja staje się powszechna w zaawansowanych stadiach choroby. Depresja i lęk są również powszechne, występują u ponad jednej trzeciej osób z PD. Inne objawy to problemy sensoryczne, senne i emocjonalne. Główne objawy ruchowe nazywają się "Parkinsonizm". Przyczyna PD jest nieznana, ale uważa się, że obejmuje ona zarówno czynniki genetyczne, jak i środowiskowe. **Choroba Huntingtona (HD),** znana również jako pląsawica Huntingtona, jest chorobą dziedziczną, która prowadzi do śmierci komórek mózgowych. Najwcześniejszymi objawami są problemy z nastrojem lub zdolnościami umysłowymi. Często następuje ogólny brak koordynacji i niestabilny chód. W miarę postępu choroby, nieskoordynowane, szarpiące ruchy ciała stają się coraz bardziej widoczne. Zdolności fizyczne stopniowo pogarszają się, aż do momentu, gdy skoordynowany ruch staje się trudny i osoba nie jest w stanie mówić. Zdolności umysłowe na ogół ustępują miejsca demencji. Objawy zaczynają się zazwyczaj między 30 a 50 rokiem życia, ale mogą rozpocząć się w każdym wieku. Choroba może rozwinąć się wcześniej w życiu w każdym kolejnym pokoleniu. Około 8% przypadków rozpoczyna się przed ukończeniem 20 roku życia i zazwyczaj występują u nich objawy bardziej zbliżone do PD.

Słowa kluczowe: α-heliks, *β-szelety, choroby neurodegeneracyjne, Kuru, choroba Alzheimera, choroba Creutzfelda-Jakoba, zespół Gerstmanna-Sträusslera-Scheinkera, choroba Parkinsona, choroba Huntingtona, pasażowalne encefalopatie gąbczaste*

Wprowadzenie

Słowo proteina pochodzi z greckiego "Proteios", które oznacza "pierwotny", że "zajmuje pierwsze miejsce". Harold Hartley w swoim przemówieniu upamiętniającym 100 lat śmierci Bertzeliusa zaproponował Mulderowi słowo białko w liście ze Sztokholmu z 10 lipca 1838 roku [1]. Badania Muldera rozpoczęły się w 1835 r. analizą chemiczną jedwabiu rozszerzoną na fibrynę, albuminy surowicy, albuminy jaj, żelatynę i gluteninę przy użyciu kwasów i zasad. Znalazł utlenione rodniki zasadowe połączone w prostej relacji z siarką i fosforem nazywając te substancje tak, jak zostały znalezione w naturze [2]. Słowo to zostało zaczerpnięte z języka greckiego, co oznacza, że są one najważniejszymi molekułami w żywych organizmach. Białko składa się z jednego lub kilku polipeptydów z ponad 100 aminokwasami w sekwencji liniowej. Aminokwas jest cząsteczką organiczną z grupami aminokwasów (-NH2) i karboksylowymi (-COOH), najczęstsze i mające większe znaczenie są te, które stanowią część białek i odgrywają kluczową rolę we wszystkich procesach biologicznych. Dwa aminokwasy łączą się w reakcji kondensacji pomiędzy grupą aminokwasową jednego a grupą karboksylową drugiego, uwalniając cząsteczkę wody, tworząc w dwupeptydzie wiązanie amidowe zwane wiązaniem peptydowym (rys. 1). W przypadku pojawienia się trzeciego aminokwasu powstaje trójpeptyd i tak dalej, aż do utworzenia polipeptydu, w naturalny sposób zachodzi reakcja w rybosomach. W kodzie genetycznym koduje się dwadzieścia aminokwasów, zwanych również pozostałościami, tworzących peptydy, które po zorganizowaniu w łańcuchy polipeptydowe zwane są białkami. Wszystkie aminokwasy w białku to aminokwasy L-α. Grupa aminokwasowa jest połączona z sąsiednią grupą karboksylową lub α-węglową, łączy się również wodór z łańcuchem bocznym lub rodnikowym R o zmiennej strukturze, co określa tożsamość i właściwości każdego z różnych aminokwasów [3] , [4].

α helix i wiązanie peptydowe

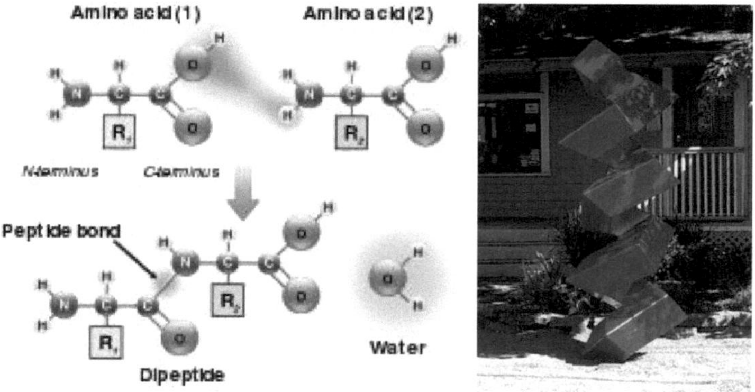

Rysunek 1. Tworzenie wiązania peptydowego poprzez reakcję odwodnienia. Rysunek 2. Julian Voss-Andreae's α Helix dla Linusa Paulinga (2004), stal malowana proszkowo, wysokość 3 m

(10 stóp). Rzeźba znajduje się przed domem dziecka Paulinga na 3945 SE Hawthorne Boulevard w Portland, Oregon, USA.

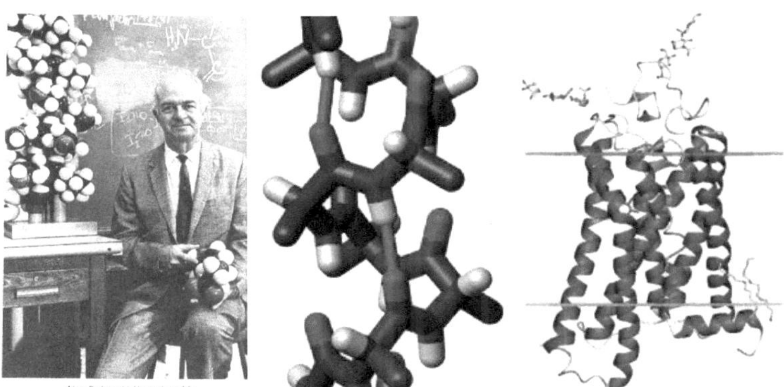

Rysunek 3. **A**. Linus Pauling i α-Helix [4]. **B**. Widok z boku α-heliks pozostałości alaninowych Dwa wiązania wodorowe dla tej samej grupy peptydowej są w magentacie, odległość H do O wynosi 2 A (0,20 nm). Łańcuch proteinowy biegnie do góry. N-terminal na dole, C-terminal na górze. Łańcuchy boczne z czarnymi końcówkami są skierowane lekko w dół w kierunku końcówki N, oksygeny peptydowe w kolorze czerwonym są skierowane ku górze, a peptyd NH w kolorze niebieskim z szarymi końcówkami w dół. **C**, rodopsyna bydlęca (PDB plik1GZM), z siedmioma spiralami przecinającymi membranę oznaczonymi poziomymi liniami [5].

Linus Pauling był czołowym amerykańskim chemikiem swoich czasów (rys. 2, 3). Jest on uważany za jednego z pierwszych, którzy zastosowali nowe kwantowo-mechaniczne poglądy fizyki do problemów chemii, co doprowadziło do pomysłu rezonansu. Jego szeroko zakrojone badania obejmowały "Charakter wiązania chemicznego", a w 1939 r. opublikował książkę o tym samym tytule, na której Watson i Crick oparli się przy ustalaniu struktury DNA. Praca Paulinga reprezentuje drugie główne podejście do wprowadzania białek do biologii molekularnej, pierwszym było funkcjonalne podejście biochemików, Avery'ego i Chargaffa oraz genetyków Delbrucka i Phage Group. Praca Paulinga (Rys. 3) jest więc istotna dla zapewnienia Watsonowi i Crickowi podstawowego podejścia, które zastosowali przy rozwiązywaniu struktury DNA poprzez budowanie modeli W 1948 roku, podczas gdy w łóżku powracającym do zdrowia z zimna, Pauling żartobliwie skonstruował surowy papierowy model łańcucha polipeptydowego, wykorzystując znane wówczas ograniczenia chemiczne i stereo chemiczne, takie jak to, że wiązanie peptydowe miało płaski lub płaski kształt. Stwierdził, że łańcuch polipeptydowy jest jednoniciową spiralą, (ryc. 2, 3) nazwał ją α-heliksem, a w 1954 r. otrzymał Nagrodę Nobla w dziedzinie chemii [4], [5]. Rywalizacja pomiędzy Paulingiem i Braggiem stanowi tło dla historii Watsona i Cricka. Pod koniec lat dwudziestych XX wieku Pauling pokonał Bragg'a do zasad chemii stereo i elektrostatyki, które określały strukturę minerałów. W 1951 r., wkrótce po tym jak Bragg i grupa Cavendish'a nieudacznie zawiedli w swoich wysiłkach na rzecz ustanowienia struktury dla polipeptydu, Pauling triumfalnie odsłonił swoją helisę α, pozostawiając ją przerażonej grupie Cavendish'a do weryfikacji jej poprawności. Pauling musiał zignorować fakt, który hamował postęp w grupie Cavendisha, a mianowicie zdjęcie dyfrakcyjne Astbury'ego, które pokazywało plamkę, która mówiła, że pełny obrót spirali będzie 5.1 Angstromy. Teoria Paulinga mówiła, że wysokość pełnego obrotu wynosiła 5,4 angstromu, co okazało się prawidłowe. Ta zdolność do traktowania wszystkich faktów z podejrzliwością była kolejnym wglądem, który Watson i Crick czerpali z sukcesu Paulinga [4], [5].

Alpha Helix

Spirala alfa (α-helix) jest drugorzędną strukturą białek i jest konformacją prawej spirali, w której każdy szkielet grupy N-H przekazuje wiązanie wodorowe do szkieletu grupy C=O aminokwasu znajdującego się trzy lub cztery pozostałości wcześniej wzdłuż sekwencji białek (rys. 1 , 2 , 3). α-helix jest również nazywany klasycznym Pauling-Corey-Branson α-helix. Nazwa 3.613-helix jest również używana dla tego typu spirali, oznaczająca średnią liczbę pozostałości na obrót spirali, przy czym w pierścieniu utworzonym przez wiązanie wodorowe zaangażowanych jest 13 atomów. Wśród typów struktury lokalnej w białkach najbardziej regularna, najbardziej przewidywalna z sekwencji jest helisa alfa [4] , [5] , [6]. Białka składają się z łańcuchów polipeptydowych i są podzielone na kilka kategorii, takich jak struktury pierwotne, wtórne, trzeciorzędowe i czwartorzędowe, w zależności od kształtu złożenia łańcucha polipeptydowego. Arkusze α-helix i β-powlekane to dwie najczęściej spotykane wtórne struktury łańcucha polipeptydowego. **α-helikalna** struktura białek wynika z wiązania wodorowego pomiędzy ich amidem szkieletowym a grupami karbonylowymi. Jest to cewka praworęczna, która zazwyczaj zawiera od 4 do 40 pozostałości aminokwasów w łańcuchu polipeptydowym. Rysunek 4 ilustruje strukturę α-helixu [5].

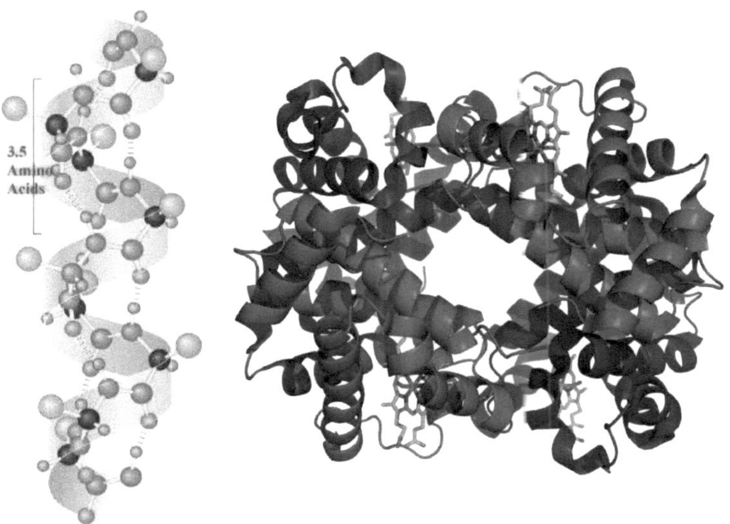

Rysunek 4. Struktura proteinowa A. α-Helix z Commons Wikimedia. **B**. Cząsteczka hemoglobiny, z czterema podjednostkami wiążącymi hem (zielona) i polipeptydami (niebieska, czerwona), każda wykonana z α-helików. Zdjęcie Zephyrisa, Commons Wikipedia [5].

Wiązania wodorowe tworzą się między grupą N-H jednej pozostałości aminokwasu z grupą C=O innej pozostałości aminokwasu, która jest umieszczona w 4 pozostałościach wcześniej. Te wiązania wodorowe są niezbędne do stworzenia struktury helikalnej α, a każdy pełny obrót spirali ma 3,6 aminokwasu. (Rysunek 4 A). Aminokwasy, których grupy R są zbyt duże (tj. tryptofan, tyrozyna) lub zbyt małe (tj. glicyna) destabilizują α-helicy. Prolina destabilizuje również α-helicy z powodu swojej nieregularnej geometrii; jej grupa R łączy się z azotem z grupy amidowej i powoduje przeszkodę steryczną. Ponadto, brak wodoru na azotu Proline uniemożliwia jej udział w wiązaniu wodorowym. Poza tym stabilność α helixu zależy od momentu dipolowego całej helixu, który wynika z pojedynczych dipoli grup C=O zaangażowanych w wiązanie wodorowe. Stabilne α-helicy zazwyczaj kończą się naładowanym aminokwasem w celu neutralizacji momentu dipolowego [4], [5].

Co to jest prześcieradło β?

Jest to inny rodzaj struktury wtórnej białka; składa się z nici β połączonych bocznie co najmniej dwoma lub trzema szkieletowymi wiązaniami wodorowymi, tworzącymi zazwyczaj skręcony, karbowany arkusz. Ogólnie rzecz biorąc, nitka β zawiera od 3 do 10 pozostałości aminokwasów, a te nitki są ułożone obok innych nitek beta, tworząc jednocześnie rozległe sieci wiązań wodorowych. Tutaj, grupy N-H w szkielecie jednego pasma tworzą wiązania wodorowe z grupami C=O w szkielecie sąsiednich pasm. Dwa końce łańcucha peptydowego mogą być przypisane do N-terminus i C-terminus w celu zobrazowania kierunku. N-terminus oznacza jeden koniec łańcucha peptydowego, gdzie dostępna jest wolna grupa aminowa. Podobnie, C-terminus reprezentuje drugi terminal łańcucha peptydowego, gdzie dostępna jest wolna grupa karboksylowa. Sąsiadujące nitki β mogą tworzyć wiązania wodorowe w układach antyrównoległych, równoległych lub mieszanych. W układzie antyrównoległym, N-końcówka jednego stoiska przylega do C-końcówki następnego stoiska. W układzie równoległym, N-końcówki sąsiednich splotów są zorientowane w tym samym kierunku [5]. Poniższy rysunek 5 ilustruje strukturę i wzór wiązania wodorowego równoległych i antyrównoległych nitek β.

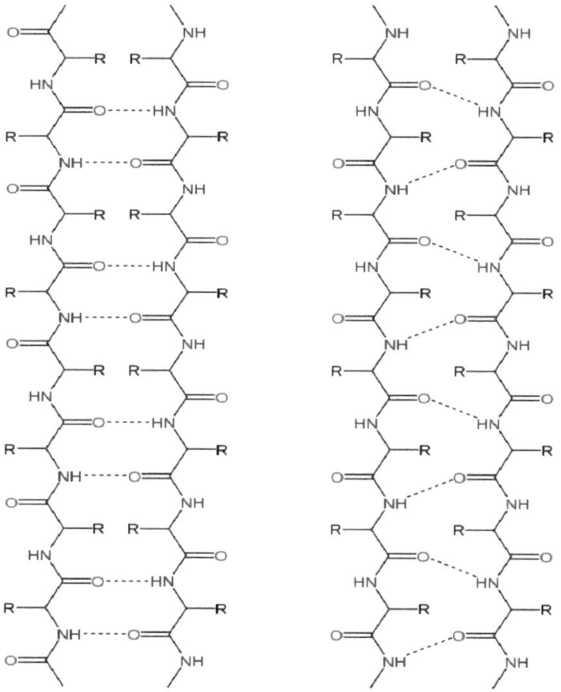

Rysunek 5. Parallel and Antiparallel β-sheet by F. Vasconcellos, via Commons Wikimedia [6].

Selenocysteina

Istnieją setki Radicals, jak również setki różnych aminokwasów, kupując tylko 22 są częścią białek, ostatnie to Selenocistein [6] odkryty w 1986 roku (ryc. 6) i Pirolizyna w 2002 roku (ryc. 7), wszystkie mają specyficzne kodony w kodzie genetycznym.

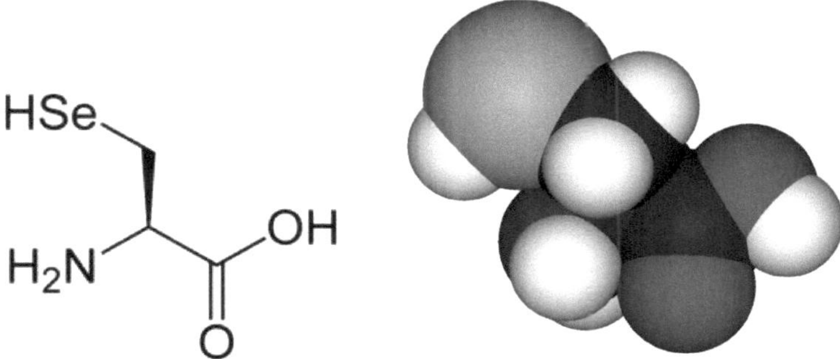

Rysunek 6. Selenocysteina (Sec). Kwas 2-Amino-3-selanylopropanowy. Niektóre organizmy używają dodatkowego aminokwasu, selenocysteiny, nazywanego 21. aminokwasem, który nie posiada własnego kodonu i używa kodonu stop po jego modyfikacji. W tym celu korzysta ze skomplikowanych maszyn, ze specyficznymi enzymami i RNA. Sec występuje we wszystkich dziedzinach życia, w tym bakterie, archaiki i eukariota. Sec występuje w aktywnych miejscach występowania enzymów biorących udział w usuwaniu reaktywnych form tlenu oraz w aktywacji hormonów tarczycy [3].

Selenocysteina, symbol **Sec** lub **U**, [2] w innych publikacjach również jako **Se-Cys** [3] jest [21.] aminokwasem białkotwórczym (ryc. 6). Selenocysteina istnieje naturalnie we wszystkich trzech dziedzinach życia, ale nie w każdej linii, jako składnik budulcowy selenoprotein [7]. Selenocysteina jest analogiem cysteiny z grupą w miejsce grupy tiolowej zawierającej siarkę. Selenocysteina została odkryta przez Thressę Stadtman [7] w Narodowych Instytutach Zdrowia i jest obecna w kilku enzymach, m.in. peroksydazach glutationowych, tetra-jodotyronino-5'-dejodynazach, reduktazach tioredooksyny, dehydrogenazach, hydrogenazach, glicynie-selenofosforano-syntetazie-2 i metioninie-R-sulfoksydo-reduktazie-B1(SEPX1) [8].

Selenocysteina ma strukturę podobną do cysteiny, ale z atomem selenu zajmującym miejsce zwykłej siarki, (Rysunek 6) tworząc grupę selenolową, która jest deprotonowana przy fizjologicznym pH. Podobnie jak inne naturalne białkogenne aminokwasy, cysteina i selenocysteina mają L chiralność w starszej notacji D/L opartej na homologii do D- i L-gliceraldehydu. W nowszym systemie wyznaczania chiralności R/S, opartym na liczbach atomowych atomów w pobliżu asymetrycznego węgla, mają one chiralność R, ze względu na obecność siarki jako drugiego sąsiada asymetrycznego węgla. Pozostałe chiralne aminokwasy, mające tylko lżejsze atomy w tej pozycji, mają S chiralność. Białka, które zawierają jedną lub więcej pozostałości selenocysteiny, nazywane są selenoproteinami; zawierają one pojedynczą pozostałość selenocysteiny. Selenoproteiny, o aktywności katalitycznej selenocysteiny, nazywane są selenoenzymami [9], w których zastosowano struktury triady katalitycznej wpływające na nukleofilność miejsca aktywnego selenocysteiny.

W biologii Selenocysteina ma niższy poziom pKa (5,47) i niższy potencjał redukcji niż cysteina. Właściwości te sprawiają, że jest on bardzo odpowiedni w białkach, które są zaangażowane w działanie przeciwutleniające [10]. Chociaż występuje w trzech dziedzinach życia, nie jest uniwersalny we wszystkich organizmach [11]. W przeciwieństwie do innych aminokwasów obecnych w białkach biologicznych, selenocysteina nie jest zakodowana bezpośrednio w kodzie genetycznym [12]. Zamiast tego jest on zakodowany w specjalny sposób przez kodon UGA, który jest zwykle kodonem stop. Mechanizm taki nazywany jest rekodowaniem translacyjnym [13], a jego skuteczność zależy od syntezy selenoprotein oraz od czynników inicjacji tłumaczenia [14]. Gdy komórki są hodowane bez selenu, translacja selenoprotein kończy się na kodonie UGA, co skutkuje obciętym, niefunkcjonalnym enzymem. Kodon UGA jest wykonany w celu kodowania selenocysteiny poprzez obecność sekwencji wprowadzania selenocysteiny (SECIS) w mRNA. Element SECIS jest definiowany przez charakterystyczne sekwencje nukleotydowe i wtórne wzorce bazowe struktury. U bakterii element SECIS jest zazwyczaj umieszczony bezpośrednio za kodonem UGA w ramce odczytu dla selenoproteiny [15]. W Archaea i eukariontach element SECIS znajduje się w 3' nieprzetłumaczonym regionie (3' UTR) mRNA i może kierować wiele kodonów UGA do kodowania pozostałości selenocysteiny [16]. I znów, w przeciwieństwie do innych aminokwasów, w komórce nie ma wolnej puli selenocysteiny. Jego wysoka reaktywność spowodowałaby uszkodzenie komórek. Zamiast tego, komórki przechowują selen w mniej reaktywnej formie utlenionej, selenocystynę, lub w formie metylowanej, selenometioninę. Synteza selenocysteiny zachodzi na wyspecjalizowanym tRNA, które działa również na zasadzie włączania go do powstających polipeptydów [17].

Pirolizyna

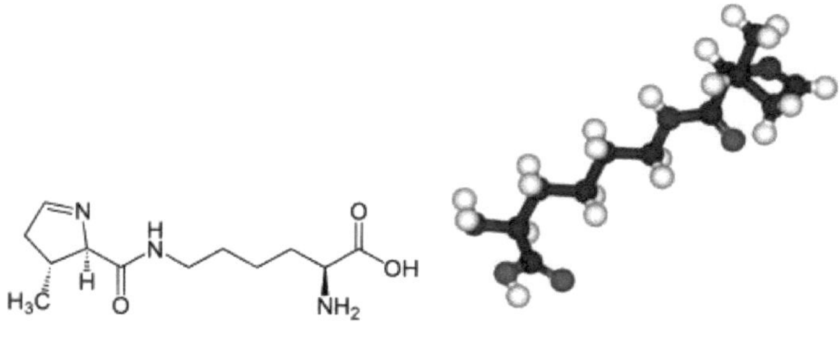

Rysunek 7.Pirolizyna. N6-{[(2R, 3R)-3-metylo-3,4-dihydro-2H-pirolo-2-ylo]karbonylo}L-lizyna [3]

Pirolityczny Symbol **Pyl** lub **O**; [3] kodowany przez bursztynowy stop kodonu UAG, jest to kwas α-amino, który jest wykorzystywany w biosyntezie białek w niektórych metanogennych archaikach i bakteriach [17] , [18] , [19] nie występuje u ludzi (ryc. 7). Zawiera on grupę α-amino, która w warunkach biologicznych występuje w postaci protonowanej -+NH3, oraz grupę kwasu karboksylowego, która w warunkach biologicznych występuje w postaci zdeprotonowanej -COO-. Jego pirolityczny łańcuch boczny jest podobny do lizyny, ponieważ jest zasadowy i dodatnio naładowany przy neutralnym pH. Prawie wszystkie białka są produkowane przy użyciu tylko 20 standardowych aminokwasów budujących. Dwa nietypowe genetycznie kodowane aminokwasy to Selenocysteina i Pirolizyna. Pirolizyna została odkryta w 2002 r. w aktywnym miejscu występowania enzymu metylotransferazy z archeonu produkującego metan, *Methanosarcina barkeri* [19], [20]. Aminokwas ten jest kodowany przez UAG, a jego synteza i włączenie do białka odbywa się za pośrednictwem biologicznej maszyny kodowanej przez klaster genów pylTSBCD [18]. Jak określono metodą rentgenowskiej krystalografii [20] i spektrometrii masowej MALDI, pirolizyna składa się z 4-metylopirolino-5-karboksylanu w połączeniu amidowym z lizyną εN [20].

Istnieją setki rodników, a więc wiele różnych aminokwasów, ale tylko 22 są w białkach dwa ostatnie odkryte w 1986 roku o nazwie Selenocysteina i drugi w 2002 roku o nazwie Pirolizyna, które mają specyficzne kodony w genomie. Liniowa sekwencja aminokwasów jest strukturą podstawową, a najważniejszym czynnikiem stabilizującym trójwymiarową strukturę są grupy -SH cysteiny, które reagują ze sobą tworząc mosty odsiarczające poprzez reakcję redukcyjną [3]. Białka mają jeden polipeptyd, taki jak mioglobina lub kilka takich jak insulina, połączonych mostkami siarkowymi (rys. 8 A i B).

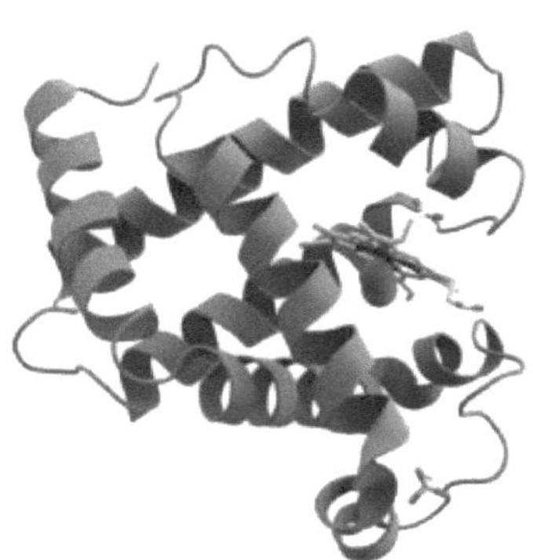

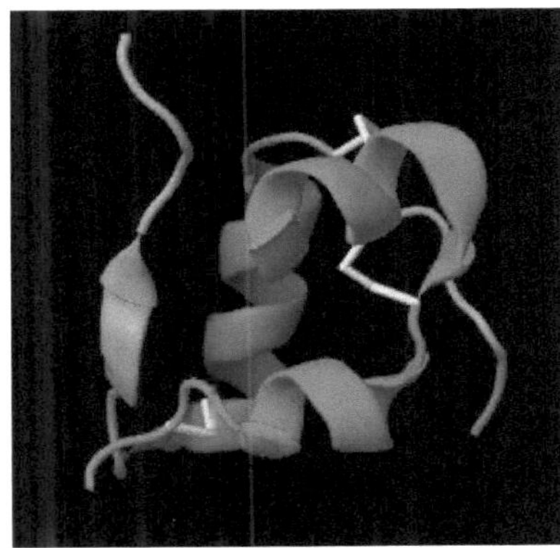

Rysunek 8 **A.** Mioglobina jest białkiem wiążącym żelazo i tlen, występującym w tkance mięśniowej kręgowców i wszystkich ssaków. U ludzi mioglobina znajduje się w krwiobiegu dopiero po urazie mięśni. **B.** Insulina jest hormonem peptydowym zawierającym dwa łańcuchy polipeptydowe usieciowane mostkami disulfidowymi (żółtymi) [3].

Białka, które są bardziej złożone, mają wiele łańcuchów połączonych siłami nie kowalencyjnymi, niektóre ze strukturami organicznymi, takimi jak grupa Heme w hemoglobinie (rys. 4 B), niezbędnymi do transportu tlenu. Posiada cztery polipeptydy połączone siłami nie kowalencyjnymi, jak wiązania wodorowe ze zorganizowanymi strukturami wewnątrz białka jako α-helicy odkryte przez Linusa Paulinga [3] , [4]. Efekty lokalnych α-heliców, mostów dwusiarczkowych i dodatkowych struktur organicznych są wtórną podstawą struktury białka o trójwymiarowej konfiguracji lub strukturze trzeciorzędowej, stwierdzoną w szczegółowej analizie za pomocą rentgenowskiej krystalografii. Odkrycie to otworzyło zrozumienie chemicznego i fizjologicznego działania białek, ponieważ ich bardziej znaczące działanie zależy od bardzo małego aktywnego miejsca, w bardzo dużej cząsteczce. Białka są w ciągłym obrocie; około 400 g/dzień w 70 kg człowiek, z nich 300 g/dzień są przetwarzane na nowe białka i 30-100 g/dzień lized do Amonium, NH3, i mocznik: H2N-CO-NH2 sposób wydalania amoniaku, który trwa nawet przy braku połkniętego pokarmu. Białka w żywych organizmach mają 22 różne aminokwasy, z których połowa syntetyzowana jest przez człowieka, a reszta musi być pobierana wraz z pożywieniem. Wiadomo, że istnieje 150 aminokwasów, większość z nich nie znajduje się w białkach, ale niektóre można znaleźć w materiałach biologicznych [3]. Ponieważ termin ten został po raz pierwszy ukuty w 1838 r. i odkryto, że białka są podstawowym składnikiem fibryny i albuminy, wszystkie białka komórkowe miały odgrywać korzystną rolę w roślinach i ssakach. Jednak w 1967 roku Griffith zaproponował, że białka mogą być patogenami zakaźnymi i postulował ich udział w Scrapie, powszechnie śmiertelnej zakaźnej encefalopatii gąbczastej u kóz i owiec [21]. Niemniej jednak, ta nowa hipoteza nie została udowodniona aż do 1982 roku, kiedy to Prusiner i jego współpracownicy oczyszczali zakaźne cząsteczki z mózgów chomika zarażonego trzęsawką i wykazali, że składają się one ze specyficznego białka, które nazwał "Prion" [22]. Bezprecedensowo, zakaźny patogen prionów jest rzeczywiście pochodzi z jego endogennej postaci komórkowej w ośrodkowym układzie nerwowym (OUN). W przeciwieństwie do innych czynników zakaźnych, takich jak bakterie, wirusy i grzyby, Priony nie zawierają materiałów genetycznych, takich jak DNA lub RNA. Unikalne cechy i informacje genetyczne Prionów są zakodowane w obrębie struktury konformacyjnej i posttranslacyjnych modyfikacji białek [21]. Co ciekawe, zachowanie podobne do prionu zaobserwowano ostatnio w innych białkach komórkowych, nie tylko w rolach patogennych, ale również pełniących funkcje fizjologiczne. Znaczenie tych fascynujących osiągnięć w biologii Priona wykracza daleko poza zakres pojedynczego białka komórkowego i związanej z nim choroby [22].

Priony, termin wywodzący się z wyrażenia "Proteinaceous Infectious Particle" [22], są patogenami wywołującymi grupę śmiertelnych zoonotycznych pasażowalnych encefalopatii gąbczastych (TSE), znanych również jako choroby Prionów. Należą one do klasy zaburzeń neurodegeneracyjnych, która obejmuje chorobę Alzheimera (AD), chorobę Huntingtona (HD) i chorobę Parkinsona (PD). Scrapie to słowo oznaczające swędzenie lub świąd, **痒** lub 瘙痒, R. Wickner zaproponował, że Scrapie może mieć początki sięgające nawet starożytnych Chin [23]. Jak zaznaczył, chiński znak swędzenia (痒) jest połączeniem kluczowych części chińskiego znaku choroby (病) i owiec (羊), co wskazuje na objaw widziany u chorych owiec (**病羊** w języku chińskim). Innym ciekawym skojarzeniem jest to, że wymowa chińskiego charakteru dla swędzących (痒) jest taka sama jak wymowa chińskiego charakteru dla owiec (羊). Ponieważ większość chińskich postaci ma swoje własne znaczenie i została stworzona od 2000 do 3000 lat temu, uważa się, że Scrapie istniał w czasie, gdy powstawał jego charakter [23]. Chociaż zakaźny charakter Scrapie'a został przypuszczony już w XVIII wieku, to jego zdolność przenoszenia się została udowodniona eksperymentalnie dopiero w 1936 roku (ryc. 9 A , B), [24].

Choroby u ludzi, zwierząt i białek Priona

Rodzaj choroby	Choroby
Zwierzę	Trzęsawka owiec; przewlekła choroba wyniszczająca (CWD); gąbczasta encefalopatia bydła (BSE) lub szalona choroba krowy; gąbczasta encefalopatia kotów; egzotyczna encefalopatia kopytnych.
Człowiek	Kuru (Fear Tremor); Creutzfeldt-Jakob Disease (CJD); Gerstmann-Sträussler-Scheinker Syndrome (GSS); Fatal Familiar Insomnia (FFI); Variably protease-sensitive prionopathy (VPSPr).
Białka prionowe	Choroby
Aβ i Tau	Alzheimer Disease (AD).
α-Synuclein	Parkinson Disease (PD); Dementia of Lewy bodies; Systemic Multiple Atrophy.
Polyglutamina	Huntington Disease (HD); Dentatorubro-pallidoluysian Atrophy; Bulbar and Spinal Muscular Atrophy; Espino Cerebellar Ataxia Types 1, 2, 3, 6, 7, 17.
Tau, TDP-43	Otępienie przednio-przedsionkowe; Postępujące zwyrodnienie kortyko-bazowe; Paraliż nadjądrowy.
SOD-1, TDP-43	Amyotroficzne stwardnienie boczne (ALS).

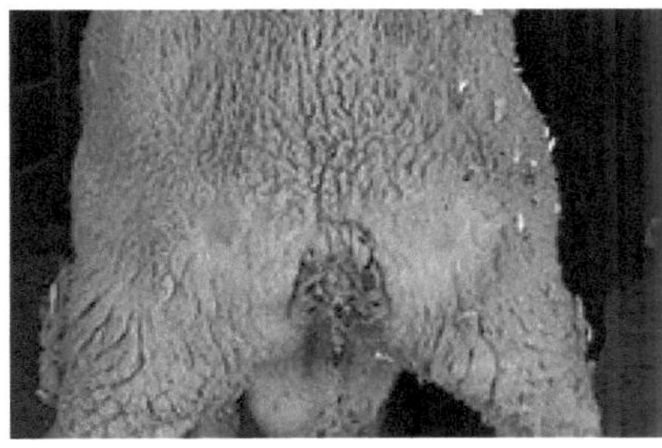

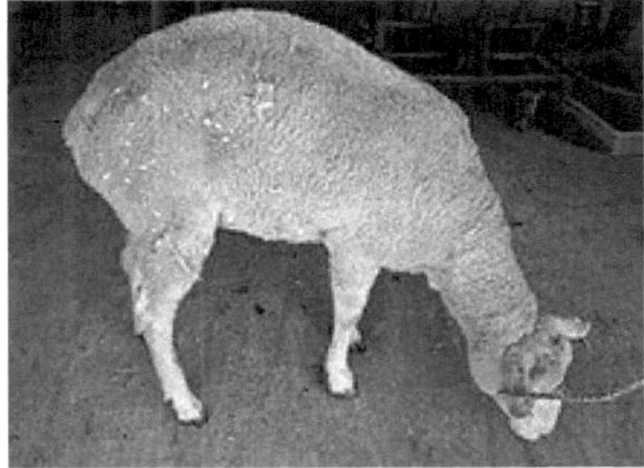

Rysunek 9. **A**. Owca z trzęsawką z utratą masy ciała i wygłodniałym wyglądem. **B**. Ta sama owca jak lewa
z gołymi łatami z tyłu od skrobania [25].

Tabela 1. Choroby u ludzi, zwierząt i białek Priona, które w nich występują.

Obecnie trzęsawka występuje prawie na całym świecie i występuje w dwóch odrębnych formach, klasycznej i nietypowej [26]; każdy podtyp charakteryzuje się odmiennymi cechami klinicznymi, epidemiologicznymi, molekularnymi oraz
Cechy histopatologiczne. Oprócz trzęsawki owiec, istnieje kilka innych zwierzęcych chorób prionowych (tabela 1), z których najbardziej zauważalne są przewlekła choroba wyniszczająca

(CWD) i choroba wściekłych krów (Mad Cow Disease). W 1984 r. choroba szalonych krów, znana również jako gąbczasta encefalopatia bydła (BSE), po raz pierwszy pojawiła się u bydła w Zjednoczonym Królestwie [27]; następnie szybko przekształciła się w poważną epidemię i do 2004 r. odnotowano ponad 180 000 przypadków BSE. Choroba szalonych krów została stwierdzona w 23 krajach, w tym w Kanadzie i USA. Oprócz początkowo zidentyfikowanej i najczęstszej formy BSE, w 2004 roku zidentyfikowano również dwa nietypowe typy, zwane typami H i L [28], [29], [30]. Odkryto związek między nową odmianą choroby Creutzfelda-Jakoba (vCJD) u ludzi a pojawieniem się choroby szalonych krów, która w połowie lat 90. ubiegłego wieku zwróciła uwagę społeczeństwa na choroby Priona [31]. Do chwili obecnej zarejestrowano około 200 przypadków vCJD [32] , [33].

Kuru

Jest to bardzo rzadkie, nieuleczalne i niezmiennie śmiertelne zaburzenie neurodegeneracyjne, powszechne wśród przedmieścia Papui Nowej Gwinei [34]. Kuru jest powodowany przez transmisję nieprawidłowo złożonych białek Prion, co prowadzi do objawów takich jak drżenia, utrata koordynacji i neurodegeneracja. Termin Kuru wywodzi się od przedniego słowa *kuria* lub *guria* (trząść się), ze względu na drżenia ciała, które są klasycznym objawem choroby, a sam *kúru* oznacza "drżenie" [35]. Znana jest również jako "choroba śmiechu" z powodu patologicznych wybuchów śmiechu, które są objawem tej choroby. Obecnie panuje powszechna zgoda co do tego, że Kuru było przekazywane wśród członków plemienia Fore w Papui Nowej Gwinei poprzez kanibalizm pogrzebowy. Zmarli członkowie rodziny byli tradycyjnie gotowani i spożywani, co miało pomóc uwolnić ducha zmarłych [36]. Kobiety i dzieci zazwyczaj konsumowały mózg, organ w którym najbardziej skoncentrowane były priony zakaźne, co pozwalało na przenoszenie Kuru. Choroba ta była zatem bardziej rozpowszechniona wśród kobiet i dzieci. (Rys. 10, 11).

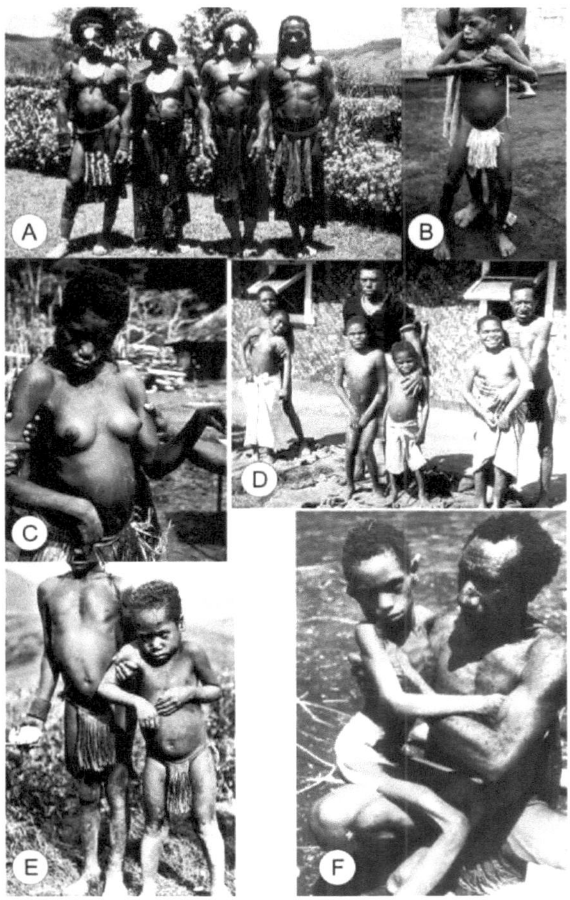

Rysunek 10. Ogólne poglądy kuru. **(A)** Grupa Foremanów, dcg-57-ng-118. **(B)** Chłopiec z kuru wspierany przez ojca. **(C)** Kobieta z kuru, dcg-ng-57-346A. **(D)** Grupa chłopców z kuru. **(E)** Chłopiec z kuru wspierany przez nastolatka, dcg-57-png-1148. **(F)** Zaawansowane stadium kuru. Wszystkie slajdy zostały wykonane przez D. Carletona Gajduska i przekazane P. Liberskiemu [41].

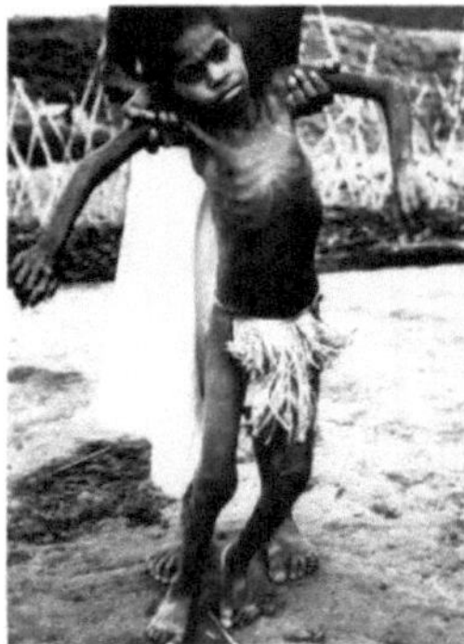
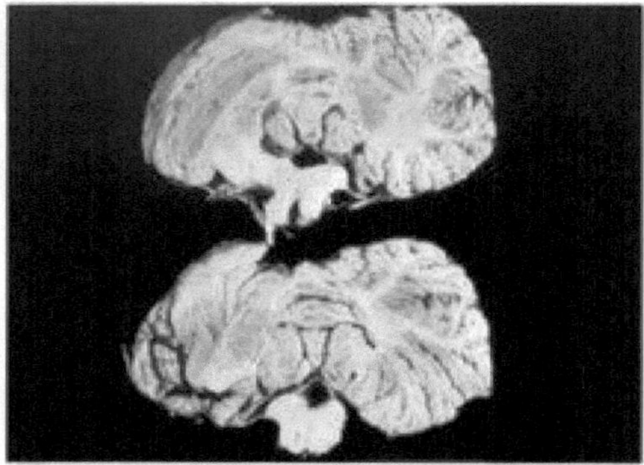

Rysunek 11. **A**. Przedwczesne dziecko z zaawansowanym Kuru **B**. Cerebellum ofiary Kuru [5].

Epidemia rozpoczęła się najprawdopodobniej wtedy, gdy pewien wieśniak rozwinął sporadycznie chorobę Creutzfelda-Jakoba i zmarł. Kiedy mieszkańcy wsi zjedli mózg, zachorowali na tę chorobę, a następnie rozprzestrzeniła się ona na innych mieszkańców wsi, którzy zjedli ich zainfekowany mózg [37]. Podczas gdy Fore ludzie przestali jeść ludzkie mięso na początku lat 60-tych, kiedy po raz pierwszy spekulowano, że może ono być przenoszone przez endokannibalizm, choroba ta utrzymywała się przez długi okres inkubacji Kuru od 10 do ponad 50 lat [38]. Epidemia gwałtownie spadła po odrzuceniu kanibalizmu, z 200 zgonów rocznie w 1957 r. do 1 lub braku zgonów rocznie w 2005 r., przy czym źródła nie zgadzają się co do tego, czy ostatnia znana ofiara Kuru zmarła w 2005 lub 2009 r. [39] , [40], [41] , [42] , [43].

Oznaki i objawy w Kuru

Kuru, pasażowalna encefalopatia gąbczasta, jest chorobą układu nerwowego, która powoduje fizjologiczne i neurologiczne skutki, które ostatecznie prowadzą do śmierci. Charakteryzuje się postępującą ataksją móżdżkową, czyli utratą koordynacji i kontroli ruchów mięśni [41] , [42], (ryc. 29 , 30). Faza przedkliniczna lub bezobjawowa, zwana również okresem inkubacji, trwa średnio 10-13 lat, ale może trwać nawet 5 lat i szacuje się, że po początkowej ekspozycji może trwać nawet 50 lat lub więcej [43]. Etap kliniczny, który rozpoczyna się przy pierwszym wystąpieniu objawów, trwa średnio 12 miesięcy. Postęp kliniczny Kuru podzielony jest na trzy specyficzne etapy: ambulatoryjny, siedzący i końcowy. Chociaż istnieją pewne różnice w tych etapach między osobnikami, są one bardzo zachowawcze wśród dotkniętej populacji [41]. Przed wystąpieniem objawów klinicznych u danej osoby mogą wystąpić również objawy prodromalne, w tym ból głowy i ból stawów w nogach [42]. W pierwszym lub karetkowym stadium zakażona osoba może wykazywać niestabilną postawę i chód, zmniejszoną kontrolę mięśni, drżenia, trudności z wymową słów lub dyzartrię oraz miareczkowanie. Etap ten nazywany jest karetką pogotowia, ponieważ osoba ta nadal jest w stanie chodzić pomimo objawów [42]. W drugim lub siedzącym stadium zarażona osoba jest niezdolna do chodzenia bez wsparcia, cierpi na ataksję i silne wstrząsy. Co więcej, jednostka wykazuje oznaki emocjonalnej niestabilności i depresji, a jednocześnie wykazuje niekontrolowany i sporadyczny śmiech. Pomimo innych objawów neurologicznych odruchy ścięgniste w tym stadium choroby są nadal nietknięte [42]. W trzeciej, kor cowej lub końcowej fazie, istniejące u zakażonego objawy, takie jak ataksja, postępują do tego stopnia, że nie jest on już w stanie siedzieć bez wsparcia. Pojawiają się również nowe objawy: u danej osoby dochodzi do dysfagii lub trudności z przełykaniem, co może prowadzić do poważnego niedożywienia. Mogą też stać się niezadowoleni, stracić zdolność lub wolę mówienia i stać się niereagującymi na otoczenie, mimo zachowania świadomości [43]. Pod koniec etapu końcowego pacjenci często rozwijają przewlekłe rany owrzodzenia, które mogą być łatwo zainfekowane. Osoba zakażona umiera zazwyczaj w ciągu 3 miesięcy do 2 lat od wystąpienia pierwszych objawów śmiertelnych, często z powodu zapalenia płuc lub zakażenia [43]. Kuru Prions i sporadyczna choroba Creutzfeldta-Jakoba Priony mają równoważne właściwości transmisyjne u myszy transgenicznych i dzikich [44].

Choroba Creutzfeldta-Jakoba

Choroba Creutzfelda-Jakoba (CJD) jest śmiertelnym zaburzeniem zwyrodnieniowym mózgu [45] , [46]. Wczesne objawy to problemy z pamięcią, słaba koordynacja, zmiany w zachowaniu i zaburzenia widzenia. Późniejsze objawy to demencja, mimowolne ruchy, ślepota, osłabienie i śpiączka. Około 70% osób umiera w ciągu roku od postawienia diagnozy [47]. CJD jest spowodowane przez Priona [48]. Infectious Prions to nieprawidłowo złożone białka, które mogą powodować nieprawidłowe złożenie normalnie złożonych białek. Większość przypadków występuje spontanicznie, natomiast około 7,5% przypadków dziedziczy się po rodzicach w sposób autosomalnie dominujący [47]. Narażenie na kontakt z mózgiem lub tkankami kręgosłupa osoby zakażonej może również prowadzić do rozprzestrzeniania się CJD. Nie ma dowodów na to, że może się ona rozprzestrzeniać między ludźmi poprzez normalny kontakt lub transfuzje krwi [47].

Diagnoza polega na wykluczeniu innych potencjalnych przyczyn. Rozpoznanie może wspomagać obrazowanie za pomocą kranu kręgowego, EEG lub rezonansu magnetycznego [47]. Nie ma żadnego szczególnego traktowania. Opioidy mogą być stosowane w celu złagodzenia bólu, natomiast klonazepam lub walproinian sodu mogą pomóc w mimowolnych ruchach. CJD dotyka około jednego na milion ludzi rocznie. Początek ma zwykle około 60 lat, pierwszy raz został opisany w 1920 roku [47]. Jest on klasyfikowany jako pasażowalna encefalopatia gąbczasta [48] , [49]. CJD różni się od gąbczastej encefalopatii bydła (Mad Cow Disease) i wariantu choroby Creutzfeldta Jakoba (vCJD) [50].

Oznaki i objawy w CJD

Pierwszym objawem CJD jest szybko postępująca demencja, prowadząca do utraty pamięci, depresji zmian osobowościowych, psychozy i halucynacji (ryc. 32 A). Ruchy miokloniczne lub szarpiące występują w 90% przypadków, ale mogą być nieobecne na początku [51]. Inne często występujące cechy to lęk, depresja, paranoja, objawy obsesyjno-kompulsywne i psychoza [52], wraz z problemami fizycznymi takimi jak zaburzenia mowy, zaburzenia równowagi i koordynacji lub ataksja, zmiany w chodzie, sztywna postawa ciała. U większości osób z CJD objawom tym towarzyszą mimowolne ruchy polegające na pojawieniu się nietypowego, diagnostycznego elektroencefalogramu. Czas trwania choroby jest bardzo różny, ale sporadyczne lub niedziedziczone CJD mogą być śmiertelne w ciągu miesięcy, a nawet tygodni [53]. Większość ofiar umiera sześć miesięcy po pojawieniu się pierwszych objawów, często z powodu zapalenia płuc spowodowanego upośledzeniem odruchów kaszlowych.

Około 15% osób z CJD przeżywa dwa lub więcej lat [52]. Objawy CJD są spowodowane postępującą śmiercią komórek nerwowych mózgu, co związane jest z gromadzeniem się nieprawidłowych cząsteczek białka Priona tworzących amyloidy [54]. Kiedy tkanka mózgowa osoby z CJD jest badana pod mikroskopem, widać wiele małych otworów, w których obumarły całe obszary komórek nerwowych (ryc. 32 B). Słowo "gąbczasty" w przypadku pasażowalnych encefalopatii gąbczastych odnosi się do gąbczastego wyglądu tkanki mózgowej [56].

Przyczyna CJD

CJD jest pasażowalną encefalopatią gąbczastą (Transmissible Spongiform Encephalopathy - TSE), wywoływaną przez priony [48], które są białkami występującymi normalnie w neuronach OUN. Białka te, po nieprawidłowym zwinięciu, wpływają na procesy sygnalizacyjne, uszkadzając neurony i powodując degenerację powodującą gąbczasty wygląd (ryc. 31, 32 B) w zaatakowanym mózgu [57]. CJD Prion jest niebezpieczny, ponieważ sprzyja refoldacji rodzimego normalnego białka Prion PrPC do chorego stanu PrPSc [58]. Liczba nieprawidłowo złożonych cząsteczek białka wzrośnie wykładniczo, a proces ten doprowadzi do powstania dużej ilości nierozpuszczalnego białka w dotkniętych chorobą komórkach. Ta masa źle rozłożonych białek zakłóca funkcjonowanie komórek neuronalnych i powoduje śmierć komórek. Mutacje w genie dla białka Priona mogą powodować błędne złożenie regionów z przewagą α-helicali (ryc. 4) na arkuszach β (ryc. 5). Ta zmiana w konformacji uniemożliwia trawienie białka. Gdy Prion jest przekazywany, wadliwe białka ingerują w mózg, indukuje inne cząsteczki białka Prion do błędnego złożenia w samowystarczalnej pętli sprzężenia zwrotnego. Te choroby neurodegeneracyjne są powszechnie nazywane chorobami Priona [59]. Ludzie mogą również rozwijać CJD, ponieważ są nosicielami mutacji genu (PRNP), który koduje białko Priona. Ma to miejsce tylko w 5-10% wszystkich przypadków CJD. W sporadycznych przypadkach błędne składanie się białka Priona jest procesem, co do którego istnieje hipoteza, że może wystąpić w wyniku wpływu starzenia się maszyn komórkowych, co tłumaczy, dlaczego choroba pojawia się często w późniejszym okresie życia [47] , [60]. W badaniu Unii Europejskiej (UE) ustalono, że 87% przypadków było sporadycznych, 8% genetycznych, 5% jatrogennych i mniej niż 1% wariantu [61].

Histopatologia CJD

Badanie tkanek pozostaje najbardziej definitywnym sposobem potwierdzenia rozpoznania CJD, choć trzeba przyznać, że nawet biopsja nie zawsze jest rozstrzygająca. U jednej trzeciej osób z sporadycznym CJD, złogi białka Prion (Scrapie) PrPSC, znajdują się w mięśniu szkieletowym i/lub w śledzionie. Rozpoznanie vCJD może być wsparte biopsją migdałków, które są siedliskiem znacznych ilości PrPSC; biopsja tkanki mózgowej jest jednak ostatecznym testem diagnostycznym dla wszystkich innych form choroby prionowej (ryc. 31, 32 B). Ze względu na swoją inwazyjność, biopsja nie zostanie wykonana, jeśli podejrzenia kliniczne są wystarczająco wysokie lub niskie. Biopsja ujemna nie wyklucza CJD, ponieważ może ona dominować w określonej części mózgu [62]. Klasycznym wyglądem histologicznym (ryc. 32 B) jest gąbczasta zmiana w istocie szarej: obecność wielu okrągłych wakuoli od jednego do 50 mikrometrów w neuropilu, we wszystkich sześciu warstwach korowych w korze mózgowej lub z rozproszonym udziałem warstwy molekularnej mózgu [63]. Wakuole te wyglądają na szkliste lub eozynofilowe i mogą koalescencyjne. Obserwuje się również utratę neuronów i glejotę [64]. W niektórych przypadkach CJD w neokorycie widoczne są płytki z materiału amyloidopodobnego. Wakuolizacja pozanneuronalna może być jednak widoczna również w innych stanach chorobowych. Rozproszone wakuolizacje korowe występują w chorobie Alzheimera, a powierzchniowe wakuolizacje korowe w niedokrwieniu i demencji czołowo-czaszkowej. Te wakuole wyglądają na czyste i przebite. Większe wakuole otaczające neurony, naczynia i glia są potencjalnym artefaktem przetwórczym [62].

Epidemiologia w CJD

Chociaż CJD jest najczęstszą ludzką chorobą prionową, szacuje się, że występuje ona u około jednego na każdy milion ludzi rocznie. Jednak opublikowane w 1989 roku badania autopsyjne sugerują, że 3-13% osób, u których zdiagnozowano chorobę Alzheimera, było w rzeczywistości źle zdiagnozowanych i zamiast tego miało CJD [65]. Prawdopodobnie osoby dotknięte chorobą zostały zakażone przez zakażoną Prion wołowinę pochodzącą od bydła z subkliniczną nietypową gąbczastą encefalopatią bydła, która ma bardzo długi okres inkubacji. CJD najczęściej dotyczy osób w wieku 45-75 lat, najczęściej pojawia się u osób w wieku 60-65 lat. Wyjątkiem od tego jest ostatnio uznany wariant CJD (vCJD), który występuje u osób młodszych [66].

Centra Kontroli i Prewencji Chorób (CDC) monitorują występowanie CJD w USA poprzez okresowe przeglądy krajowych danych dotyczących śmiertelności. Według CDC:

1- CJD występuje na całym świecie w tempie około jednego przypadku na milion mieszkańców rocznie.

2- Na podstawie obserwacji śmiertelności w latach 1979-1994 roczna zapadalność na CJD utrzymywała się na stałym poziomie około jednego przypadku na milion osób w USA [66].

3- W USA zgony CJD wśród osób poniżej 30. roku życia są niezwykle rzadkie - mniej niż pięć zgonów na miliard rocznie [66] , [67].

4- Choroba występuje najczęściej u osób w wieku 55-65 lat, ale może wystąpić u osób starszych niż 90 lat i młodszych niż 55 lat.

5- W ponad 85% przypadków czas trwania CJD wynosi mniej niż 1 rok z medianą czterech miesięcy, po wystąpieniu objawów [66] , [67].

Historia CJD

Choroba została po raz pierwszy opisana przez Hansa Gerharda Creutzfeldta w 1920 roku, a wkrótce potem przez Alfonsa Marię Jakoba, nadając jej nazwę Creutzfeldt-Jakob. Niektóre ustalenia kliniczne opisane w pierwszych pracach nie odpowiadają aktualnym kryteriom choroby Creutzfelda-Jakoba, a spekuluje się, że co najmniej dwie z osób w badaniach wstępnych cierpiały na inną dolegliwość [68]. Wczesny opis rodzinnej CJD pochodzi od Friedricha Meggendorfera (1880-1953) [69] , [70]. W opublikowanym w 1997 r. badaniu odnotowano ponad 100 przypadków zakaźnego CJD na całym świecie, a w tym czasie nadal pojawiały się nowe przypadki [71].

Pierwszy raport o podejrzeniu jatrogenności CJD został opublikowany w 1974 roku. Doświadczenia na zwierzętach wykazały, że rogówki zakażonych zwierząt mogą przenosić CJD, a czynnik sprawczy rozprzestrzenia się wzdłuż dróg wzrokowych. Drugi przypadek CJD związany z przeszczepem rogówki został zgłoszony bez szczegółów. W 1977 roku po raz pierwszy odnotowano transmisję CJD spowodowaną przez srebrne elektrody używane wcześniej w mózgu osoby z CJD. Transmisja miała miejsce pomimo odkażania elektrod etanolem i formaldehydem. W badaniach retrospektywnych zidentyfikowano cztery inne przypadki, które mogą mieć podobną przyczynę. Szybkość transmisji z jednego zanieczyszczonego instrumentu jest nieznana, choć nie wynosi 100%. W niektórych przypadkach ekspozycja nastąpiła kilka tygodni po użyciu instrumentów na osobę z CJD [71]. W latach 80-tych XX wieku odkryto, że Lyodura, produkt do przeszczepu dura mater, wykazuje zdolność do przenoszenia CJD od dawcy do biorcy. Doprowadziło to do zakazu stosowania tego produktu w Kanadzie, ale do 1993 r. był on stosowany w innych krajach, takich jak Japonia [71]. Artykuł przeglądowy opublikowany w 1979 roku wskazywał, że do tego czasu wystąpiło 25 przypadków dura mater w Australii, Kanadzie, Niemczech, Włoszech, Japonii, Nowej Zelandii, Hiszpanii, Wielkiej Brytanii i Stanach Zjednoczonych [71]. Do 1985 roku, seria doniesień o przypadkach w USA wykazała, że po wstrzyknięciu, trupy wyekstrahowały przysadkę mózgową hormon wzrostu człowieka, który mógł przenosić CJD na ludzi [71]. W 1992 roku uznano, że gonadotropina ludzka podawana w formie iniekcji może również przekazywać CJD z człowieka na człowieka [71].

Stanley B. Prusiner z Uniwersytetu Kalifornijskiego w San Francisco (UCSF) otrzymał w 1997 roku Nagrodę Nobla w dziedzinie fizjologii lub medycyny "za odkrycie Prionów, nowej biologicznej zasady infekcji" [72]. Jednak neuropatolog z Uniwersytetu Yale, Laura Manuelidis, zakwestionowała wyjaśnienie choroby w postaci białka Prion (PrP). W styczniu 2007 r. ona i jej współpracownicy zgłosili, że znaleźli podobną do wirusa cząsteczkę u naturalnie i doświadczalnie zakażonych zwierząt. "Wysoka zakaźność porównywalnych, wyizolowanych cząstek wirusopodobnych, które nie wykazują wewnętrznego PrP poprzez znakowanie przeciwciał, w połączeniu z ich utratą zakaźności w przypadku przerwania kompleksów białek kwasu nukleinowego, sprawiają, że jest prawdopodobne, że te 25 nm cząstki są przyczynowymi wirusami TSE" [73].

Syndrom Gerstmanna-Sträusslera-Scheinkera

Zespół Gerstmanna-Sträusslera-Scheinkera (GSSS) jest niezwykle rzadką, zwykle rodzinną, śmiertelną chorobą neurodegeneracyjną, która dotyka pacjentów w wieku od 20 do 60 lat. Według NINDS jest wyłącznie dziedziczna i znajduje się tylko w kilku rodzinach na całym świecie. Jest on klasyfikowany z pasażowalnymi encefalopatiami gąbczastymi (TSE) ze względu na rolę przyczynową, jaką odgrywa PRNP, ludzkie białko prionowe [74]. GSSS został po raz pierwszy zgłoszony przez austriackich lekarzy Josefa Gerstmanna, Ernsta Sträusslera i Ilyę Scheinkera w 1936 roku. [75] , [76] , [77]. Przypadki rodzinne związane są z dziedziczeniem autosomalnym dominującym [78]. Niektóre objawy są wspólne dla GSSS, takie jak postępująca ataksja, objawy piramidalne, a nawet wystąpienie demencji u dorosłych; postępują one bardziej wraz z postępem choroby w czasie [79].

Symptomy w GSSS

Zacznij od powoli rozwijającej się dyzartrii lub trudności w mówieniu i ataksji pnia mózgu lub niestabilności (ryc. 33), a następnie postępująca demencja staje się bardziej widoczna. Utrata pamięci może być pierwszym symptomem GSSS [80]. Mogą wystąpić objawy i oznaki pozapiramidowe i piramidowe, a w początkowym stadium choroba może naśladować ataksję kręgosłupa. Myklonus, czyli skurcz mięśnia skurczowego, występuje rzadziej niż w CJD. Wielu chorych wykazuje również oczopląs lub mimowolny ruch oczu, zaburzenia widzenia, a nawet ślepotę lub głuchotę [81].

Przyczyna GSSS

GSSS jest jedną z niewielu chorób wywoływanych przez Priony, klasę białek patogennych o wysokiej odporności na proteazy. Zmiana w kodonie 102 z proliny na leucynę została stwierdzona w genie białka Priona lub PRNP, na chromosomie 20, u najbardziej dotkniętych osób [81]. Dlatego wydaje się, że ta zmiana genetyczna jest zazwyczaj wymagana dla rozwoju choroby. GSSS można zdiagnozować za pomocą badań genetycznych [82], które polegają na badaniu krwi i DNA w celu podjęcia próby wykrycia zmutowanego genu w określonym kodonie. Jeśli mutacja genetyczna jest obecna, pacjent będzie ostatecznie dotknięty GSSS oraz, ze względu na genetyczną naturę choroby, jego potomstwo jest predysponowane do większego ryzyka dziedziczenia mutacji.

Leczenie kliniczne dla GSSS

Nie ma lekarstwa na GSSS, nie ma też żadnego znanego leczenia, które spowalniałoby postęp choroby. Terapie i leki mają jednak na celu leczenie lub spowalnianie skutków objawów. Ich celem jest dążenie do jak największej poprawy jakości życia pacjenta. Czas trwania choroby może wynosić od 3 miesięcy do 13 lat przy średnim czasie trwania 5 lub 6 lat [81] , [82].

Fatalna Znana bezsenność

Śmiertelna bezsenność rodzinna (FFI) jest rzadkim zaburzeniem, które powoduje problemy ze snem [83], zaczynającym się stopniowo i pogarszającym się z czasem [84]. Inne objawy to problemy z mową i koordynacją oraz demencja [85] , [86], która prowadzi do śmierci w ciągu kilku miesięcy do kilku lat [84]. Jest to choroba prionowa mózgu, spowodowana mutacją w normalne białko PrPC [87]. Ma dwie formy: 1- Bezsenność rodzinna śmiertelna (FFI), która jest autosomalnie dominująca i 2- Sporadyczna bezsenność śmiertelna (sFI) spowodowana niedziedziczną mutacją. Diagnoza opiera się na badaniu snu, badaniu PET i badaniach genetycznych [87]. FFI nie ma znanego lekarstwa i polega na stopniowym pogarszaniu się bezsenności, co prowadzi do halucynacji, delirium, stanów dezorientacji, takich jak demencja, a w końcu do śmierci. (Rysunek 35). Średni czas przeżycia od wystąpienia objawów wynosi 18 miesięcy [88]. Pierwszym odnotowanym przypadkiem był Włoch, który zmarł w Wenecji w 1765 roku [89], [90].

Oznaki i objawy FFI

Choroba ma cztery stadia [91]:

1. Osoba ta ma coraz większą bezsenność, co prowadzi do ataków paniki, paranoi i fobii. Ten etap trwa około 4 miesięcy.
2. Halucynacje i ataki paniki stają się zauważalne, utrzymują się przez około 5 miesięcy.

3. Całkowita niezdolność do snu pociąga za sobą szybką utratę wagi. To trwa około 3 miesięcy.
4. Demencja, podczas której osoba staje się niereagująca lub wyciszona w ciągu 6 miesięcy, jest końcowym stadium choroby, po którym następuje śmierć.

Inne objawy to obfite pocenie się, wytykanie źrenic, nagłe wejście w menopauzę u kobiet i impotencja u mężczyzn, sztywność karku, wzrost ciśnienia krwi, tętno i zaparcia. W miarę postępu choroby, osoba utknęła w stanie przed snem limbo, czyli hipnagogii, która jest stanem tuż przed snem u zdrowych osób. Podczas tych etapów ludzie często i wielokrotnie poruszają kończynami jak we śnie [91] , [92]. Wiek początkowy jest zmienny i waha się od 18 do 60 lat, a średnia wieku wynosi 50 lat [93]. Choroba może zostać wykryta przed jej wystąpieniem za pomocą badań genetycznych. Śmierć zazwyczaj następuje w okresie 7-36 miesięcy od początku [91].

Przyczyna FFI

Gen PRNP, który dostarcza instrukcji do wykonania PrPC białka normalnego Prion, znajduje się na krótkim (p) ramieniu chromosomu 20 w pozycji p13 [94]. Zarówno osoby z FFI, jak i te z rodzinną chorobą Creutzfelda-Jakoba (fCJD) są nosicielami mutacji w kodonie 178 genu białka Priona. FFI jest również niezmiennie związane z obecnością kodonu metioniny w pozycji 129 zmutowanego allelu, podczas gdy fCJD jest związane z obecnością kodonu walinowego w tej pozycji. Choroba polega na zmianie aminokwasu w pozycji 178, gdy zamiast normalnego kwasu asparaginowego (D) znajduje się asparagina (N). Musi jej towarzyszyć metionina na pozycji 129 [97]. Rozpoznanie oparte jest na objawach [88]. Dalsza praca w górę; często obejmuje badanie snu i PET oraz potwierdzenie postaci rodzinnej za pomocą badań genetycznych [88]. Leczenie obejmuje opiekę wspomagającą [84]. Tabletki nasenne, w tym barbiturany, nie okazały się pomocne; wręcz przeciwnie, w 74% przypadków wykazano, że pogarszają one objawy i przyspieszają przebieg choroby. Choroba ta jest niezmiennie śmiertelna [84] , [89]. Średnia długość życia waha się od 7 miesięcy do 6 lat [84], średnio 18 miesięcy [89] , [96].

Epidemiologia FFI

W 1998 roku 40 rodzin było znanych na całym świecie jako nosiciele genu dla FFI: 8 niemieckich, 5 włoskich, 4 amerykańskich, 2 francuskich, 2 australijskich, 2 brytyjskich, 1 japońskich i 1 austriackich [98]. W Kraju Basków w Hiszpanii, w latach 1993-2005 zaobserwowano 16 przypadków mutacji 178N w dwóch rodzinach ze wspólnym przodkiem w XVIII wieku [97]. W 2011 r. do listy dołączyła kolejna rodzina, gdy badacze znaleźli pierwszego człowieka w Holandii z FFI. Podczas gdy mieszkał w Holandii przez 19 lat, był pochodzenia egipskiego [98]. Inne choroby prionowe są podobne do FFI i mogą być powiązane, ale brakuje im mutacji genu D178N [91]. Do 2016 roku rozpoznano 24 przypadki sporadycznej bezsenności śmiertelnej [87]. Inaczej niż w FFI, osoby cierpiące na sporadyczną rodzinną bezsenność (sFI) nie mają mutacji D178N w genie PRNP-Prion; wszyscy oni mają inną mutację w tym samym genie powodującą homozygotyczność metioniny w kodonie 129 [100] , [101]. Wciąż z niejasną korzyścią dla ludzi, wiele metod leczenia odniosło niepewny sukces w spowolnieniu postępu choroby w modelach zwierzęcych, w tym polisulfat pentosanu, mepakryna i amfoterycyna B [88]. W 2016 roku prowadzone są badania nad doksycykliną [88] , [101]. W 2009 roku został wykonany model myszy dla FFI. Myszy te wyraziły humanizowaną wersję białka PrP, która zawiera również mutację D178N FFI [102]. Wydaje się, że myszy te mają stopniowo coraz krótsze okresy nieprzerwanego snu, uszkodzenia w wzgórzu i wczesną śmierć, podobnie jak ludzie z FFI. Para Eric Minikel i Sonia Vallabh po tym, jak w 2011 roku dowiedzieli się, że Sonia odziedziczyła mutację genetyczną, która powoduje chorobę Priona, założyła "Prion Alliance", aby kontynuować badania naukowe w kierunku leczenia lub wyleczenia ludzkiej choroby Priona [103].

Prionopatia wrażliwa na proteazy (VPSPr)

Prionopatia wrażliwa na różne proteazy (VPSPr) jest sporadyczną białkową chorobą prionową opisaną po raz pierwszy w streszczeniu na konferencji poświęconej prionom w 2006 roku, a następnie opublikowaną w sprawozdaniu z 2008 roku dotyczącym 11 przypadków. Badanie zostało przeprowadzone przez P. Gambettiego, W. Zou i in. z United States National Prion Disease Pathology Surveillance Center [104]. W innym badaniu dotyczącym leczenia chorób wywołanych przez priony własne, nieskażone i bezkształtne białko PrP stosowane jest w celu zahamowania rozprzestrzeniania się PrPSc bez wywoływania skutków ubocznych odpowiedzi immunologicznej [105]. Po raz pierwszy Zou zidentyfikował ją jako odrębną chorobę w 2010 roku [106], występującą tylko u 2 lub 3 na 100 milionów osób [107]. Do 2018 roku w Zjednoczonym Królestwie odnotowano czternaście przypadków [108]. Ma podobieństwa do CJD, ale objawy kliniczne różnią się nieco, a nieprawidłowe białko Prion (PrPSC) jest mniej odporne na trawienie przez proteazy; chociaż niektóre warianty są bardziej wrażliwe na proteazy niż inne są, stąd nazwa: variably proteazy wrażliwe. Pacjenci z objawami behawioralnymi i psychiatrycznymi, afazją i/lub dyzartrią z deficytem mowy oraz postępującym pogorszeniem funkcji poznawczych i motorycznych, demencją, ataksją, afazją, parkinsonizmem, psychozą i zaburzeniami nastroju. Średni wiek na początku wynosi 70 lat, a czas przeżycia 24 miesiące. Około 40% pacjentów ma rodzinną historię demencji. Jak CJD, to może być mylone z demencją Alzheimera. Diagnoza jest trudna, ponieważ objawy patognomoniczne w MRI, takie jak wstęga korowa lub znak kija hokejowego, okresowe kompleksy ostrej fali na EEG oraz testy na białko 14-3-3 i białko Tau zwykle nie są pomocne. W regionie kodowania genu PrP nie obserwuje się żadnych mutacji, w przeciwieństwie do CJD i wariantu CJD [109]. Diagnoza może być postawiona na podstawie badania patologicznego. Istnieją unikalne cechy mikroskopijne i IH, a Priony nie mogą być trawione przy użyciu proteaz. Ponieważ 8 na 10 pacjentów miało w pierwotnym badaniu pozytywny wywiad rodzinny na temat demencji, podejrzewano przyczynę genetyczną. Niektórzy sugerują, że choroba może być sporadyczną formą GSS [110].

choroba Alzheimera

Choroba Alzheimera (Alzheimer's AD), (ryc. 12) określana również jako Alzheimer's, [111] jest przewlekłą chorobą neurodegeneracyjną, która zaczyna się powoli i stopniowo pogarsza z czasem (ryc. 36, 37, 38, 39, 40, 41). Jest to przyczyna 60-70% przypadków demencji [112] , [113]; najczęstszym wczesnym objawem jest trudność w zapamiętywaniu ostatnich wydarzeń [113]. W miarę postępu choroby do objawów można zaliczyć problemy z językiem, dezorientację, w tym łatwość zagubienia się, huśtawki nastroju, utratę motywacji do samodzielnej opieki oraz problemy z zachowaniem [113] , [114]. Gdy pogarsza się stan człowieka, wycofuje się on z rodziny i społeczeństwa [113]. Stopniowo dochodzi do utraty funkcji organizmu, co ostatecznie prowadzi do śmierci [115]. Chociaż tempo postępu może być różne, typowa długość życia po rozpoznaniu wynosi od trzech do dziewięciu lat [116] , [117].

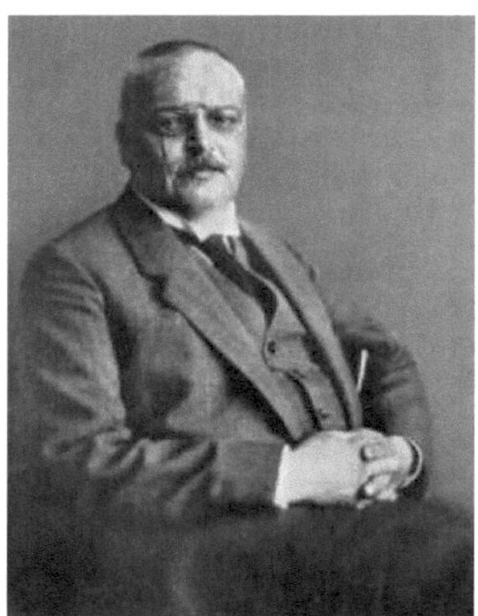

Rysunek 12. Alois Alzheimer (1864-1915). Począwszy od 1901 roku i przez następne pięć lat, Alzheimer rozpoczął szczegółowe badania pani Auguste Deter, 51-letniej, cierpiącej na dziwne zachowania psychiczne i utratę pamięci krótkotrwałej. Pacjentka zmarła w 1906 roku, a Alzheimer odkrył w jej mózgu płytki amyloidalne i splątania neurofibrylacyjne z technikami Nissl'a. W 1906 roku przedstawił swoje ustalenie Niemieckiemu Towarzystwu Lekarskiemu, łącząc po raz pierwszy patologię z demencją przedwczesną [117].

Przyczyna choroby Alzheimera jest słabo poznana [112]. Około 70% ryzyka jest dziedziczone po rodzicach osoby, u której zwykle występuje wiele genów [116]. Do innych czynników ryzyka zalicza się historię urazów głowy, depresji i nadciśnienia tętniczego [112]. Proces chorobowy związany jest z obecnością płytek nazębnych i splotów neurofibrylowych w mózgu (ryc. 36, 37, 38, 39, 40) [117]. Prawdopodobne rozpoznanie opiera się na historii choroby i badaniach poznawczych z obrazowaniem medycznym i badaniami krwi w celu wykluczenia innych możliwych przyczyn [117]. Początkowe objawy są często mylone z normalnym starzeniem się [113]. Do postawienia jednoznacznego rozpoznania potrzebne jest badanie tkanki mózgowej (ryc. 36, 37, 38, 39, 40) [117]. Ćwiczenia umysłowe i fizyczne oraz unikanie otyłości mogą zmniejszyć ryzyko wystąpienia AZS; jednak dowody na poparcie tych zaleceń są słabe [118] , [119]. Nie ma leków lub suplementów, które zmniejszają ryzyko [120]. Depozycja amyloidowa jest głównym wydarzeniem w etiologii choroby Alzheimera [121].

Żadne leczenie nie zatrzymuje ani nie odwraca jego przebiegu, choć niektóre z nich mogą tymczasowo poprawić objawy [122]. Osoby dotknięte chorobą w coraz większym stopniu polegają na pomocy innych, co często stanowi obciążenie dla opiekuna. Presja może obejmować elementy społeczne, psychologiczne, fizyczne i ekonomiczne [122]. Programy ćwiczeń mogą być korzystne w odniesieniu do czynności życia codziennego i mogą potencjalnie poprawić wyniki [123]. Problemy behawioralne lub psychozy spowodowane demencją są często leczone antypsychotycznymi lekami, ale zwykle nie jest to zalecane, ponieważ nie ma większych korzyści przy zwiększonym ryzyku przedwczesnego zgonu [124] , [125].

Po raz pierwszy opisał ją niemiecki psychiatra i patolog Alois Alzheimer w 1906 roku (ryc. 12) [126]. W krajach rozwiniętych AD jest jedną z najbardziej kosztownych finansowo chorób [127] , [128]. W 2015 r. na świecie było około 29,8 mln osób z AD [120] , [129]. Najczęściej zaczyna się u osób powyżej 65. roku życia, choć 4-5% przypadków to wczesne zachorowania na Alzheimera [130]. Poza hipotezą cholinergiczną: czy obecne leki działają w chorobie Alzheimera? [131]. Dotyczy to około 6% osób w wieku 65 lat i starszych [132]. W 2015 roku demencja spowodowała około 1,9 miliona zgonów [133].

Oznaki i objawy AD.

Przebieg choroby ma cztery etapy, z postępującym schematem upośledzenia poznawczego i funkcjonalnego:

1- Pre-dementia: Pierwsze objawy są często błędnie przypisywane starzeniu się lub stresowi. [134]. Testy neuropsychologiczne ujawniają łagodne trudności poznawcze na osiem lat przed spełnieniem kryteriów klinicznych dla AZS [134]. Te wczesne objawy mogą wpływać na najbardziej złożone czynności życia codziennego [135]. Najbardziej zauważalnym deficytem jest utrata pamięci krótkotrwałej, która objawia się jako trudność w zapamiętywaniu ostatnio poznanych faktów i niezdolność do zdobywania nowych informacji [136] , [137]. Subtelne problemy z wykonawczymi funkcjami uważności, planowania, elastyczności i abstrakcyjnego myślenia, czy też upośledzenia pamięci semantycznej lub pamięci znaczeń i relacji pojęciowych, mogą być również symptomatyczne dla wczesnych etapów AZS [134]. Na tym etapie obserwuje się apatię i pozostaje ona najtrwalszym objawem neuropsychiatrycznym w całym przebiegu choroby [137]. Powszechne są również objawy depresyjne, drażliwość i zmniejszona świadomość subtelnych problemów z pamięcią [138]. Przedkliniczna faza choroby została również określona jako łagodne upośledzenie funkcji poznawczych (MCI - Mild Cognitive Impairment) [136]. Często okazuje się, że jest to etap przejściowy między normalnym starzeniem się a demencją. MCI może mieć różne objawy, a gdy dominującym objawem jest utrata pamięci, określa się go jako "amnestyczny MCI" i często jest postrzegany jako prodromalne stadium choroby Alzheimera [139].

2- Wcześnie: U osób z AD coraz większe upośledzenie zdolności uczenia się i pamięci prowadzi w końcu do ostatecznej diagnozy. W niewielkim procencie trudności z językiem, funkcjami wykonawczymi, percepcją lub agnozją, wykonywaniem ruchów lub apraksją są bardziej widoczne niż problemy z pamięcią [140]. AD nie wpływa jednakowo na wszystkie pojemności pamięci. Starsze wspomnienia z życia osoby, takie jak pamięć epizodyczna, fakty poznane w pamięci semantycznej, a także ukryta pamięć lub pamięć ciała o tym, jak należy postępować, np. używać widelca do jedzenia lub picia ze szklanki, są dotknięte w mniejszym stopniu niż nowe fakty lub wspomnienia [140] , [141]. Problemy językowe charakteryzują się przede wszystkim kurczącym się słownictwem i zmniejszoną biegłością językową, co prowadzi do ogólnego zubożenia języka mówionego i pisanego [141] , [144]. Na tym etapie osoba z chorobą Alzheimera jest zazwyczaj w stanie odpowiednio przekazać podstawowe idee [140], [143], [144]. Podczas wykonywania drobnych zadań ruchowych, takich jak pisanie, rysowanie czy ubieranie się, mogą występować pewne problemy z koordynacją ruchową i planowaniem, takie jak apraksja, ale są one często niezauważalne [141]. W miarę jak choroba postępuje, osoby z AD mogą często wykonywać wiele zadań samodzielnie, ale mogą potrzebować pomocy lub nadzoru przy najbardziej wymagających poznawczo czynnościach [141].

3- Umiarkowany: Postępujące pogarszanie się sytuacji ostatecznie utrudnia samodzielność, a podmioty nie są w stanie wykonywać najczęstszych czynności życia codziennego [141]. Trudności w mówieniu stają się oczywiste z powodu niemożności przywołania słownictwa, co prowadzi do częstych błędnych zamian słów lub parafazji. Umiejętności czytania i pisania są również stopniowo tracone. [141] , [144]. Złożone sekwencje silników stają się mniej skoordynowane w miarę upływu czasu i postępu AD, co zwiększa ryzyko upadku [141]. Podczas tej fazy pogarszają się problemy z pamięcią, a osoba może nie rozpoznać bliskich krewnych. Pamięć długotrwała, która wcześniej była nienaruszona, ulega osłabieniu [141]. Zmiany behawioralne i neuropsychiatryczne stają się coraz bardziej powszechne. Częstymi przejawami są błądzenie, drażliwość i labilność, prowadzące do płaczu, wybuchów nieumyślnej agresji lub oporu wobec opieki [140]. Może też pojawić się Sundowning [145]. U około 30% osób z AZS dochodzi do błędnego rozpoznania iluzorycznego i innych objawów urojeniowych. Pacjenci tracą również wgląd w swój proces chorobowy, mogą rozwijać się ograniczenia takie jak anosognozja i nietrzymanie moczu [140]. Objawy te wywołują stres u krewnych i opiekunów, który może być zmniejszony poprzez przeniesienie osoby z opieki domowej do innych placówek opieki długoterminowej [140] , [146].

4- Zaawansowane: W końcowych etapach chory jest całkowicie zależny od opiekunów [140]. Język zostaje zredukowany do prostych zwrotów lub nawet pojedynczych słów, co ostatecznie prowadzi do całkowitej utraty mowy [141] , [144]. Pomimo utraty zdolności językowych werbalnych, ludzie często rozumieją i zwracają sygnały emocjonalne. Mimo, że agresywność może być nadal obecna, to jednak znacznie częstsze są objawy skrajnej apatii i zmęczenia. Osoby z chorobą Alzheimera ostatecznie nie będą w stanie samodzielnie wykonywać nawet najprostszych zadań; masa mięśniowa i sprawność ruchowa pogarsza się do tego stopnia, że są one obłożnie chore i nie są w stanie same się odżywiać. Przyczyną zgonu jest zazwyczaj czynnik zewnętrzny, taki jak zakażenie wrzodami ciśnieniowymi lub zapalenie płuc, a nie sama choroba [141] , [147].

Przyczyny AD

Przyczyna większości przypadków choroby Alzheimera jest nadal nieznana, z wyjątkiem 1% do 5% przypadków, w których stwierdzono różnice genetyczne [148] , [149]. Istnieje kilka konkurencyjnych hipotez, które próbują wyjaśnić przyczynę choroby:

1- Genetyka AD

Dziedziczność genetyczna AZS i jej składników pamięciowych, na podstawie przeglądów badań bliźniaczych i rodzinnych, waha się od 49% do 79% [150]. Rodzinne formy dziedziczenia autosomalnego, niezwiązanego z płcią dominującą stanowią 0,1% przypadków, które mają początek przed 65 rokiem życia [151]. Ta forma choroby znana jest jako wczesny początek rodzinnej AD. Większość autosomalnego dominującego rodzinnego AZS można przypisać mutacjom w jednym z trzech genów: kodującym Amyloid Precursor Protein (APP) i Preseniliny 1 i 2 [152]. Większość mutacji w genach APP i preseniliny zwiększa produkcję małego białka zwanego Aβ42, które jest głównym składnikiem blaszek starczych [153]. Niektóre z mutacji zmieniają jedynie proporcje między Aβ42 i innymi głównymi formami, zwłaszcza Aβ40, bez zwiększania poziomów Aβ42 [154]. Dwa inne geny związane z autosomalnym dominującym AD to ABCA7 i SORL1 [155]. Większość przypadków AZS nie wykazuje autosomalnego dominującego dziedziczenia i jest określana jako sporadyczne AZS, w którym różnice genetyczne i środowiskowe mogą działać jako czynniki ryzyka. Najbardziej znanym genetycznym czynnikiem ryzyka jest dziedziczenie allelu ε4 apolipoproteiny E (APOE) [155] , [156]. Od 40 do 80% osób z AD, posiada co najmniej jeden allel APOEε4 [156]. Allele APOEε4 zwiększa ryzyko choroby 3-krotnie u heterozygot i 15-krotnie u homozygot [151]. Podobnie jak wiele chorób ludzkich, skutki środowiskowe i modyfikatory genetyczne powodują niepełną penetrację. Na przykład niektóre populacje nigeryjskie nie wykazują związku między dawką APOEε4 a występowaniem i wiekiem wystąpienia AD obserwowanym w innych populacjach ludzkich [157] , [158]. Wczesne próby przesiewania do 400 genów kandydujących do skojarzenia z Late Onset Sporadic AD (LOAD) zaowocowały niską wydajnością [151] , [152]. Nowsze przypadki nagłego wystąpienia genomu (Genome Wide Association Sudies - GWAS) [151] odkryły 19 obszarów w genach, które wydają się wpływać na ryzyko [160]. Te geny obejmują: CASS4, CELF1, FERMT2, HLA-DRB5, INPP5D, MEF2C, NME8, PTK2B, SORL1, ZCWPW1, SlC24A4, CLU, PICALM, CR1, MS4A, ABCA7, EPHA1 i CD2AP [159]. Allele w genie TREM2 wiązały się z trzy- do pięciokrotnie wyższym ryzykiem rozwoju AZS [160] , [161]. Sugerowanym mechanizmem działania jest to, że w niektórych wariantach w TREM2 białe krwinki w mózgu nie są już w stanie kontrolować ilości obecnego β-amyloidu. Wiele polimorfizmów opartych na pojedynczych nuklotydach (Single Nuclotide Polimorphism - SNP) jest związanych z chorobą Alzheimera. W badaniu z roku 2018 dodano 30 SNP poprzez zróżnicowanie AD na 8 kategorii, w tym trudności z zapamiętywaniem ostatnich wydarzeń, utratę motywacji, dezorientację, łatwe gubienie się, wahania nastroju, pamięci, języka, funkcji wizualno-przestrzennych i wykonawczych [162].

2- Hipoteza cholinergiczna do wyjaśnienia AD

Najstarszą hipotezą, na której opiera się większość obecnie dostępnych terapii farmakologicznych, jest hipoteza cholinergiczna [163], w której proponuje się, że AZS jest spowodowana zmniejszoną syntezą neuroprzekaźnika acetylocholiny. Hipoteza ta nie utrzymała powszechnego poparcia, głównie dlatego, że leki przeznaczone do leczenia niedoboru acetylocholiny nie były bardzo skuteczne [164].

3- Hipoteza amyloidowa wyjaśniająca przyczynę AD

W 1991 roku hipoteza amyloidalna postulowała, że pozakomórkowe złogi amyloidalne beta (Aβ) są podstawową przyczyną choroby [165] , [166]. Poctrzymanie tego postulatu wynika z lokalizacji genu dla białka prekursorowego amyloidu (Precursor Protein - APP) na chromosomie 21, wraz z faktem, że osoby z trisomią 21 (Down Syndrome - zespół Downa), które mają dodatkową kopię genu, niemal powszechnie wykazują co najmniej najwcześniejsze objawy AZS w wieku 40 lat [167] , [168]. Ponadto, specyficzna izoforma apolipoproteiny, APOE4, jest głównym genetycznym czynnikiem ryzyka wystąpienia AZS. Podczas gdy apolipoproteiny nasilają rozpad β-amyloidu, niektóre izoformy są mało skuteczne w tym zadaniu, takie jak APOE4, co prowadzi do nadmiernego gromadzenia się amyloidu w mózgu

[169]. Dalsze dowody pochodzą z ustalenia, że myszy transgeniczne, które wyrażają zmutowaną formę ludzkiego genu APP, rozwijają płytki amyloidowe fibrylarne i podobną do Alzheimera patologię mózgu z deficytami uczenia się przestrzennego [170] , [171] , [172] , [173].

Stwierdzono, że eksperymentalna szczepionka oczyszcza płytki amyloidowe we wczesnych badaniach na ludziach, ale nie miała znaczącego wpływu na demencję [174]. Badacze zostali doprowadzeni do podejrzenia, że główną postacią chorobotwórczą Aβ są nieoznaczone oligomery Aβ lub agregaty wielu monomerów. Te toksyczne oligomery zwane również ligandami dyfuzyjnymi pochodzącymi z amyloidu (ADDL), wiążą się z powierzchniowym receptorem na neuronach i zmieniają strukturę synapsy, zaburzając tym samym komunikację neuronalną [175]. Jednym z receptorów dla oligomerów Aβ może być białko Priona, to samo białko, które zostało powiązane z chorobą wściekłych krów i związaną z nią chorobą ludzką, CJD, tym samym potencjalnie łącząc mechanizm leżący u podstaw tych zaburzeń neurodegeneracyjnych z mechanizmem AD [176].

W 2009 roku teoria ta została zaktualizowana, co sugeruje, że główną przyczyną choroby może być bliski krewny białka β-amyloidu, a niekoniecznie sam β-amyloid. W teorii stwierdza się, że mechanizm związany z amyloidem, który ściąga połączenia neuronalne w mózgu w fazie szybkiego wzrostu we wczesnym życiu może być wywołany przez procesy związane ze starzeniem się w późniejszym życiu, aby spowodować usychanie neuronów AD N-APP [177]. Fragment APP z N-końcówka peptydu przylega do β-amyloidu i jest rozszczepiony od APP przez jeden z tych samych enzymów. N-APP wyzwala ścieżkę samozniszczenia, wiążąc się z neuronalnym receptorem zwanym receptorem śmierci 6, DR6, znanym również jako TNFRSF21 [177]. DR6 jest silnie wyrażona w regionach mózgu człowieka najbardziej dotkniętych chorobą Alzheimera, więc możliwe jest, że ścieżka N-APP/DR6 może zostać porwana w starzejącym się mózgu, aby spowodować uszkodzenia. W tym modelu β-amyloid odgrywa rolę uzupełniającą, pełniąc przygnębiającą funkcję synaptyczną. Na początku 2017 roku zaprzestano badań nad verubecestatykiem, który hamuje działanie białka β-sekretazy odpowiedzialnego za tworzenie białka β-amyloidu, ponieważ niezależny panel stwierdził, że "praktycznie nie ma szans na znalezienie pozytywnego efektu klinicznego" [178]. W 2018 i 2019 roku kolejne badania, w tym adukanumab, które zmniejszyły stężenie beta-amyloidu , zakończyły się niepowodzeniem, co doprowadziło do zakwestionowania słuszności hipotezy o amyloidzie [179] , [180] , [181].

Na początku 2018 r. dwa głośne badania kliniczne leków na AD zakończyły się rozczarowaniem. Leki te dołączyły do długiej listy potencjalnych metod leczenia, które nie przyniosły znaczących korzyści dla ludzi. Ich rozwojowi przyświecała idea, która od ponad 25 lat dominuje w badaniach nad AZS: hipoteza amyloidalna, czyli założenie, że główną przyczyną choroby jest nagromadzenie się peptydu amyloid-β. Naukowcy zaproponowali, że kiedy amyloid-β zlewa się w grudki tworząc złogi w mózgu, wyzwala to procesy neurodegeneracyjne, które prowadzą do utraty pamięci i zdolności poznawczych, które obserwuje się w AZS. Amyloid-β jest zatem oczywistym celem terapeutycznym; jeśli możesz poradzić sobie z peptydem, to możesz leczyć ten stan [182]. Z Nature Outlook AD: Hipoteza o amyloidzie nigdy nie była powszechnie akceptowana, a nieudane próby z lekami tylko ośmieliły jej krytyków. "Doprowadziło to do połączenia kilku ostrożnego myślenia i oskarżeń o to, czy zrobiono właściwe rzeczy", mówi John Hardy, neurogenetyk z University College London i pionier tej hipotezy. On i wielu innych badaczy pozostaje jednak niezakłócony.

"Wszyscy jesteśmy rozczarowani, ale są konkretne powody, dla których każde niepowodzenie miało miejsce", mówi Dennis Selkoe, neurolog z Harvard Medical School. Mogą one być tak proste, jak leki podawane zbyt późno w postępie choroby, aby odwrócić szkody u uczestników badania. Jak sugeruje Selkoe, pole może po prostu doświadczyć frustrującej podróży odkrywczej, która tak często poprzedza opracowanie skutecznych zabiegów. Jeśli jednak pomysł, na którym opiera się ta praca, jest błędny, naukowcy mogą zamiast tego zbliżać się do końca ślepej uliczki. Wiele nadziei pokłada się w trwających próbach u osób, które uważa się za zagrożone chorobą Alzheimera, ale które jeszcze nie doświadczyły jej objawów, w tym u osób z dziedziczną postacią choroby. Jednak amyloid-β nie jest jedyną potencjalną przyczyną, niektórzy badacze uważają, że nadszedł czas, aby zbadać alternatywne drogi [183].

Rola 4-Tau w genezy kilku chorób

Samoregulująca się Agregacja Białkowa: Niedawno wykazano, że proces, w którym kaskada agregacji Tau, rekrutuje normalny Tau i przenosi agregację na inne komórki nerwowe, w szczególności na obwody mózgowe, stanowi paradygmat dla zrozumienia szeregu innych chorób neurodegeneracyjnych. Patologiczny temat samoreplikujących się agregatów białkowych, prowadzących do destrukcji neuronów i chorób wyniszczających, dostarcza obecnie jednoczącego wyjaśnienia dla choroby Parkinsona, choroby Huntingtona, demencji czołowo-czaszkowej i choroby Alzheimera. Różnią się one między sobą gatunkami białka agregującego i obwodami neuronalnymi [181]. Hipoteza Tau sugeruje, że nieprawidłowości białka Tau inicjują kaskadę choroby [167], w której hiperfosforylowany Tau zaczyna łączyć się z innymi wątkami Tau. Ostatecznie tworzą one splątania neurofibrylacyjne wewnątrz ciałek komórek nerwowych [181]. Gdy to nastąpi, mikrotubule rozpadają się, niszcząc strukturę cytoszkieletu komórki, która zawala układ transportowy neuronu [183]. Może to doprowadzić najpierw do zaburzeń w komunikacji biochemicznej między neuronami, a następnie do śmierci komórek [184].

Kilka hipotez wyjaśniających choroby neurodegeneracyjne

Zaproponowano hipotezę neuronaczyniową, która mówi, że może to być związane ze złym funkcjonowaniem bariery krew-mózg [185]. Z demencją wiązały się również infekcje spirochemiczne [186], [187]. Homeostaza komórkowa biometali, takich jak miedź jonowa, żelazo i cynk, jest zaburzona w AD, chociaż nie jest jasne, czy jest ona wytwarzana przez lub powoduje zmiany w białkach. Jony te działają i są dotknięte przez Tau, APP i APOE, [189], chociaż nadal nie wiemy, czy dyshomeostaza jonów metali obecnych w AD jest przyczyną lub konsekwencją choroby. Istnieją dowody wskazujące na bezpośrednią korelację między jonami metali a kluczowymi białkami podstawowymi związanymi z AD. Dysregulacja białek może powodować stres oksydacyjny, który może przyczynić się do rozwoju patologii [186], [187], [188], [189], [190]. Jakość niektórych z tych badań była krytykowana, [191], [192], a związek ten pozostaje kontrowersyjny [193]. Większość badaczy nie popiera związku przyczynowego z aluminium [192]. Palenie tytoniu jest istotnym czynnikiem ryzyka AD [194]. Markery systemowe wrodzonego układu odpornościowego są czynnikami ryzyka dla późnego wystąpienia AZS [195]. Istnieją niepewne dowody, że narażenie na zanieczyszczenie powietrza może być czynnikiem przyczyniającym się do rozwoju choroby Alzheimera [196]. Jedna z hipotez zakłada, że dysfunkcja oligodendrocytów i związanej z nimi mieliny podczas starzenia się przyczynia się do uszkodzenia aksonów, co następnie powoduje produkcję amyloidu i hiperfosforylację Tau jako efekt uboczny [197] , [198].

Retro-geneza jest hipotezą medyczną o rozwoju i postępie AZS zaproponowaną przez Barry'ego Reisberga w latach osiemdziesiątych [200]. Hipoteza jest taka, że tak jak płód przechodzi proces neurodegeneracji począwszy od neurulacji, a skończywszy na mielinacji, tak mózgi osób z AD przechodzą proces odwrotnej neurodegeneracji począwszy od demielinizacji i śmierci aksonów w materii białej, a skończywszy na śmierci materii szarej [201]. Podobnie jest z hipotezą, że gdy niemowlęta przechodzą przez stany rozwoju poznawczego, osoby z AD przechodzą przez odwrotny proces postępującego upośledzenia zdolności poznawczych [200]. Reisberg opracował narzędzie do oceny opieki znane jako "FAST", czyli Functional Assessment Staging Tool (Narzędzie Oceny Funkcjonalnej), które, jak twierdzi, umożliwia osobom opiekującym się osobami z AD identyfikację etapów rozwoju choroby, a także dostarcza porad na temat rodzaju opieki potrzebnej na każdym etapie [200] , [201] , [202]. Skojarzenie z celiakią (CD) jest niejasne, w badaniu z 2019 r. nie stwierdzono ogólnego wzrostu demencji u osób z CD, natomiast w przeglądzie z 2018 r. stwierdzono związek z kilkoma rodzajami demencji, w tym z AD [203] , [204].

Neuropatologia

AZS charakteryzuje się utratą neuronów i synapsów w korze mózgowej i niektórych regionach podkorowych. Strata ta skutkuje rażącym zanikiem dotkniętych rejonów, w tym zwyrodnieniem w płacie skroniowym i ciemieniowym oraz częściach kory czołowej i żyrodzie kingulacyjnym [205]. Degeneracja jest również obecna w jądrach pnia mózgu, takich jak locus coeruleus [206]. Badania wykorzystujące MRI i PET wykazały zmniejszenie wielkości poszczególnych regionów mózgu u osób z AD w miarę przechodzenia od łagodnego upośledzenia funkcji poznawczych do AD, a także w porównaniu z podobnymi obrazami u zdrowych osób starszych [207] , [208].

Zarówno płytki amyloidalne, jak i sploty neurofibrylarne są wyraźnie widoczne pod mikroskopem w mózgach chorych na AD [209]. Płytki nazębne są gęstymi, przeważnie nierozpuszczalnymi osadami peptydu β-amyloidu i materiału komórkowego na zewnątrz i wokół neuronów. Tangles (ryc. 37, 38) lub neurofibrylarne tangles są agregatami białka Tau związanego z mikrotubulą, które uległo hiperfosforowaniu i gromadzi się wewnątrz samych komórek. Chociaż u wielu starszych osób z powodu starzenia się pojawiają się pewne płytki i plątaniny, mózgi osób z AD mają ich większą liczbę w określonych regionach mózgu, takich jak płat skroniowy [210]. Ciała Lewy'ego nie są rzadkością w mózgach ludzi z AD [211].

Biochemia

AZS zidentyfikowano jako chorobę białkową zwaną również proteopatią, spowodowaną odkładaniem się płytki nazębnej nieprawidłowo złożonego białka β-Amyloidu i białka Tau w mózgu [212]. Płytki nazębne składają się z małych peptydów, 39-43 aminokwasów o długości, zwanych amyloidem β (Aβ). Aβ jest fragmentem większego białka Amyloid Precursor Protein (APP), które jest białkiem transmembranowym przenikającym przez błonę neuronu (ryc. 54). APP ma kluczowe znaczenie dla wzrostu, przeżycia i naprawy po urazie neuronów [213] , [214]. W AD sekretaza gamma i beta działają razem w procesie proteolitycznym, co powoduje podział APP na mniejsze fragmenty [215]. Jeden z tych fragmentów wytwarza włókna amyloidu-β, które następnie tworzą kępki odkładające się poza neuronami w gęstych formacjach zwanych blaszkami starczymi [109] , [216].

AD jest uważana za tauopatię z powodu nieprawidłowego gromadzenia się białka Tau. Każdy neuron ma cytoszkielet, wewnętrzną strukturę nośną składającą się ze struktur zwanych mikrotubulami. Te mikrotubule działają jak ślady, prowadząc składniki odżywcze i molekuły od ciała komórki do końców aksonu i z powrotem. Białko zwane Tau stabilizuje mikrotubule po fosforylacji i dlatego nazywane jest białkiem związanym z mikrotubulami W AZS, Tau ulega zmianom chemicznym, stając się hiperfosforylowanym; następnie zaczyna łączyć się z innymi nitkami, tworząc splątania neurofibrylacyjne i rozpadając system transportu neuronu [217]. (Ryc. 51, 52, 53) Pathogenic Tau może również powodować śmierć neuronów poprzez transpozycyjną dysregulację pierwiastków [218].

Mechanizm choroby i patologia AZS

Dokładnie nie wiadomo, w jaki sposób zaburzenia produkcji i agregacji peptydu β-amyloidu prowadzą do patologii AZS [219] , [220]. Hipoteza amyloidowa tradycyjnie wskazuje na akumulację peptydów **β-amyloidowych** jako centralne zdarzenie wyzwalające degenerację neuronów (ryc. 51, 52, 53). Akumulacja zagregowanych włókien amyloidalnych, które są uważane za toksyczną formę białka odpowiedzialnego za zaburzenie homeostazy jonu wapnia Ca++ komórki, indukuje zaprogramowaną śmierć komórki lub apoptozę [221]. Wiadomo również, że Aβ selektywnie gromadzi się w mitochondriach w komórkach mózgu dotkniętych chorobą Alzheimera i hamuje niektóre funkcje enzymatyczne oraz wykorzystanie glukozy przez neurony [222]. Różne procesy zapalne i cytokiny mogą mieć również znaczenie w patologii AZS. Zapalenie jest ogólnym markerem uszkodzenia tkanki w każdej chorobie i może być albo wtórne do uszkodzenia tkanki w AZS, albo markerem odpowiedzi immunologicznej [223]. Istnieje coraz więcej dowodów na silne interakcje pomiędzy neuronami a mechanizmami immunologicznymi w mózgu. Otyłość i zapalenie układowe mogą zakłócać kilka procesów immunologicznych, które sprzyjają rozwojowi choroby [224]. Zmiany w rozmieszczeniu różnych czynników neurotroficznych oraz w ekspresji ich receptorów, takich jak Neurotroficzny Czynnik Mózgopochodny (BDNF), zostały opisane w AD [225] , [226].

Kryteria rozpoznawania choroby Alzheimera

AZS rozpoznaje się na podstawie wywiadu lekarskiego, wywiadu od krewnych i obserwacji behawioralnych, obecności charakterystycznych cech neurologicznych i neuropsychologicznych oraz braku stanów alternatywnych [227], [228]. Zaawansowane obrazowanie medyczne za pomocą tomografii komputerowej (TK) lub rezonansu magnetycznego (MRI) oraz jednofotonowej emisyjnej tomografii komputerowej (SPECT) lub pozytonowej tomografii emisyjnej (PET) (ryc. 41) może pomóc w wykluczeniu innych patologii mózgu lub podtypów demencji [229]. Co więcej, może on przewidywać przejście z etapów prodromalnych, takich jak łagodne upośledzenie funkcji poznawczych, do AD [230].

Ocena funkcjonowania intelektualnego, w tym badanie pamięci, może dodatkowo scharakteryzować stan choroby [134]. Organizacje medyczne stworzyły kryteria diagnostyczne w celu standaryzacji procesu diagnostycznego dla praktykujących lekarzy. Rozpoznanie może być potwierdzone z bardzo dużą dokładnością pośmiertnie, gdy materiał mózgu jest dostępny i może być zbadany histologicznie (ryc. 37, 38, 39, 40), [231].

W 1984 r. National Institute of Neurological and Communicative Disorders and Stroke (NINCDS) oraz Alzheimer's Disease and Related Disorders Association (ADRDA), obecnie znane jako Alzheimer's Association, ustanowiły najpowszechniej stosowane kryteria NINCDS-ADRDA Alzheimer's Criteria for diagnosis [231], obszernie zaktualizowane w 2007 r. [232]. Kryteria te wymagają, aby obecność upośledzenia funkcji poznawczych oraz podejrzenie zespołu demencji mogły zostać potwierdzone badaniami neuropsychologicznymi w celu ustalenia rozpoznania klinicznego możliwej choroby Alzheimera. Do postawienia ostatecznej diagnozy wymagane jest potwierdzenie histopatologiczne obejmujące badanie mikroskopowe tkanki mózgowej. Wykazano dobrą wiarygodność statystyczną pomiędzy kryteriami diagnostycznymi a ostatecznym potwierdzeniem histopatologicznym [233]. W AZS najczęściej upośledzonych jest osiem dziedzin intelektualnych: pamięć, język, zdolności percepcyjne, uwaga, zdolności motoryczne, orientacja, rozwiązywanie problemów i wykonawcze zdolności funkcjonalne. Domeny te są równoważne z kryteriami NINCDS-ADRDA Alzheimera wymienionymi w Podręczniku Diagnostyki i Statystyki Zaburzeń Psychicznych (DSM-IV-TR) opublikowanym przez Amerykańskie Stowarzyszenie Psychiatryczne [234] , [235].

Techniki diagnozowania AD

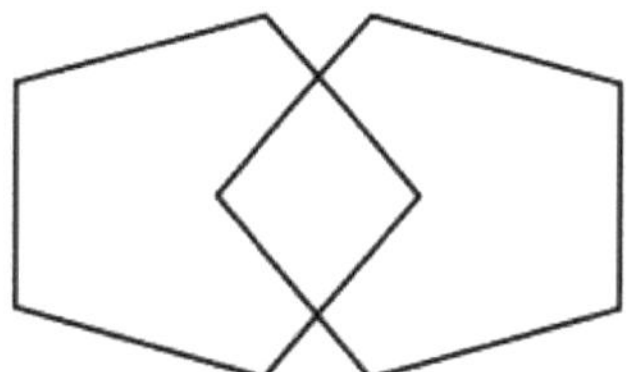

Rysunek 13. Neuropsychologiczne badania przesiewowe w kierunku AD. Ludzie są instruowani, aby kopiować rysunki podobne do obrazu, zapamiętywać słowa, czytać i odejmować numery seryjne. [236].

Testy neuropsychologiczne, takie jak Mini-Mental State Examination (MMSE), są szeroko stosowane do oceny upośledzenia funkcji poznawczych potrzebnych do postawienia diagnozy (ryc. 13). Bardziej wszechstronne tablice badań są niezbędne dla uzyskania wysokiej wiarygodności wyników, szczególnie w najwcześniejszych stadiach choroby [236] , [237]. Badanie neurologiczne we wczesnej fazie AZS daje zazwyczaj normalne wyniki, z wyjątkiem oczywistego upośledzenia funkcji poznawczych, które nie może się różnić od tych wynikających z innych procesów chorobowych, w tym innych przyczyn demencji. Dalsze badania neurologiczne są kluczowe w diagnostyce różnicowej AZS i innych chorób [134]. Wywiady z członkami rodziny są również wykorzystywane w ocenie choroby. Opiekunowie mogą dostarczyć ważnych informacji na temat codziennych możliwości życiowych, jak również na temat spadku, w miarę upływu czasu, funkcji umysłowych osoby [238]. Punkt widzenia opiekuna jest szczególnie ważny, ponieważ osoba z AD jest powszechnie nieświadoma swoich własnych deficytów [239]. Wiele razy rodziny mają również trudności z wykryciem początkowych objawów demencji i mogą nie przekazywać lekarzowi dokładnych informacji [240].

Badania uzupełniające dostarczają dodatkowych informacji na temat niektórych cech choroby lub są wykorzystywane do wykluczenia innych diagnoz. Badania krwi mogą zidentyfikować inne przyczyny demencji niż AD [134], które w rzadkich przypadkach mogą być odwracalne [241]. Często wykonuje się badania czynności tarczycy, ocenia się B12, wyklucza kiłę, wyklucza problemy metaboliczne, w tym badania czynności nerek, poziomu elektrolitów i cukrzycy, ocenia się poziom metali ciężkich, takich jak ołów, rtęć i anemia. Trzeba też wykluczyć delirium. Stosuje się testy psychologiczne na depresję, ponieważ depresja może współistnieć z AZS, wczesnym objawem upośledzenia funkcji poznawczych, [242] lub nawet przyczyną [243] , [244]. Ze względu na niską dokładność, nie zaleca się stosowania skanu C-PIB-PET jako wczesnego narzędzia diagnostycznego lub do przewidywania rozwoju AZS u osób z objawami łagodnego osłabienia funkcji poznawczych (MCI) [245]. Zastosowanie skondensowanych obrazów PET/TK pozwala na dokładną lokalizację nieprawidłowego wychwytu fluoru-18 Fluorodeoksyglukozy (18F-FDG), skany PET, jako pojedyncze badanie, w celu identyfikacji osób, u których może wystąpić AD, również nie są poparte dowodami [246].

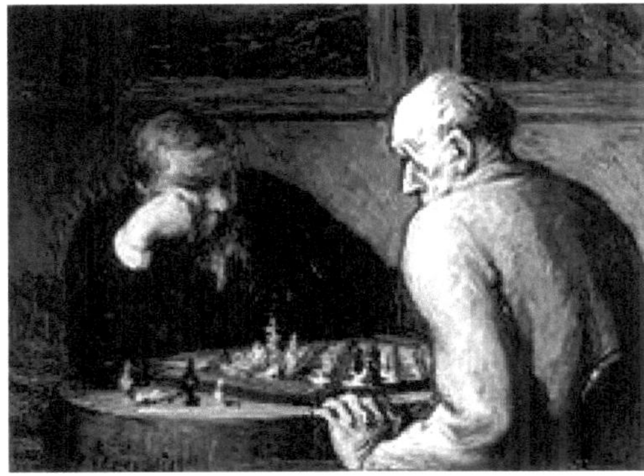

Rysunek 14. Działania intelektualne, takie jak gra w szachy, interakcje społeczne, mogą zmniejszać ryzyko wystąpienia AD w badaniach epidemiologicznych, ale nie stwierdzono związku przyczynowego [255].

Zapobieganie i leczenie AD

Nie ma ostatecznych dowodów na to, że jakiekolwiek szczególne leczenie jest skuteczne w zapobieganiu AD [121]. Globalne badania nad środkami zapobiegającymi wystąpieniu lub opóźniającymi wystąpienie AD przyniosły niespójne wyniki. Badania epidemiologiczne zaproponowały związki między niektórymi czynnikami modyfikowalnymi, takimi jak dieta, ryzyko sercowo-naczyniowe, produkty farmaceutyczne lub aktywność intelektualna, a prawdopodobieństwem rozwoju AZS w danej populacji. Tylko dalsze badania, w tym badania kliniczne, ujawnią, czy czynniki te mogą pomóc w zapobieganiu AD [121]. Chociaż czynniki ryzyka chorób układu krążenia, takie jak hipercholesterolemia, nadciśnienie tętnicze, cukrzyca i palenie tytoniu, wiążą się z większym ryzykiem wystąpienia i przebiegu AZS, to jednak statyny, będące lekami obniżającymi poziom cholesterolu, nie są skuteczne w zapobieganiu lub poprawie przebiegu choroby [249], [250], [251]. Długotrwałe stosowanie niesteroidowych leków przeciwzapalnych (NLPZ) uważano za związane ze zmniejszonym prawdopodobieństwem rozwoju AZS w 2007 r. [252]. Dowody sugerują również, że NLPZ mogą zmniejszać stan zapalny związany z blaszkami amyloidowymi, ale badania zostały zawieszone z powodu wysokich zdarzeń niepożądanych [121]. Nie zakończono żadnego badania prewencyjnego [121]. Nie wydają się być przydatne w leczeniu, ale od 2011 roku są uważane za kandydatów do profilaktyki przedobjawowej [253]. Hormonalna terapia zastępcza w okresie menopauzy, choć wcześniej stosowana, może zwiększać ryzyko wystąpienia demencji [254].

Styl życia sugerowany dla AD

Osoby angażujące się w czynności intelektualne, takie jak czytanie, gra w gry planszowe, układanie krzyżówek, gra na instrumentach muzycznych czy regularne interakcje społeczne, wykazują zmniejszone ryzyko wystąpienia AZS (ryc. 14) [255]. Jest to zgodne z teorią rezerwy poznawczej, która stwierdza, że niektóre doświadczenia życiowe skutkują bardziej efektywnym funkcjonowaniem neuronów, dostarczając jednostce rezerwy poznawczej, która opóźnia pojawienie się objawów demencji [255]. Edukacja opóźnia pojawienie się zespołu AD, nie zmieniając czasu trwania choroby [256]. Nauka drugiego języka jeszcze w późniejszym okresie życia wydaje się opóźniać uzyskanie AD [257]. Aktywność fizyczna wiąże się również ze zmniejszonym ryzykiem wystąpienia AD [256]. Ćwiczenia fizyczne związane są z obniżeniem częstości występowania demencji [258], a także skutecznie zmniejszają nasilenie objawów u osób z AZS [259]. Jeśli chodzi o dietę, osoby, które utrzymują zdrową japońską lub śródziemnomorską dietę, mają zmniejszone ryzyko wystąpienia AD [260]. Dieta śródziemnomorska może poprawić wyniki u osób z tą chorobą [261]. Ci, którzy jedzą dietę bogatą w tłuszcze nasycone i proste węglowodany, takie jak mono- i disacharyd, mają większe ryzyko pf AD [262]. Jako mechanizm działania zaproponowano korzystny wpływ diety śródziemnomorskiej na układ krążenia [263]. Wnioski dotyczące składników diety były niekiedy trudne do ustalenia, ponieważ wyniki różniły się w zależności od badań populacyjnych i randomizowanych badań kontrolowanych [260]. Istnieją ograniczone dowody na to, że lekkie lub umiarkowane stosowanie alkoholu, zwłaszcza czerwonego wina, wiąże się z mniejszym ryzykiem wystąpienia AZS. [260]. Istnieją niepewne dowody, że kofeina może mieć działanie ochronne [264]. Wiele pokarmów zawierających dużo flawonoidów, takich jak kakao, czerwone wino i herbata, może zmniejszać ryzyko wystąpienia AZS [265], [266].

Recenzje na temat stosowania witamin i minerałów nie znalazły wystarczająco spójnych dowodów, aby je polecać. Obejmuje to witaminę A, [267] , [268] C, [269] , [270] forma α-tokoferolu witaminy E, [271] selen, [272] cynk, [273] , [274] i kwas foliowy z lub bez witaminy B12. [275]. Dowody z jednego z randomizowanych badań kontrolowanych wskazują, że forma α-tokoferolu witaminy E może spowolnić spadek poznawczy, dowody te zostały ocenione jako umiarkowane pod względem jakości [271]. Badania kwasu foliowego (B9) i innych witamin z grupy B nie wykazały istotnego związku z pogorszeniem funkcji poznawczych [276]. Suplementy kwasów tłuszczowych Omega-3 z roślin i ryb oraz dietetyczny kwas dokozaheksaenowy (DHA), nie wydają się być korzystne dla osób z łagodnym lub umiarkowanym AD [277] , [278].

Kurkumina od 2010 roku nie przynosiła korzyści ludziom, mimo że u zwierząt istnieją niepewne dowody [279]. Istniały niespójne i nieprzekonujące dowody na to, że miłorząb ma jakikolwiek pozytywny wpływ na zaburzenia funkcji poznawczych i demencję [280]. W 2008 roku nie było konkretnych dowodów na to, że kannabinoidy są skuteczne w leczeniu objawów AD lub demencji; [281], jednak niektóre badania nad endokannabinozami wyglądały obiecująco [282]. Nie ma lekarstwa na chorobę Alzheimera; dostępne terapie przynoszą stosunkowo niewielkie korzyści objawowe, ale nadal mają charakter paliatywny. Aktualne metody leczenia można podzielić na farmaceutyczne, psychospołeczne i pielęgnacyjne.

Leki stosowane w chorobie Alzheimera

Obecnie w leczeniu problemów poznawczych AZS stosuje się pięć leków: memantynę (ryc. 55), która jest antagonistą receptora kwasu *N-metylo-d-asparaginowego* (NMDA), a cztery są inhibitorami acetylocholinoesterazy (ryc. 56), takimi jak donepezil, taktyna, rivastigmina i galantamina Korzyści z ich stosowania są niewielkie [283] , [284]. Nie wykazano wyraźnie, aby leki opóźniały lub zatrzymywały postęp choroby. Zmniejszenie aktywności neuronów cholinergicznych jest znaną cechą AD [285]. Inhibitory acetylocholinoesterazy są stosowane w celu zmniejszenia szybkości rozkładu acetylocholiny (ACh), a tym samym zwiększenia stężenia ACh w mózgu i przeciwdziałania utracie ACh spowodowanej śmiercią neuronów cholinergicznych [286]. Istnieją dowody na skuteczność tych leków w łagodnej i umiarkowanej fazie AZS, [283], [284], [287] i istnieją pewne dowody na ich stosowanie w zaawansowanym stadium [283]. Stosowanie tych leków w łagodnych zaburzeniach funkcji poznawczych nie wykazało żadnego wpływu na opóźnienie wystąpienia AZS [288]. Najczęstszymi efektami ubocznymi są mdłości i wymioty, które są związane z nadmiarem cholinergicznym. Te działania niepożądane występują u około 10-20% pacjentów, są łagodne do umiarkowanych w ciężkości i mogą być opanowane przez powolne dostosowywanie dawek leków [289]. Do rzadziej spotykanych efektów ubocznych należą skurcze mięśni, zmniejszenie częstości akcji serca, zmniejszenie apetytu i masy ciała oraz zwiększenie produkcji kwasu żołądkowego [287].

Glutaminian jest pobudzającym neuroprzekaźnikiem układu nerwowego, chociaż jego nadmierna ilość w mózgu może prowadzić do śmierci komórek w procesie zwanym ekscytotoksycznością, który polega na nadmiernej stymulacji receptorów glutaminianowych. Excitotoksyczność występuje nie tylko w AZS, ale także w innych chorobach neurologicznych, takich jak PD i stwardnienie rozsiane [290]. Memantyna (ryc. 55) jest niekonkurencyjnym antagonistą receptora kwasu *N-metylo-d-asparaginowego* (NMDA), po raz pierwszy użytym jako środek przeciwzapalny. Działa on na układ glutamatergiczny blokując receptory NMDA i hamując ich nadmierną stymulację przez glutaminian [290] , [291]. Wykazano, że Memantyna przynosi niewielkie korzyści w leczeniu umiarkowanego i ciężkiego AD [292]. Zgłoszone niekorzystne zdarzenia z udziałem memantyny są rzadkie i łagodne, w tym halucynacje, zamieszanie, zawroty głowy, ból głowy i zmęczenie [293]. Wykazano, że połączenie memantyny i donepezilu (ryc. 56) ma statystycznie istotną, ale klinicznie marginalną skuteczność [294]. Nietypowe antypsychotyki są skromnie przydatne w zmniejszaniu agresji i psychozy u osób z AD, ale ich zalety są równoważone przez poważne negatywne skutki, takie jak udar mózgu, trudności w poruszaniu się lub spadek poznawczy. [295]. W dłuższej perspektywie czasowej wykazano, że wiążą się one ze zwiększoną śmiertelnością [296]. Zaprzestanie stosowania leków przeciwpsychotycznych w tej grupie osób wydaje się być bezpieczne [297]. Huperzyna A, choć obiecująca, wymaga dalszych dowodów, zanim będzie można zalecić jej stosowanie [298].

Kwas 2N-metylo-d-asparaginowy (NMDA) jest pochodną aminokwasów (ryc. 57), która działa jako agonista receptora NMDA naśladując działanie glutaminianu, neuroprzekaźnika, który normalnie działa na tym receptorze (ryc. 58). W przeciwieństwie do glutaminianu, NMDA wiąże i reguluje tylko receptor NMDA i nie ma wpływu na inne receptory glutaminianowe, takie jak receptor α-amino-3-hydroksy-5-metylo-4-izoksazolepropionowy (AMPA) i kainat. Receptory NMDA są szczególnie ważne, gdy stają się nadaktywne podczas odstawienia alkoholu, ponieważ powoduje to objawy takie jak pobudzenie, a czasem napady padaczki.

NMDA jest rozpuszczalną w wodzie substancją syntetyczną, która normalnie nie występuje w tkance biologicznej. Po raz pierwszy zsyntetyzowano go w latach 60-tych. NMDA jest excitotoxin ponieważ zabija komórki nerwowe przez ponad ekscytujące je; cecha ta ma zastosowanie w badaniach neurobiologii behawioralnej. Ciało pracy wykorzystujące tę technikę wchodzi w zakres badań nad zmianami chorobowymi. Badacze stosują NMDA do określonych regionów mózgu lub rdzenia kręgowego zwierzęcia, a następnie testują zachowanie interesujące, takie jak zachowanie operanta. Jeśli zachowanie jest zagrożone, sugeruje to, że zniszczona tkanka była częścią regionu mózgu, który w istotny sposób przyczynił się do normalnego wyrażenia tego zachowania. Jednak w mniejszych ilościach NMDA nie jest neurotoksyczny. W rzeczywistości, normalne działanie receptora NMDA pozwala osobom reagować na bodźce pobudzające poprzez wzajemnie powiązane funkcjonowanie receptorów NMDA, glutaminianu i dopaminy. Dlatego też działanie glutaminianu szczególnie poprzez receptory NMDA może być badane poprzez wstrzykiwanie małych ilości NMDA do pewnego regionu w mózgu: na przykład, wstrzykiwanie NMDA w regionie pnia mózgu wywołuje mimowolną lokomocję u kotów i szczurów.

Mechanizm działania receptora NMDA jest specyficznym agonistą wiążącym się z jego podjednostkami NR2, a następnie otwierany jest niespecyficzny kanał kationowy, który może pozwolić na przejście Ca2+ i Na+ do komórki oraz K+ z komórki (ryc. 58). Wzbudzający potencjał psynaptyczny (EPSP) wytwarzany przez aktywację receptora NMDA również zwiększa stężenie Ca2+ w komórce. Ca2+ może z kolei funkcjonować jako drugi posłaniec w różnych ścieżkach sygnalizacyjnych [3]. Przykładami antagonistów receptora NMDA są: APV, amantadyna, dekstrometorfan (DXM), ketamina, magnez, fencyklidyna tiletaminowa (PCP), riluzol, memantyna, metoksetamina (MXE), metoksyfencylina (MXP), kwas kynurenowy; ten ostatni jest jedynym znanym antagonistą endogenicznym. Są one powszechnie nazywane antagonistami receptorów NMDA [3].

Interwencja psychospołeczna

Interwencje psychospołeczne są stosowane jako uzupełnienie leczenia farmaceutycznego i mogą być klasyfikowane w ramach podejścia ukierunkowanego na zachowanie, emocje, poznanie lub stymulację. Badania nad skutecznością są niedostępne i rzadko specyficzne dla AZS, koncentrując się na demencji w ogóle [299]. Interwencje behawioralne starają się zidentyfikować i zredukować antecedencje i konsekwencje zachowań problemowych. Podejście to nie wykazało sukcesu w poprawie ogólnego funkcjonowania [300], ale może pomóc w ograniczeniu niektórych specyficznych zachowań problemowych, takich jak nietrzymanie moczu [301]. Brak jest wysokiej jakości danych na temat skuteczności tych technik w innych problemach behawioralnych, takich jak wędrówki. [302], [303]. Muzykoterapia jest skuteczna w zmniejszaniu objawów behawioralnych i psychologicznych [304].

Interwencje zorientowane na emocje obejmują terapię reminiscencyjną, terapię walidacyjną, psychoterapię wspomagającą, integrację sensoryczną, zwaną również snoezelenem, oraz symulowaną terapię obecności. W przeglądzie Cochrane'a nie znaleziono żadnych dowodów na to, że jest to skuteczne [305]. Psychoterapia wspomagająca otrzymała niewiele lub nie otrzymała żadnych formalnych badań naukowych, ale niektórzy klinicyści uważają ją za przydatną w pomaganiu osobom z lekkimi zaburzeniami w dostosowaniu się do choroby [299]. Terapia reminiscencji (RT) polega na omawianiu doświadczeń indywidualnie lub w grupie, wielokrotnie przy pomocy zdjęć, przedmiotów gospodarstwa domowego, muzyki i nagrań dźwiękowych lub innych znanych przedmiotów z przeszłości. Przegląd skuteczności RT w 2018 r. wykazał, że efekty były niespójne, niewielkie i o wątpliwym znaczeniu klinicznym, a także zróżnicowane pod względem ustalania [306]. Symulowana Terapia Obecności (SPT) opiera się na teoriach przywiązania i polega na odtwarzaniu nagrania z głosami najbliższych krewnych osoby z AD. Istnieją częściowe dowody wskazujące na to, że SPT może ograniczać trudne zachowania [307]. Wreszcie, terapia walidacyjna opiera się na akceptacji rzeczywistości i osobistej prawdy o cudzych doświadczeniach, natomiast integracja sensoryczna opiera się na ćwiczeniach mających na celu pobudzenie zmysłów. Nie ma dowodów potwierdzających przydatność tych terapii [308] , [309]. Celem terapii zorientowanych na poznanie, które obejmują orientację na rzeczywistość i przekwalifikowanie poznawcze, jest zmniejszenie deficytów poznawczych. Zorientowanie na rzeczywistość polega na przedstawieniu informacji o czasie, miejscu lub osobie w celu ułatwienia zrozumienia osoby o jej otoczeniu i jej miejscu w nim. Z drugiej strony, przekwalifikowanie poznawcze stara się poprawiać upośledzone zdolności poprzez ćwiczenie zdolności umysłowych. Oba wykazały pewną skuteczność poprawiającą zdolności poznawcze [310], chociaż w niektórych badaniach skutki te były przemijające, a negatywne, takie jak frustracja, również zostały zgłoszone [299].

Zabiegi ukierunkowane na stymulację obejmują sztukę, muzykę i terapie dla , ćwiczenia i wszelkie inne rodzaje aktywności rekreacyjnej. Stymulacja ma skromne znaczenie dla poprawy zachowania, nastroju i, w mniejszym stopniu, funkcji. Niemniej jednak, jak ważne są te efekty, głównym wsparciem dla stosowania terapii stymulacyjnych jest zmiana rutyny osoby [299]. Skuteczność nieinwazyjnej stymulacji mózgu i inwazyjnej stymulacji mózgu w AZS pozostaje niepewna [311].

Opieka nad pacjentami z AD

Ponieważ choroba Alzheimera nie jest wyleczona i stopniowo sprawia, że ludzie nie są w stanie poradzić sobie z jej przebiegiem. We wczesnym i umiarkowanym stadium, modyfikacje środowiska życia i stylu życia mogą zwiększyć bezpieczeństwo pacjenta i zmniejszyć obciążenie opiekunów [312], [313]. Przykładami takich modyfikacji są: przestrzeganie uproszczonych procedur, umieszczanie zamków bezpieczeństwa, etykietowanie przedmiotów gospodarstwa domowego w celu leczenia osoby chorej lub używanie zmodyfikowanych przedmiotów codziennego użytku [299] , [314] , [315]. Jeśli jedzenie stanie się problematyczne, trzeba będzie je przygotować w mniejszych kawałkach lub nawet przecierać [316]. W przypadku wystąpienia trudności w połykaniu może być konieczne zastosowanie rurek żywieniowych. W takich przypadkach skuteczność medyczna i etyka kontynuowania karmienia jest ważnym czynnikiem dla opiekunów i członków rodziny [317], [318]. Stosowanie środków przymusu fizycznego rzadko jest wskazane w jakimkolwiek stadium choroby, chociaż zdarzają się sytuacje, w których są one konieczne, aby zapobiec uszkodzeniu osoby z AD lub jej opiekunów [299]. Wraz z postępem choroby mogą pojawić się różne problemy medyczne, takie jak choroby jamy ustnej i zębów, wrzody uciskowe, niedożywienie, problemy z higieną lub skórą oddechową czy infekcje oczu. Ostrożne postępowanie może im zapobiec, podczas gdy profesjonalne leczenie jest konieczne, gdy w przypadku ich wystąpienia

[319], [320], [321], [322], [323], [324]. W końcowych etapach choroby leczenie koncentruje się na łagodzeniu dolegliwości aż do śmierci, często z pomocą hospicjum [325].

Ewolucja AD

Wczesne stadia choroby Alzheimera są trudne do zdiagnozowania. Ostateczna diagnoza jest stawiana, gdy upośledzenie funkcji poznawczych wpływa na codzienne czynności życiowe, chociaż osoba ta może żyć samodzielnie. Objawy będą postępować od łagodnych problemów poznawczych, takich jak utrata pamięci, poprzez narastające stadia zaburzeń poznawczych i pozapoznawczych, eliminując wszelkie możliwości samodzielnego życia, szczególnie w późnych stadiach choroby. [104]. Średnia długość życia osób z AD została zmniejszona. Po postawieniu diagnozy wynosi ona zazwyczaj od trzech do dziesięciu lat [326]. Mniej niż 3% ludzi żyje dłużej niż czternaście lat [327]. Cechy choroby istotnie związane z obniżeniem przeżywalności to zwiększone nasilenie upośledzenia funkcji poznawczych, obniżony poziom czynnościowy, historia upadków oraz zaburzenia w badaniu neurologicznym. Inne przypadkowe choroby, takie jak problemy z sercem, cukrzyca czy historia nadużywania alkoholu, są również związane ze skróceniem czasu przeżycia [328], [329], [330]. Podczas gdy wcześniejszy wiek w momencie rozpoczęcia życia jest tym wyższy, im dłuższy jest całkowity wiek przeżycia, średnia długość życia jest szczególnie obniżona w porównaniu z populacją zdrową wśród osób młodszych [331]. Mężczyźni mają mniej korzystną prognozę przeżycia niż kobiety. [327] , [332]. Zapalenie płuc i odwodnienie są najczęstszymi bezpośrednimi przyczynami zgonów z powodu AZS, natomiast nowotwory występują rzadziej niż w populacji ogólnej [332].

Badania epidemiologiczne

Wiek	65-69	70-74	75-79	80-84	85-89	90-
Nowe sprawy/000 osób/rok	3	6	9	23	40	69

Tabela 2. Liczba nowych spraw na tysiąc osób/rok [333].

W badaniach epidemiologicznych stosowane są dwa główne środki: zapadalność i chorobowość. Częstość występowania jest to liczba nowych przypadków na jednostkę osoby/czas zagrożenia (tabela 2); natomiast częstość występowania jest to całkowita liczba przypadków choroby w populacji w danym czasie. Jeśli chodzi o zachorowalność, kohortowe badania podłużne lub badania, w których obserwuje się populację wolną od choroby na przestrzeni lat, podają wskaźniki między 10 a 15 na tysiąc osób/rok dla wszystkich demencji i 5-8 dla AD, [333] , [334], a zatem połowa nowych przypadków demencji każdego roku to AD. Podwyższający się wiek jest podstawowym czynnikiem ryzyka choroby, a wskaźniki zachorowalności nie są jednakowe dla wszystkich grup wiekowych: co pięć lat od ukończenia 65. roku życia ryzyko zachorowania podwaja się mniej więcej dwukrotnie, wzrastając z trzech do aż 69 na tysiąc osób/rok (tabela 2) [333] , [334]. Kobiety są bardziej narażone na rozwój choroby Alzheimera, zwłaszcza w grupie wiekowej powyżej 85 lat [334], [335]. W USA ryzyko śmierci z powodu AZS jest o 26% wyższe wśród niehiszpańskiej populacji bieli niż wśród niehiszpańskiej populacji czarnoskórych, podczas gdy w populacji latynoskiej ryzyko śmierci jest o 30% niższe niż w niehiszpańskiej populacji bieli [336].

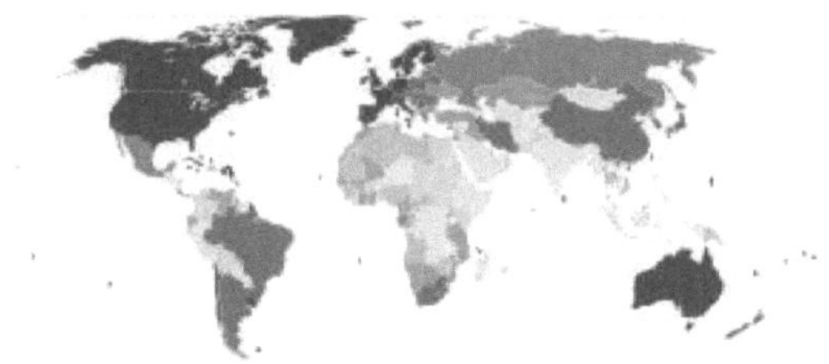

Rysunek 15. Zgony na milion osób w 2012 r. z powodu demencji, w tym choroby Alzheimera 0-4 5-8 9-10 11-13 14-17 18-24 25-45 46-114 115-375 376-1266

Częstość występowania AZS w populacjach zależy od różnych czynników, w tym od częstości występowania i przeżywalności. Ponieważ częstość występowania AZS wzrasta wraz z wiekiem, szczególnie ważne jest uwzględnienie średniego wieku populacji objętej badaniem (rys. 15). W USA częstość występowania choroby Alzheimera szacowano w 2000 roku na 1,6% zarówno w skali ogólnej, jak i w grupie wiekowej 65-74 lata, przy czym wskaźnik ten wzrósł do 19% w grupie wiekowej 75-84 lata i do 42% w grupie powyżej 84 lat [337] , [338]. Wskaźniki rozpowszechnienia w regionach słabiej rozwiniętych są niższe [339]. WHO oszacowała, że w 2005 roku 0,379% osób na świecie cierpiało na demencję, a częstość jej występowania wzrośnie do 0,441% w 2015 roku i do 0,556% w 2030 roku [340]. Inne badania doszły do podobnych wniosków [339]. W innym badaniu oszacowano, że w 2006 r. 0,40% ludności świata z przedziałem 0,17-0,89%; liczba bezwzględna 26,6 mln, przedział 11,4-59,4 mln była dotknięta chorobą Alzheimera, a wskaźnik chorobowości potroiłby się, a liczba bezwzględna czterokrotnie do 2050 r. [341].

Historia

Starożytni greccy, rzymscy filozofowie i lekarze kojarzyli starość z rosnącą demencją [127]. Niemiecki psychiatra Alois Alzheimer zidentyfikował pierwszy przypadek tzw. choroby Alzheimera, nazwany jego imieniem, u pięćdziesięcioletniej kobiety, którą w 1901 roku nazwał Auguste Deter (ryc. 16).

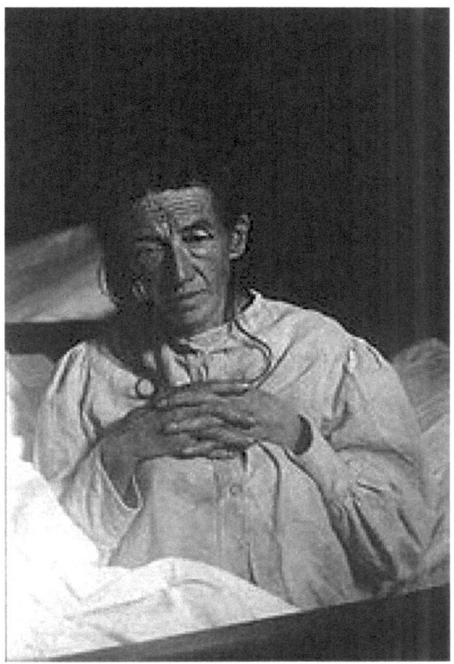

Rysunek 16. Pacjent Aloisa Alzheimera, Auguste Deter w 1902 roku. Był to pierwszy opisywany przypadek tzw. choroby Alzheimera [344].

Śledził jej sprawę aż do jej śmierci w 1906 r., kiedy to po raz pierwszy publicznie o niej doniósł [343], [344], [345]. W ciągu następnych pięciu lat w literaturze medycznej odnotowano jedenaście podobnych przypadków, niektóre z nich używały już terminu choroba Alzheimera [127]. Choroba została po raz pierwszy opisana jako charakterystyczna choroba przez Emila Kraepelina po stłumieniu niektórych klinicznych urojeń i halucynacji oraz cech patologicznych jako zmiany tętniczo-sklerotyczne zawarte w oryginalnym raporcie Auguste'a Detera [346]. W ósmym wydaniu Podręcznika Psychiatrii, opublikowanym 15 lipca 1910 r. [347], umieścił on chorobę Alzheimera, nazywaną również przez Kraepelina demencją przedwczesną, jako podtyp demencji starczej.

Przez większą część XX wieku diagnostyka choroby Alzheimera była zarezerwowana dla osób w wieku od 45 do 65 lat, u których wystąpiły objawy demencji. Terminologia ta zmieniła się po 1977 roku, kiedy to na konferencji poświęconej AZS stwierdzono, że objawy kliniczne i patologiczne demencji przed- i starczej są prawie identyczne, choć autorzy dodali również, że nie wyklucza to możliwości, iż mają one inne przyczyny [348]. Doprowadziło to ostatecznie do rozpoznania AD niezależnie od wieku [349]. Terminu demencja starcza typu Alzheimera (SDAT) używano przez pewien czas do opisania choroby u osób powyżej 65 roku życia, przy czym klasyczna AD była używana do opisania tych, którzy byli młodsi. Ostatecznie termin AD został formalnie przyjęty w nazewnictwie medycznym dla określenia osób w każdym wieku z charakterystycznym wspólnym schematem objawów, przebiegiem choroby i neuropatologią [350].

Koszty społeczne dla pacjentów z AD

Demencja i choroba Alzheimera mogą być jednymi z najdroższych chorób dla społeczeństwa w Europie i USA [128], [129], podczas gdy ich koszty w innych krajach, takich jak Argentyna, [351] i Korea Południowa, [352] są również wysokie i rosną. Koszty te będą rosnąć wraz ze starzeniem się społeczeństwa, stając się ważnym problemem społecznym. Koszty związane z AD obejmują bezpośrednie koszty medyczne, takie jak opieka w domu opieki, bezpośrednie koszty niemedyczne, takie jak domowa opieka dzienna, oraz koszty pośrednie, takie jak utrata produktywności zarówno pacjenta, jak i opiekuna [129]. Liczby różnią się w poszczególnych badaniach, ale koszty demencji na całym świecie zostały obliczone na około 160 miliardów dolarów [353], podczas gdy koszty AD w USA mogą wynosić 100 miliardów dolarów rocznie [129]. Największym źródłem kosztów dla społeczeństwa jest opieka długoterminowa świadczona przez pracowników służby zdrowia i instytucjonalizacja, która odpowiada 2/3 całkowitych kosztów dla społeczeństwa [128]. Koszty utrzymania w domu są również bardzo wysokie [128], zwłaszcza gdy weźmie się pod uwagę nieformalne koszty dla rodziny, takie jak czas opieki i utracone zarobki opiekuna [354]. Koszty rosną wraz z nasileniem demencji i występowaniem zaburzeń zachowania [355] i są związane ze zwiększonym czasem opieki wymaganym do zapewnienia opieki fizycznej [354]. Dlatego też każde leczenie, które spowalnia spadek poznawczy, opóźnia instytucjonalizację, zmniejsza liczbę godzin pracy opiekunów, przyniesie korzyści ekonomiczne. Ekonomiczne oceny bieżących zabiegów wykazały pozytywne wyniki [129].

Obciążenie związane z opieką

Rolę głównego opiekuna często przejmuje małżonek lub bliski krewny [356]. Choroba Alzheimera jest znana z tego, że stanowi duże obciążenie dla opiekunów, które obejmuje aspekty społeczne, psychologiczne, fizyczne lub ekonomiczne [123] , [357] , [358]. Osoby z AD i ich rodziny [359] zazwyczaj wolą opiekę domową. Wariant ten również opóźnia lub eliminuje potrzebę bardziej profesjonalnego i kosztownego poziomu opieki [359] , [360]. Niemniej jednak u dwóch/trzech mieszkańców domów opieki występują demencje [299]. Osoby cierpiące na demencję są narażone na wysokie wskaźniki zaburzeń fizycznych i psychicznych [361]. Do czynników związanych z większymi problemami psychospołecznymi głównych opiekunów należą: przebywanie osoby dotkniętej chorobą w domu, bycie współmałżonkiem opiekuna, wymaganie od osoby objętej opieką zachowań takich jak depresja, zaburzenia zachowania, halucynacje, problemy ze snem lub zaburzenia chodzenia oraz izolacja społeczna [362] , [363]. Jeśli chodzi o problemy ekonomiczne, opiekunowie rodzinni często rezygnują z pracy, by spędzić średnio 47 godzin tygodniowo z osobą z AD, podczas gdy koszty opieki nad nimi są wysokie. Bezpośrednie i pośrednie koszty opieki nad chorym na AD wynoszą średnio od 18 000 do 77 500 USD rocznie w USA, w zależności od badania [354] , [356]. Terapia poznawczo-behawioralna i nauczanie strategii radzenia sobie z problemami indywidualnie lub w grupie wykazały swoją skuteczność w poprawie zdrowia psychicznego opiekunów [123] , [364].

Media i opis AD

AD był przedstawiany w takich filmach jak: *Iris* (2001), na podstawie wspomnienia Johna Bayleya o jego żonie Iris Murdoch; [365], *The Notebook* (2004), na podstawie powieści Nicholasa Sparksa z 1996 r. o tej samej nazwie; [366] *A Moment to Remember* (2004); *Thanmathra* (2005); 367] *Wspomnienia o jutrze (Ashita no Kioku* 2006), na podstawie powieści Hiroshi Ogiwara o tym samym tytule [368] , *Z dala od niej* (2006), na podstawie opowiadania Alice Munro "Niedźwiedź przybył z góry"; [369], *Jeszcze Alice* (2014), o profesorze Uniwersytetu Columbia, który wcześnie zachorował na chorobę Alzheimera, na podstawie powieści Lisy Genovej z 2007 roku o tym samym tytule, z Julianne Moore w roli tytułowej. Do filmów dokumentalnych o AD należą Malcolm *i Barbara: A Love Story* (1999) oraz *Malcolm i Barbara: Love's Farewell* (2007), oba z Malcolmem Pointonem [370], [371], [372].

Leki stosowane w chorobie Alzheimera

W dekadzie 2002-2012 w I, II lub III fazie oceniono 244 związki i tylko jeden z nich został zatwierdzony przez FDA (ryc. 55), choć pozostałe były jeszcze w trakcie opracowywania [373]. Solanezumab i aducanumab nie okazały się skuteczne u osób, które miały już objawy choroby Alzheimera [374].

Jeden z obszarów badań klinicznych koncentruje się na leczeniu patologii choroby podstawowej. Zmniejszenie poziomu β-amyloidu jest wspólnym celem związków [375], jako badanej apomorfiny. Immunoterapia lub szczepienie białka amyloidalnego jest jedną z badanych metod leczenia [376]. W przeciwieństwie do szczepień profilaktycznych, terapia przypuszczalna byłaby stosowana w leczeniu osób już zdiagnozowanych. Opiera się ona na koncepcji treningu układu odpornościowego do rozpoznawania, atakowania i odwrotnego osadzania amyloidu, zmieniając w ten sposób przebieg choroby [377] , [378] , [379]. Przykładem badanej szczepionki była ACC-001 , [380], [381], chociaż badania zawieszono w 2008 roku [382]. Innym podobnym środkiem jest bapineuzumab, przeciwciało zaprojektowane jako identyczne z naturalnie indukowanym przeciwciałem antyamyloidowym [383]. Stwierdzono jednak, że środki immunoterapeutyczne wywołują pewne niepożądane działania leków, takie jak zaburzenia obrazowania związane z amyloidami [384]. Innym podejściem są środki neuroprotekcyjne, takie jak AL-108, [385] oraz środki tłumiące oddziaływania białek metali, takie jak PBT2 [386]. Białko fuzyjne blokujące receptor TNFα, etanercept wykazały zachęcające wyniki [387], [388], [389], [390], [391].

W 2008 roku dwa oddzielne badania kliniczne wykazały pozytywne wyniki w modyfikowaniu przebiegu choroby w łagodnym do umiarkowanego AZS za pomocą chlorku metylotioniny, leku hamującego agregację Tau [392], [393] i dimebonu, antyhistaminy [394]. Kolejna faza III badania dimebonu nie wykazała pozytywnych efektów w pierwotnych i wtórnych punktach końcowych [395], [396], [397]. Praca z chlorkiem metylotioniny wykazała, że na biodostępność metylotioniny z jelita wpływa karmienie i kwasowość żołądka, co prowadzi do nieoczekiwanie zmiennych dawek [398]. Nowy stabilizowany preparat, jak prolek LMTX, jest w badaniach III fazy, w 2014 roku [399]. Badania nad wpływem medytacji na zachowanie pamięci i funkcji poznawczych są na wczesnym etapie [400]. W przeglądzie z 2015 r. sugeruje się, że interwencje oparte na mogą zapobiec lub opóźnić pojawienie się lekkiego upośledzenia funkcji poznawczych i AD [401]. Możliwa transmisja: Badane są rzadkie przypadki ewentualnego przenoszenia się choroby między ludźmi [402], np. na chorych z hormonem wzrostu [403].

Badania nad infekcjami w AD

Wirus opryszczki zwykłej HSV-1 został znaleziony w tych samych miejscach, co płytki amyloidalne [404]. Sugerowało to możliwość leczenia lub zapobiegania AZS za pomocą leków antywirusowych [404] , [405]. Badania nad lekami przeciwwirusowymi w hodowlach komórkowych wykazały obiecujące wyniki [406]. Opisano również zakażenie grzybicze mózgu AD [407]. Hipoteza ta została wysunięta przez mikrobiologa L. Carrasco, gdy w jego grupie stwierdzono statystyczną korelację między rozsianymi grzybicami a AZS [408]. Dalsze prace wykazały, że zakażenie grzybicze występuje w różnych regionach mózgu chorych na AZS, ale nie u osób z grupy kontrolnej [409], [410]. Zakażenie grzybicze wyjaśnia objawy obserwowane u pacjentów z AD. Powolny rozwój AZS pasuje do przewlekłego charakteru niektórych systemowych zakażeń grzybiczych, które mogą być bezobjawowe, a tym samym niezauważone i nieleczone [409]. Hipotezy dotyczące grzybów są również zgodne z niektórymi innymi ustalonymi hipotezami AD, jak hipoteza amyloidalna, którą można wyjaśnić jako odpowiedź układu odpornościowego na infekcję w OUN, [411], [412], [413] jak stwierdzili R. Moir i R. Tanzi w modelach myszy i robaków AD.

Diagnoza AD

Spośród wielu dostępnych technik obrazowania medycznego, tomografia komputerowa z pojedynczą emisją fotonów (SPECT) wydaje się być lepsza w odróżnieniu choroby Alzheimera od innych rodzajów demencji, i wykazano, że daje ona większą dokładność w porównaniu z testami psychologicznymi i analizą historii choroby [414]. Postępy doprowadziły do zaproponowania nowych kryteriów diagnostycznych [134] , [232]. PiB PET pozostaje badany, ale podobnym radiofarmaceutykiem skaningowym PET zwanym florbetapirem, zawierającym długotrwały radionuklid fluor-18, jest narzędziem diagnostycznym w chorobie Alzheimera [415], [416]. Obrazowanie amyloidowe może być stosowane raczej w połączeniu z innymi markerami niż jako alternatywa [417]. Objętościowy rezonans magnetyczny może wykryć zmiany w wielkości regionów mózgu. Pomiary tych regionów, które ulegają zanikowi podczas postępu choroby Alzheimera, są obiecujące jako wskaźnik diagnostyczny. Może się ona okazać tańsza niż inne badane obecnie metody obrazowania [418].

W 2011 roku panel FDA głosował jednogłośnie za zaleceniem zatwierdzenia florbetapira [419]. Środek obrazujący może pomóc w wykryciu płytek mózgowych Alzheimera [420]. Skan ujemny wskazuje na niewielką ilość płytek lub ich brak, co nie jest zgodne z rozpoznaniem AD [421]. W badaniach nad chorobą Alzheimera położono nacisk na rozpoznanie choroby przed wystąpieniem jej objawów [422]. W celu umożliwienia wcześniejszego wykrycia opracowano szereg testów biochemicznych. Niektóre z tych badań polegają na analizie płynu mózgowo-rdzeniowego (CSF) pod kątem stężenia β-amyloidu, całkowitego białka Tau i fosforylowanego białka Tau181P [423]. Ponieważ rysowanie płynu mózgowo-rdzeniowego może być bolesne, unika się powtarzania rysunków. Badanie krwi na obecność miRNA i biomarkerów zapalnych jest potencjalnym wskaźnikiem alternatywnym [423].

Parkinson Disease

Choroba Parkinsona (PD) jest długotrwałym zaburzeniem zwyrodnieniowym OUN, które głównie wpływa na układ ruchowy. W miarę pogarszania się stanu chorobowego objawy pozamotoryczne stają się coraz częstsze [424], [425], [426]. Objawy zazwyczaj pojawiają się powoli. We wczesnym okresie choroby najbardziej oczywiste objawy to drżenie, sztywność, powolność ruchu i trudności w chodzeniu [424]. Mogą wystąpić również problemy z i zachowaniem. Demencja staje się powszechna w zaawansowanych stadiach choroby. Depresja i lęk są również częste, występują u ponad jednej trzeciej osób z PD [425]. Inne objawy to problemy sensoryczne, senne i emocjonalne [424], [425]. Główne objawy ruchowe są zbiorowo nazywane "Parkinsonizmem", lub "zespołem Parkinsona" [426] , [427].

Przyczyna PD jest nieznana, ale uważa się, że obejmuje ona zarówno czynniki genetyczne, jak i środowiskowe. Osoby posiadające chorego członka rodziny są bardziej narażone na zachorowanie samemu [426]. Zwiększone ryzyko występuje również u osób narażonych na działanie niektórych pestycydów oraz u osób, które wcześniej doznały urazów głowy, natomiast zmniejszone ryzyko występuje u osób palących tytoń i pijących kawę lub herbatę [426] , [428]. Objawy motoryczne choroby wynikają z obumierania komórek w substantia nigra, regionie śródmózgu. Skutkuje to brakiem wystarczającej ilości dopaminy w tym rejonie mózgu [424]. Przyczyna śmierci tej komórki jest słabo poznana, ale polega na gromadzeniu się białek w ciałach Lewy'ego w neuronach [426]. Diagnostyka typowych przypadków opiera się głównie na objawach, przy czym badania takie jak neuroobrazowanie stosowane są do wykluczenia innych chorób [424].

L-DOPA, znany również jako levodopa i L-3, 4-dihydroksyfenyloalanina, jest aminokwasem, który jest wytwarzany i stosowany jako część normalnej biologii człowieka, a także niektórych zwierząt i roślin. Ludzie, jak również część innych zwierząt, które wykorzystują L-DOPA, wytwarzają go poprzez biosyntezę z L-TYROZYNY. L-DOPA jest prekursorem neurotransmiterów dopaminy, noradrenaliny lub noradrenaliny i epinefryny (adrenaliny), które są znane łącznie jako katecholaminy. Ponadto L-DOPA sam w sobie pośredniczy w uwalnianiu czynnika neurotroficznego przez mózg i OUN (ryc. 59), [3]. L-DOPA może być produkowany i w czystej postaci jest sprzedawany jako lek psychoaktywny z lewodopą INN; nazwy handlowe obejmują Sinemet, Pharmacopa, Atamet, Stalevo, Madopar i Prolopa. Jako lek jest stosowany w leczeniu klinicznym dystonii PD i dystonii reagującej na dopaminę. L-DOPA ma odpowiednik o przeciwnej chiralności, D-DOPA. Tak jak w przypadku wielu molekuł, ciało ludzkie produkuje tylko jeden z tych izomerów (forma L-DOPA). Czystość enancjomeryczna L-DOPA może być analizowana poprzez określenie rotacji optycznej lub poprzez chiralną chromatografię cienkowarstwową (chiralna TLC) [3].

Nie ma lekarstwa na chorobę Parkinsona; leczenie ma na celu poprawę objawów [424] , [429]. Początkowe leczenie polega zazwyczaj na stosowaniu leku przeciwparkinsonowego Levodopa (L-DOPA), (ryc. 59), a następnie agonistów dopaminy, gdy lewodopa staje się mniej skuteczna [425]. Wraz z postępem choroby, postępem i utratą neuronów, leki te stają się mniej skuteczne, a jednocześnie powodują powikłania charakteryzujące się mimowolnymi ruchami wirowymi [425]. Dieta i formy rehabilitacji wykazały pewną skuteczność w poprawie objawów [430], [431].

Chirurgię zastosowano do umieszczenia mikroelektrod do głębokiej stymulacji mózgu w celu zmniejszenia objawów motorycznych w ciężkich przypadkach, gdy leki są nieskuteczne [424]. Dowody na leczenie nieruchowych objawów PD, ponieważ zaburzenia snu i problemy emocjonalne są mniej nasilone [426].

W 2015 roku PD dotknęło 6,2 mln osób i spowodowało około 117 400 zgonów na świecie [432] , [433]. PD występuje zazwyczaj u osób powyżej 60 roku życia, z czego około jednego procenta dotyczy [424], [434]. Mężczyźni są częściej dotknięci tym problemem niż kobiety w stosunku około 3:2 [426]. Kiedy widziana jest u osób przed 50. rokiem życia, nazywana jest wczesną PD [435]. Średnia długość życia po rozpoznaniu wynosi od 7 do 15 lat [425] , [436]. Nazwa choroby pochodzi od angielskiego lekarza Jamesa Parkinsona, który opublikował pierwszy szczegółowy opis w "An Essay on the Shaking Palsy", w 1817 roku [437], [438]. Kampanie informacyjne obejmują Światowy Dzień Parkinsona, w dniu urodzin Jamesa Parkinsona, 11 kwietnia, oraz użycie czerwonego tulipana jako symbolu choroby [439]. Do osób z Parkinsonem, które zwiększyły świadomość społeczną na temat stanu zdrowia należą aktor Michael J. Fox, olimpijczyk Davis Phinney, zawodowy bokser Muhammad Ali i aktor Alan Alda [440] , [441] , [442] , [443]. Około 1,5 miliona Amerykanów otrzymało diagnozę PD, ale tylko 5 do 10 procent dowiaduje się o niej przed ukończeniem 40 roku życia, jak podaje National Parkinson Foundation. Davis Phinney był jednym z nielicznych.

Trudności ruchowe występujące w PD nazywane są parkinsonizmem, który definiuje się jako bradykinezję, oznaczającą powolność w inicjowaniu ruchów dobrowolnych, stopniowe zmniejszanie prędkości i zakres powtarzalnych działań, takich jak dobrowolne stukanie palcem [444] w połączeniu z jednym z trzech innych objawów fizycznych: mięśniowa ołowiana rura lub koło zębate, sztywność, drżenie w spoczynku i niestabilność postawy. Wiele różnych zaburzeń może mieć problemy z poruszaniem się typu Parkinsonizm [445] , [446]. PD jest najczęstszą formą Parkinsonizmu i jest czasami nazywana "idiopatycznym Parkinsonizmem", co oznacza Parkinsonizm bez rozpoznawalnej przyczyny [429] , [447]. Możliwe do zidentyfikowania przyczyny parkinsonizmu obejmują toksyny, infekcje, skutki uboczne leków, obłąkanie metaboliczne i zmiany w mózgu, takie jak udary. Kilka zaburzeń neurodegeneracyjnych może również występować z Parkinsonizmem i są czasami nazywane "nietypowym Parkinsonizmem" lub zespołami "Parkinson Plus" lub chorobami z Parkinsonizmem plus niektóre inne cechy odróżniające je od PD. Należą do nich: postępujące zaniki układu mnogiego porażenia nadjądrowego, zwyrodnienie kory mózgowej oraz demencja z ciałami Lewy'ego (DLB) [429], [448].

Naukowcy czasami nazywają PD synukleinopatią z powodu nieprawidłowego gromadzenia się białka α-synukleiny w mózgu, aby odróżnić ją od innych chorób neurodegeneracyjnych, takich jak AD, gdzie mózg gromadzi białko Tau [449]. Znaczne kliniczne i patologiczne nakładanie się tauopatii i synukleinopatii. W przeciwieństwie do PD, choroba Alzheimera objawia się najczęściej utratą pamięci, a jej kardynalne objawy to powolność, drżenie, sztywność i niestabilność postawy, które nie są normalnymi cechami choroby Alzheimera. DLB jest kolejną synukleinopatią i wykazuje bliskie podobieństwa patologiczne z PD, szczególnie z podzbiorem przypadków PD z demencją znaną jako demencja Parkinsona. Demencja z ciałami Lewy'ego (DLB) jest natomiast chorobą, która prowadzi do postępującego spadku zdolności umysłowych. Niektórzy mogą pomylić objawy DLB z Parkinson's z powodu wspólnych objawów sztywności mięśni i powolnych ruchów. Relacja pomiędzy PD i DLB jest złożona i nie do końca zrozumiała. Mogą one stanowić część kontinuum o zmiennych cechach klinicznych i patologicznych lub mogą stanowić odrębne choroby [450].

Oznaki i objawy PD

Silnik

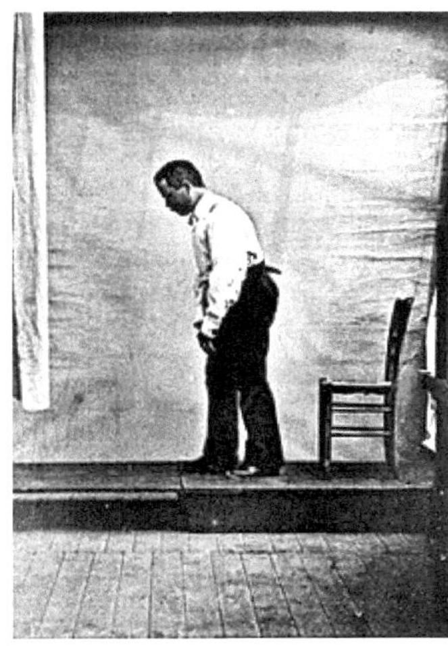

Rysunek 17. Mężczyzna z chorobą Parkinsona wykazujący zgiętą postawę chodzącą na zdjęciu z 1892 roku [451]. Rysunek 18. Pismo osoby dotkniętej przez PD [452]. Udary tworzące litery są bardzo nieregularne i sinusoidalne, podczas gdy nierówności i sinusoidy mają bardzo ograniczoną szerokość. Udary w dół są wszystkie, z wyjątkiem pierwszej litery, wykonane z porównywalną twardością i są w rzeczywistości prawie normalne, drobniejsze uderzenia w górę, przeciwnie, wszystkie są niesamowite.

Najbardziej rozpoznawalnymi objawami w PD są ruchy związane z ruchem samochodowym (rys. 17, 18). Powszechne są również objawy nieruchowe, do których należą dysfunkcje autonomiczne, problemy neuropsychiatryczne, takie jak zaburzenia nastroju, poznania, zachowania lub zmiany myślenia, zmienione zmysły i problemy ze snem. Niektóre z tych objawów pozamotornych mogą być obecne w momencie postawienia diagnozy. Za kardynalne w PD uważa się cztery objawy ruchowe: drżenie, powolność ruchu lub bradykinezję, sztywność i niestabilność postawy [453]. Najczęściej pojawiającym się znakiem jest szorstkie, powolne drżenie ręki w spoczynku, które zanika podczas dobrowolnych ruchów dotkniętej ręki i w głębszych fazach snu. Pojawia się ona zazwyczaj tylko w jednej ręce, ostatecznie dotykając obie ręce w miarę postępu choroby [453]. Częstotliwość drgań PD wynosi od 4 do

6 Hertzów (cykli/sekundę). Cechą charakterystyczną drżenia jest toczenie się tabletek, tendencja palca wskazującego i kciuka do dotykania i wykonywania razem kolistego ruchu [453] , [454]. Termin ten wywodzi się z podobieństwa między ruchem osób z PD a wczesną farmaceutyczną techniką ręcznego sporządzania tabletek [454].

Bradykinezja lub powolność ruchu występuje w każdym przypadku PD i wynika z zaburzeń w motorycznym planowaniu inicjacji ruchu, a także z trudności w całym przebiegu procesu ruchowego, od planowania do inicjacji do wykonania ruchu. Wykonywanie ruchu sekwencyjnego i jednoczesnego jest zaburzone. Bradykinezja jest najbardziej upośledzającym objawem PD, prowadzącym do trudności w wykonywaniu codziennych czynności, takich jak ubieranie się, karmienie i kąpiel. Prowadzi to do szczególnych trudności w wykonywaniu dwóch niezależnych czynności ruchowych w tym samym czasie i może być pogorszone przez stres emocjonalny lub współistniejące choroby. Paradoksalnie pacjenci z PD mogą jeździć na rowerze lub wchodzić po schodach łatwiej niż chodzić po poziomie. Podczas gdy większość lekarzy może łatwo zauważyć bradykinezję, ocena formalna wymaga od chorego wykonywania powtarzających się ruchów palcami i stopami [455].

Sztywność to sztywność i opór w ruchu kończyn spowodowany zwiększonym napięciem mięśni, nadmiernym i ciągłym skurczem mięśni [453]. W Parkinsonizmie sztywność może być jednolita, nazywana również "sztywnością ołowiano-rurową" lub grzechotkową, czyli "sztywnością koła zębatego" [429], [453], [456], [457]. Za przyczynę sztywności koła zębatego uważa się połączenie drżenia i zwiększonego tonu [458]. Sztywność może być związana z bólami stawów, które są częstym początkowym objawem choroby [453]. We wczesnych etapach PD sztywność jest często asymetryczna i ma tendencję do oddziaływania na mięśnie szyi i ramion przed mięśniami twarzy i kończyn [459]. Wraz z postępem choroby, sztywność zazwyczaj wpływa na cały organizm i zmniejsza zdolność do poruszania się. Niestabilność postawy jest typowa w późniejszych stadiach choroby, prowadząc do zaburzeń równowagi i częstych upadków [460], a w dalszej kolejności do złamań kości, utraty pewności siebie i ograniczenia ruchomości [461]. Niestabilność jest często nieobecna w początkowych fazach, zwłaszcza u osób młodszych, przed wystąpieniem obustronnych objawów [462]. Do 40% osób z rozpoznaniem PD może doświadczać upadków, a około 10% może mieć upadki tygodniowo, przy czym liczba upadków jest związana z ich nasileniem [453]. Inne rozpoznane oznaki i objawy ruchowe obejmują zaburzenia chodu i postawy, takie jak świątobliwość, czyli gwałtowne ruchy wahadłowe oraz zgiętą do przodu postawę podczas chodzenia bez zgiętej huśtawki ręki. Zamrożenie chodu, krótkie zatrzymania, gdy stopy zdają się utkwić na podłodze, zwłaszcza przy skręcaniu lub zmianie kierunku, rozmyty monotonny cichy głos, maskowy wyraz twarzy i coraz mniejsze pismo odręczne to inne powszechne znaki [463].

Procesy neuropsychiatryczne w PD

PD może powodować zaburzenia neuropsychiatryczne, od łagodnych do ciężkich. Obejmuje to zaburzenia poznania, nastroju, zachowania i myślenia [453]. Zaburzenia poznawcze mogą występować we wczesnych stadiach choroby, a czasami przed jej rozpoznaniem, a wzrost częstości występowania wraz z czasem trwania choroby [453], [464]. Najczęstszym deficytem poznawczym w PD jest dysfunkcja wykonawcza, która może obejmować problemy z planowaniem, elastycznością poznawczą, myśleniem abstrakcyjnym, zdobywaniem reguł, hamowaniem niewłaściwych działań, inicjowaniem odpowiednich działań, pamięcią roboczą i kontrolą uwagi. [464] , [465]. Inne trudności poznawcze obejmują spowolnienie tempa przetwarzania poznawczego, upośledzenie procesu wycofywania produktu z rynku oraz zaburzenie percepcji i szacowania czasu [464] , [465]. Niemniej jednak, poprawa pojawia się, gdy wycofanie produktu jest wspomagane przez sygnały [464]. Częścią choroby są również trudności wzrokowo-przestrzenne, widoczne na przykład w sytuacji, gdy osoba jest proszona o wykonanie testów rozpoznawania twarzy i postrzegania orientacji rysowanych linii. [464] , [465].

Osoba z PD ma od dwóch do sześciu razy większe ryzyko wystąpienia demencji niż populacja ogólna [453] , [464]. Aż 78% osób z PD ma demencję PD [466]. Częstość występowania demencji wzrasta wraz z wiekiem i, w mniejszym stopniu, czasem trwania choroby [467]. Demencja związana jest z obniżeniem jakości życia u osób z PD i ich opiekunów, zwiększoną śmiertelnością i większym prawdopodobieństwem potrzeby opieki w domu opieki [464].

Zaburzenia kontroli impulsów, w tym patologiczne gry hazardowe, kompulsywne zachowania seksualne, obżarstwo jedzenia, kompulsywne zakupy i lekkomyślna hojność mogą być spowodowane przez leki, szczególnie doustnie aktywnych agonistów dopaminy. Zespół dysregulacji dopaminowej, w którym brak leków prowadzi do nadużywania leku, jest rzadkim powikłaniem stosowania lewodopy [468]. Zmiany zachowania i nastroju są częstsze w PD bez zaburzeń poznawczych niż w populacji ogólnej i zazwyczaj występują w PD z demencją. Najczęstsze trudności nastrojowe to depresja, apatia i lęk [453]. Ustalenie diagnozy depresji jest skomplikowane przez fakt, że język ciała depresji może maskować jako PD, w tym smutną, bez wyrazu niespokojną twarz, wygląd psa ręcznego, powolny ruch i monotonną mowę. U 30% osób z PD mogą wystąpić objawy lęku, od uogólnionego zaburzenia lękowego po fobię społeczną, zaburzenia paniki i obsesyjne zaburzenia kompulsywne. Przyczyniają się one do pogorszenia jakości życia i zwiększenia nasilenia objawów motorycznych, takich jak wahania w czasie włączania/wyłączania lub epizody zamarzania. Kolejnym zaburzeniem spowodowanym przez leki przeciwparkinsonowe jest zaokrąglenie, w którym przez wiele godzin powtarzają się skomplikowane, bezcelowo powtarzalne stereotypowe zachowania.

Halucynacje lub urojenia występują u około 50% osób z PD w trakcie trwania choroby i mogą zwiastować pojawienie się demencji. Począwszy od drobnych halucynacji, czyli "poczucia przejścia", czegoś szybko przechodzącego obok osoby, czyli "poczucia obecności", postrzegania czegoś/czegoś stojącego tuż obok lub za osobą, aż do pełnych życia, uformowanych wizualnych halucynacji i paranoicznej ideacji. Halucynacje słuchowe są rzadko spotykane w PD i rzadko są opisywane jako głosy. Obecnie uważa się, że psychoza jest integralną częścią choroby. Psychoza z urojeniami i związanym z nią delirium jest uznanym powikłaniem leczenia farmakologicznego leków antyparkingowych i może być również spowodowana infekcjami dróg moczowych, jak to często ma miejsce u kruchych osób starszych, ale leki i infekcje nie są jedynymi czynnikami. Uważa się, że u podstaw patologii mózgu lub zmian w neuroprzekaźnikach lub ich receptorach, takich jak acetylocholina, serotonina, również odgrywają rolę w psychozy w PD [469] , [470]. Oprócz objawów neuropsychiatrycznych i motorycznych, PD może zaburzać inne funkcje. Zaburzenia snu są cechą charakterystyczną tej choroby i mogą być pogłębiane przez leki [453]. Objawy mogą objawiać się jako senność w ciągu dnia, w tym nagłe ataki senne przypominające narkolepsję, zaburzenia snu REM lub bezsenność [453]. Choroba REM (REM behavior disorder - zaburzenie zachowania), w której chorzy działają w snach, niekiedy raniąc siebie lub swojego partnera w łóżku, może rozpocząć się na wiele lat przed rozwojem cech motorycznych lub poznawczych PD lub DLB [471].

Zmiany w autonomicznym układzie nerwowym mogą prowadzić do niedociśnienia ortostatycznego lub niskiego ciśnienia krwi przy skórze stojącej, tłustej i nadmiernej potliwości, nietrzymania moczu oraz zmiany funkcji seksualnych [453]. Zaparcia i zaburzenia opróżniania żołądka, takie jak zaburzenia motoryki żołądka, mogą być na tyle poważne, że mogą powodować dyskomfort, a nawet stanowić zagrożenie dla zdrowia [430]. Zmiany w percepcji mogą obejmować upośledzony zmysł węchu, zaburzenia widzenia, ból i parestezję lub mrowienie i drętwienie. Wszystkie te objawy mogą wystąpić lata przed rozpoznaniem choroby [453].

Przyczyny proponowane dla PD

Zaproponowano wiele czynników ryzyka, czasem w związku z teoriami dotyczącymi możliwych mechanizmów choroby, jednak żaden z nich nie został ostatecznie udowodniony [472]. Najczęściej powtarzającymi się relacjami są zwiększone ryzyko u osób narażonych na pestycydy oraz zmniejszone ryzyko u palaczy [472] , [473]. Istnieje możliwy związek między zakażeniem PD i *Helicobacter pylori,* który może zapobiegać wchłanianiu niektórych leków, w tym lewodopy (ryc. 59), [474], [475]. Czynniki środowiskowe, takie jak narażenie na działanie pestycydów i historia urazów głowy, są powiązane z PD, ale ryzyko jest niewielkie. Nigdy nie paliłam papierosów i nigdy nie piłam napojów zawierających kofeinę, co również wiąże się z niewielkim wzrostem ryzyka rozwoju PD [468]. Niskie stężenie moczanu w surowicy krwi wiąże się ze zwiększonym ryzykiem PD [476].

Genetyka PD

Badania wskazują, że PD jest produktem złożonej interakcji czynników genetycznych i środowiskowych [426]. Około 15% osób z PD ma krewnego pierwszego stopnia, który ma chorobę [429], a 5-10% osób z PD jest znanych z form choroby, które występują z powodu mutacji w jednym z kilku określonych genów [477]. Ukrywanie jednej z tych mutacji genowych nie może prowadzić do choroby; czynniki podatności narażają jednostkę na zwiększone ryzyko, często w połączeniu z innymi czynnikami ryzyka, które wpływają również na wiek wystąpienia, nasilenie i progresję choroby (ryc. 60), [477]. Co najmniej 17 autosomalnych dominujących i autosomalnych recesywnych mutacji genów zostało zaangażowanych w rozwój PD, w tym SNCA, LRRK2/PARK8, GBA, PRKN, PINK1, DJ1/PARK7, VPS35, EIF4G1, DNAJC13, CHCHD2 i UCHL1 [478] , [479]. Około 5% osób z PD ma mutacje w genie GBA1. Mutacje te są obecne w mniej niż 1% populacji niedotkniętej chorobą. Ryzyko rozwoju PD jest zwiększone 20-30 razy, jeśli mutacje te są obecne. PD związane z tymi mutacjami mają te same cechy kliniczne, ale wcześniejszy wiek pojawienia się i szybszy spadek poznawczy i motoryczny. Mutacje genu SNCA są ważne w PD, ponieważ białko, które ten gen koduje, α-synukleina, jest głównym składnikiem ciał Lewy'ego, które gromadzą się w mózgach osób z PD [477]. Mutacje niektórych genów, w tym SNCA, LRRK2 i GBA, zostały uznane za czynniki ryzyka dla PD "sporadycznych" lub nierodzinnych [477]. Mutacje w genie LRRK2 są najczęstszą znaną przyczyną rodzinnej i sporadycznej PD, stanowiącą około 5% osób z rodzinnym wywiadem choroby i 3% przypadków sporadycznych [477] , [481]. Mutacja w GBA stanowi największe ryzyko genetyczne rozwoju PD [478]. Kilka genów związanych z Parkinsonem jest zaangażowanych w funkcję lizosomów, organelli, które trawią komórkowe produkty odpadowe. Sugeruje się, że niektóre przypadki PD mogą być spowodowane lizosomalnymi zaburzeniami, które zmniejszają zdolność komórek do rozkładu α-synukleiny [482]. Autosomalna forma dominująca związana jest z mutacjami w genie LRP10 [483].

Fizjopatologia PD

Głównymi cechami patologicznymi PD są: śmierć komórek w zwoju podstawnym mózgu dotykająca 70% neuronów wydzielających dopaminę w substantia nigra pars compacta do końca życia [481] oraz obecność ciał Lewy'ego jako kumulacji białka α-synukleiny w wielu pozostałych neuronach (ryc. 42, 43, 44). Tej utracie neuronów towarzyszy śmierć astrocytów lub komórek glejowych w kształcie gwiazdy oraz znaczny wzrost liczby mikroglejek w substantia nigra [484].

W mózgu istnieje pięć głównych ścieżek łączących inne obszary mózgu ze zwojami podstawnymi. Znane są one jako obwody silnikowe, okulo-motoryczne, asocjacyjne, limbiczne i orbitofrontalowe, których nazwy wskazują główny obszar projekcji każdego z obwodów [486]. Wszystkie z nich są dotknięte chorobą PD, a ich zaburzenie wyjaśnia wiele objawów choroby, ponieważ obwody te pełnią wiele różnych funkcji, w tym ruch, uwagę i uczenie się. Naukowo najintensywniej zbadano obwód silnika [486].

Szczególny model koncepcyjny obwodu silnika i jego zmiany z PD mają duży wpływ od 1980 roku, choć wskazano pewne ograniczenia, które doprowadziły do modyfikacji [486]. W tym modelu zwoje zasadowe zwykle wywierają stały hamujący wpływ na wiele różnych układów napędowych, uniemożliwiając ich uaktywnienie w niewłaściwych momentach. W przypadku podjęcia decyzji o wykonaniu określonej czynności, hamowanie zostaje zredukowane dla wymaganego układu napędowego, zwalniając go tym samym do aktywacji. Dopamina działa w celu ułatwienia tego uwalniania inhibicji, więc wysoki poziom funkcji dopaminy, mają tendencję do promowania aktywności ruchowej, podczas gdy niski poziom funkcji dopaminy, takich jak występują w PD, wymagają większego wysiłku dla danego ruchu. Tak więc efektem zubożenia dopaminy jest wytworzenie hipokinezy i ogólne zmniejszenie mocy silnika [486]. Odwrotnie, leki stosowane w leczeniu PD mogą wytwarzać nadmierną aktywność dopaminy, pozwalając na aktywację układów ruchowych w nieodpowiednim czasie, a tym samym produkować dyskinezje [486].

Śmierć komórek mózgowych w PD

Spekuluje się na temat kilku mechanizmów, za pomocą których komórki mózgowe mogą zostać utracone [487]. Jeden z mechanizmów polega na nieprawidłowym gromadzeniu się w uszkodzonych komórkach białka α-synukleiny związanego z ubiquityną. To nierozpuszczalne białko gromadzi się wewnątrz neuronów tworząc inkluzje zwane ciałami Lewy'ego (ryc. 42, 43, 44) [481] , [488]. Zgodnie z barwieniem Braaka, klasyfikacja choroby oparta na wynikach badań patologicznych została zaproponowana przez Heiko Braaka. Ciała Lewy'ego pojawiają się najpierw w bańce węchowej, rdzeń podłużny i pontine tegmentum; osoby na tym etapie mogą być bezobjawowe lub mogą mieć wczesne objawy niemotoryczne, takie jak utrata zmysłu węchu, lub niektóre zaburzenia snu lub automatyczne. W miarę postępu choroby ciała Lewy'ego rozwijają się w substantia nigra, obszarach midbrain i basal forebrain oraz w końcu w neocortex [481]. Te miejsca mózgu są głównymi miejscami zwyrodnienia neuronów w PD; jednak ciała Lewy nie mogą powodować śmierci komórek i mogą być ochronne, z nieprawidłowym białka sekwestrowane lub zamurowane off. Inne formy α-synukleiny, na przykład oligomery, które nie są zagregowane w ciałach Lewy'ego, a Lewy neurity mogą być w rzeczywistości toksycznymi formami białka [487] , [488]. U osób z demencją uogólniona obecność ciał Lewy'ego (ryc. 42, 43, 44) jest powszechna w obszarach korowych. Charakterystyczne dla AZS splątania neurofibrylowe i blaszki starcze nie są częste, chyba że osoba jest obłąkana [484]. Inne mechanizmy śmierci komórek obejmują dysfunkcję układu proteasomalnego i lizosomalnego oraz zmniejszenie aktywności mitochondriów [487] , [489]. Nagromadzenie żelaza w substantia nigra obserwuje się zwykle w połączeniu z inkluzjami białek, związanymi z agregacją białek stresu oksydacyjnego i śmiercią neuronów, ale mechanizmy te nie są w pełni poznane [490].

Diagnoza PD

Lekarz dokona oceny PD z dokładnym wywiadem lekarskim i badaniem neurologicznym. [453]. Ludziom można podawać lewodopę (ryc. 59), a wynikająca z tego poprawa sprawności ruchowej pomaga w potwierdzeniu diagnozy PD. Ciała Lewy'ego w środkowej części mózgu podczas autopsji są ostatecznym dowodem na to, że osoba ta miała PD. Przebieg kliniczny choroby w czasie może ujawnić, że nie jest ona chorobą z wyboru, co wymaga okresowego przeglądu obrazu klinicznego w celu potwierdzenia rozpoznania [453] , [491]. Inne przyczyny, które mogą wtórnie powodować parkinsonizm, to udar mózgu i leki [491]. Należy wykluczyć zespoły Parkinsona plus, takie jak postępujące porażenie nadjądrowe i zanik wielu układów [453]. Leki anty-Parkinsona są zazwyczaj mniej skuteczne w kontrolowaniu objawów w zespołach Parkinsona plus [453]. Szybsze tempo progresji, wczesna dysfunkcja poznawcza lub niestabilność postawy, minimalne drżenie lub symetria na początku mogą wskazywać na chorobę Parkinsona plus, a nie na samą PD [492]. Formy genetyczne z autosomalnym dominującym lub recesywnym wzorcem dziedziczenia są czasami określane jako rodzinna choroba Parkinsona lub rodzinny Parkinsonizm [429]. Organizacje medyczne stworzyły kryteria diagnostyczne ułatwiające i standaryzujące proces diagnostyczny, we wczesnych stadiach choroby. Najszerzej znane kryteria pochodzą z brytyjskiego banku Queen Square Brain Bank (QSBB) ds. zaburzeń neurologicznych oraz amerykańskiego Narodowego Instytutu Zaburzeń Neurologicznych i Udaru. Kryteria QSBB wymagają bradykinezji, plus sztywności, drżenia spoczynkowego lub niestabilności postawy. Wreszcie, trzy lub więcej z następujących cech wspomagających są wymagane w czasie wystąpienia lub ewolucji: jednostronny początek, drżenie w spoczynku, progresja w czasie, asymetria objawów ruchowych i odpowiedź na lewodopę (ryc. 59) przez co najmniej pięć- dziesięć lat. Należy sprawdzić przebieg kliniczny PD i pojawienie się dyskinezji wywołanych spożyciem nadmiernej ilości lewodopy [493]. Kiedy diagnozy PD są sprawdzane przez autopsję, eksperci od zaburzeń ruchowych stwierdzają średnio 79,6% dokładność w ocenie wstępnej i 83,9% dokładność po dopracowaniu diagnozy w badaniu uzupełniającym. Gdy diagnozy kliniczne wykonywane głównie przez osoby nie będące ekspertami są sprawdzane przez autopsję, średnia dokładność wynosi 73,8%. Ogółem, 80,6% rozpoznań PD jest prawidłowych, a 82,7% rozpoznań z wykorzystaniem kryteriów Brain Bank jest prawidłowych [494]. Grupa zadaniowa International Parkinson and Movement Disorder Society (MDS) zaproponowała kryteria diagnostyczne dla PD, jak również kryteria badawcze dla rozpoznania choroby prodromalnej, ale będą one wymagały walidacji w oparciu o bardziej ustalone kryteria [495] , [496]. Skany tomografii komputerowej (TK) osób z PD wydają się zwykle prawidłowe [497]. Rezonans magnetyczny z czasem stał się dokładniejszy w diagnostyce choroby, zwłaszcza dzięki sekwencjom T2* i SWI wrażliwym na żelazo przy natężeniu pola magnetycznego co najmniej 3T, przy czym obie te sekwencje mogą wykazać brak charakterystycznego obrazu "jaskółczego ogona" w grzbietowo-bocznej substantia nigra [498]. W metaanalizie brak tego wzorca był bardzo czuły i swoisty dla choroby [499]. Rezonans magnetyczny dyfuzyjny wykazał potencjał w rozróżnianiu między zespołami PD i Parkinsona plus, choć jego wartość diagnostyczna jest nadal badana [497]. Tomografia komputerowa i rezonans magnetyczny są również wykorzystywane do wykluczenia innych chorób, które mogą być drugorzędnymi przyczynami parkinsonizmu, najczęściej zapalenia mózgu i przewlekłych obelg niedokrwiennych, a także rzadziej występujących jednostek, takich jak guzy zwojów podstawnych i wodogłowie [497]. Aktywność metaboliczna transporterów dopaminy w zwoju podstawnym może być bezpośrednio mierzona za pomocą skanów PET i SPECT, przy czym DaTSCAN jest powszechną, zastrzeżoną wersją tego badania. Wykazała ona dużą zgodność z rozpoznaniem klinicznym PD [500]. Zmniejszona aktywność dopaminy w zwoju podstawnym może pomóc wykluczyć Parkinsonizm wywołany przez leki. Wynik ten nie jest jednak do końca konkretny i można go zaobserwować zarówno w przypadku zaburzeń PD, jak i Parkinsona plus [497]. W Stanach Zjednoczonych DaTSCAN jest tylko zatwierdzony przez FDA do odróżniania zespołów PD lub Parkinsona od drżenia zasadniczego [501].

Diagnoza różnicowa dla PD

Inne warunki, które mogą mieć podobne prezentacje do PD [502], obejmują:

- Artretyzm
- Zespół kortyko-wzgórzowy (Corticobasal syndrome)
- Demencja z ciałami Lewy'ego
- Depresja
- Parkinsonizm wywołany narkotykami
- Kruchy zespół drżenia/ataksji związany z X
- Demencja przednio-czasowa i parkinsonizm związany z chromosomem 17
- Choroba Huntingtona
- Idiopatyczne zwapnienie zwojów podstawnych
- Wielokrotny zanik systemu
- Neurodegeneracja z gromadzeniem się żelaza w mózgu
- Wodogłowie normalne-ciśnieniowe
- Obsesyjna powolność
- Postępujące porażenie ponadjądrowe
- Parkinsonizm psychogeniczny
- Toksyny
- Choroba Wilsona

- Parkinsonizm naczyniowy

Zapobieganie PD

Ćwiczenia w średnim wieku mogą zmniejszyć ryzyko wystąpienia PD w późniejszym okresie życia [431]. Kofeina wydaje się również ochronna, przy czym większy spadek ryzyka występuje przy większym spożyciu napojów zawierających kofeinę, takich jak kawa [503]. Osoby palące papierosy lub używające tytoniu bezdymnego są mniej podatne na rozwój PD niż osoby niepalące, a im częściej używają one tytoniu, tym mniejsze jest prawdopodobieństwo, że rozwiną PD. Nie wiadomo, co leży u podstaw tego efektu. Używanie tytoniu może faktycznie chronić przed PD lub może być tak, że nieznany czynnik zarówno zwiększa ryzyko PD, jak i powoduje niechęć do używania tytoniu lub ułatwia rzucenie palenia [504].

Przeciwutleniacze, takie jak witaminy C i E, zostały zaproponowane w celu ochrony przed chorobą, ale wyniki badań były sprzeczne i nie udowodniono żadnego pozytywnego efektu [472]. Wyniki dotyczące tłuszczów i kwasów tłuszczowych były sprzeczne, a w różnych badaniach odnotowano działania ochronne, zwiększające ryzyko lub brak efektów [472]. Istnieją wstępne wskazania, że stosowanie leków przeciwzapalnych i blokerów kanałów wapniowych (ryc. 57, 58) może mieć charakter ochronny [426]. W metaanalizie z 2010 roku stwierdzono, że niesteroidowe leki przeciwzapalne, poza aspiryną, wiążą się z co najmniej 15% wyższym w długookresowym i regularnym zmniejszaniu się częstości występowania PD u pacjentów [505].

Leczenie dla PD

Nie ma lekarstwa na PD, ale leki, chirurgia i leczenie fizyczne mogą przynieść ulgę i są znacznie bardziej skuteczne niż zabiegi dostępne dla innych zaburzeń neurologicznych, takich jak AD, neuronowe choroby ruchowe i zespoły Parkinsona plus. Głównymi rodzinami leków przydatnych w leczeniu objawów ruchowych są lewodopa (ryc. 59), zawsze w połączeniu z inhibitorem dopa-dekarboksylazy i inhibitorem katecholu-O-metylotransferazy (COMT) (ryc. 61, 62), agoniści dopaminy i inhibitory monoaminooksydazy B (MAO-B). Etap choroby i katechol-O-metylotransferazy (COMT) (rys. 61, 62) biorą udział w inaktywacji neuroprzekaźników katecholaminowych: dopaminy, epinefryny i noradrenaliny. Enzym wprowadza grupę metylową do katecholaminy, która jest przekazywana przez S-Adenozyl Metioninę (SAM). Wszelkie związki o strukturze katecholowej, takie jak estrogeny katecholowe i katechol zawierające flawonoidy, są substratami COMT (Rysunek 62). Levodopa, (ryc. 59), prekursor amin katecholowych, jest ważnym podłożem COMT. Inhibitory COMT, takie jak entacapon, oszczędzają lewodopę z COMT i przedłużają działanie lewodopy [482]. Entacapon jest szeroko stosowanym lekiem pomocniczym w terapii levodopy. Podana z inhibitorem dekarboksylazy dopa, takim jak karbidopa lub benserazid, pozwala na optymalne zachowanie lewodopy. Ta "potrójna terapia" staje się standardem w leczeniu PD.

Ludzie, jak również część innych zwierząt, które wykorzystują w swojej biologii L-DOPĘ (Ryc. 59), wytwarzają ją poprzez biosyntezę z aminokwasu L-TYROZYNY. L-DOPA jest prekursorem neurotransmiterów dopaminy, noradrenaliny lub noradrenaliny oraz epinefryny lub adrenaliny, które są łącznie nazywane katecholaminami. Ponadto L-DOPA sam w sobie pośredniczy w uwalnianiu czynnika neurotroficznego przez OUN. L-DOPA może być wytwarzany i w czystej postaci jest sprzedawany jako lek psychoaktywny z międzynarodową niezastrzeżoną nazwą

(INN) INN levodopa; nazwy handlowe obejmują Sinemet, Atamet, Pharmacopa, Stalevo, Madopar i Prolopa. Jako lek jest stosowany w leczeniu klinicznym dystonii wrażliwej na PD i dopaminę. Etap hamowania PD daje sześć etapów, które mogą być wykorzystane do identyfikacji etapów wczesnych, późniejszych i późniejszych. Po etapie początkowym, w którym rozwinęła się już pewna niepełnosprawność, wymagająca leczenia farmakologicznego, następują kolejne etapy związane z rozwojem powikłań związanych ze stosowaniem levodopy. Trzecim etapem jest wystąpienie objawów niezwiązanych z niedoborem dopaminy lub leczeniem levodopa [507]. Leczenie w pierwszym etapie ma na celu optymalny kompromis między kontrolą objawów a efektami ubocznymi leczenia. Rozpoczęcie leczenia lewodopą może zostać odroczone poprzez zastosowanie początkowo innych leków, takich jak inhibitory MAO-B i agonistów dopaminy, co opóźni wystąpienie powikłań związanych ze stosowaniem lewodopy [508]. Levodopa jest nadal najskuteczniejszą metodą leczenia objawów motorycznych PD i nie powinna być opóźniana u pacjentów z pogorszeniem jakości ich życia. Dyskinezje związane z lewodopą silniej korelują z czasem trwania i nasileniem choroby niż czas trwania leczenia lewodopą, dlatego opóźnienie tej terapii może nie zapewnić dłuższego czasu wolnego od dyskinezy niż wczesne zastosowanie [509].

W późniejszych etapach celem jest zmniejszenie objawów PD przy jednoczesnym kontrolowaniu wahań w działaniu leku. Należy zarządzać nagłym wycofywaniem leków lub ich nadużywaniem. [508]. Gdy leki doustne nie wystarczają do opanowania objawów, zastosowanie mogą mieć zabiegi chirurgiczne, głęboka stymulacja mózgu, podskórny wlew apomorfiny w ciągu dnia oraz dojelitowe pompy dopa [510]. Późne stadium PD wiąże się z wieloma wyzwaniami wymagającymi różnych metod leczenia, w tym w przypadku objawów psychicznych, w szczególności depresji, niedociśnienia ortostatycznego, dysfunkcji pęcherza moczowego i zaburzeń erekcji [510]. W końcowych etapach choroby opiekę paliatywną zapewnia się w celu poprawy jakości życia [511].

Leki dla PD w szczegółach

Levodopa

Objawy ruchowe PD są wynikiem zmniejszonej produkcji dopaminy w zwoju podstawnym mózgu. Dopamina nie przekracza bariery krew-mózg, więc nie może być stosowana jako lek zwiększający poziom dopaminy w mózgu. Jednakże lewodopa (ryc. 59), prekursor dopaminy, może przechodzić przez mózg, gdzie jest łatwo przekształcana w dopaminę, a podanie lewodopy tymczasowo zmniejsza objawy motoryczne PD. Levodopa jest najczęściej stosowaną metodą leczenia PD od ponad 40 lat [508]. Tylko 5-10% levodopa przekracza barierę mózgową krwi. Duża część pozostałej części jest metabolizowana do dopaminy w innych częściach ciała, powodując różne skutki uboczne, w tym nudności, wymioty i niedociśnienie ortostatyczne [512]. Karbidopa i benserazid są inhibitorami dopa-dekarboksylazy, które nie przekraczają bariery krew-mózg i hamują przemianę lewodopy w dopaminę poza mózgiem, zmniejszając działania niepożądane i poprawiając dostępność lewodopy do przejścia do mózgu. Jeden z tych leków jest zwykle przyjmowany razem z lewodopą, często w połączeniu z lewodopą w tej samej pigułce [513], w dłuższej perspektywie do rozwoju powikłań: mimowolnych ruchów. Levodopa stosuje elektrody zwane dyskinezjami oraz wahania skuteczności leku [508]. Kiedy pojawiają się wahania, osoba może przechodzić przez fazy z dobrą reakcją na leki i zmniejszonymi objawami PD w stanie "włączonym", oraz fazy ze słabą reakcją na leki i znaczącymi objawami PD w stanie "wyłączonym" [508]. Stosowanie mniejszych dawek lewodopy może zmniejszyć ryzyko i nasilenie powikłań wywołanych przez te lewodopy [514]. Pierwszą strategią mającą na celu zmniejszenie dyskinezy związanej z lewodopą i fluktuacji było wycofanie na jakiś czas leków na lewodopę. Jest to obecnie zniechęcone, ponieważ może powodować niebezpieczne skutki uboczne, takie jak zespół neuroleptyczny [508]. Większość osób z PD w końcu będzie potrzebowała lewodopy, a później zaczną pojawiać się u nich wahania wywołane lewodopą i dyskinezje [508]. Istnieją wersje z kontrolowanym uwalnianiem lewodopy. Starsze preparaty Levodopa o kontrolowanym uwalnianiu mają słabą i zawodną absorpcję oraz biodostępność. Nie wykazały one lepszej kontroli objawów motorycznych PD, ani zmniejszenia powikłań związanych z levodopą, w porównaniu z preparatami do natychmiastowego uwalniania. Nowszy preparat Levodopa o przedłużonym uwalnianiu wydaje się być bardziej skuteczny w ograniczaniu wahań, ale u wielu pacjentów problemy utrzymują się. Wlew dożylny lewodopy (Duodopa) może skutkować wyraźną poprawą wahań w porównaniu z lewodopą doustną, gdy wahania wynikają z niedostatecznego wychwytu spowodowanego niedowładem żołądka. Badane są inne preparaty doustne o dłuższym działaniu oraz opracowywane są inne sposoby podawania, takie jak inhalacja lub przezskórne [513]. Inhibitory COMT: Tolkapon hamuje aktywność COMT, enzymu, który degraduje dopaminę, jak wspomniano powyżej (ryc. 62). Stosowano go jako uzupełnienie lewodopy, jednak jego przydatność jest ograniczona możliwymi powikłaniami, takimi jak uszkodzenie wątroby [508]. Nie wykazano, aby podobnie skuteczny lek, entakapon, powodował istotne zmiany w funkcjonowaniu wątroby. Licencjonowane preparaty entacaponu zawierają entacapon pojedynczo lub w połączeniu z karbidopą i levodopą [508].

Agoniści dopaminy w PD

Kilku agonistów dopaminy, którzy wiążą się z receptorami dopaminowymi w mózgu, działa podobnie jak levodopa (ryc. 59) [508]. Początkowo były one stosowane jako terapia uzupełniająca w stosunku do lewodopy u osób doświadczających powikłań lewodopy jako wahania on/off oraz dyskinezje; obecnie są one stosowane głównie samodzielnie jako pierwsza terapia objawów motorycznych PD, mająca na celu opóźnienie rozpoczęcia terapii lewodopy, a tym samym opóźnienie wystąpienia powikłań lewodopy [508] , [514] , [515]. Do agonistów dopaminy należą: bromokryptyna, pergolid, pramipeksol, ropinirol, piribedil, kabergolina, apomorfina i lizuryd. Chociaż agoniści dopaminy są mniej skuteczni niż lewodopy w zwalczaniu objawów motorycznych PD, to jednak zazwyczaj są wystarczająco skuteczni w leczeniu tych objawów w pierwszych latach leczenia [429]. Dyskinezy z powodu agonistów dopaminy są rzadkie u młodszych osób z PD, ale wraz z innymi powikłaniami stają się bardziej powszechne w starszym wieku na początku. Tak więc agoniści dopaminy są preferowanym początkowym leczeniem w przypadku młodszych początków PD, a levodopa jest preferowana w przypadku starszych początków PD [429].

Agoniści dopaminy wywołują znaczące, choć zazwyczaj łagodne, skutki uboczne, w tym senność, halucynacje, bezsenność, nudności i zaparcia. Czasami efekty uboczne pojawiają się nawet przy minimalnej klinicznie skutecznej dawce, skłaniając lekarza do poszukiwania innego leku [508]. Agoniści są związani z zaburzeniami kontroli impulsów, takimi jak przymusowa aktywność seksualna, jedzenie, hazard i zakupy, nawet silniej niż lewodopa [516], i są drożsi niż lewodopa [429]. Apomorfina, nie podawana doustnie agonista dopaminy, może być stosowana w celu skrócenia okresów wyłączenia i dyskinezy w późnej fazie PD. Jest on podawany w formie iniekcji przerywanych lub ciągłych wlewów podskórnych [508]. Ponieważ efekty uboczne, takie jak dezorientacja i halucynacje są częste, osoby otrzymujące leczenie apomorfiną powinny być ściśle monitorowane [508]. Dwóch agonistów dopaminy, podawanych w plastrach skóry, takich jak lizuryd i rotigotyna, jest przydatnych dla osób w początkowym stadium i ewentualnie do kontrolowania stanów wyłączenia w stanie zaawansowanym [517].

Inhibitory MAO-B w PD

Inhibitory MAO-B, safinamid, selegilina i rasagilina, zwiększają ilość dopaminy w zwoju podstawnym, hamując aktywność monoaminooksydazy B (MAO-B), enzymu rozkładającego dopaminę [508]. Podobnie jak agoniści dopaminy, ich stosowanie może opóźnić rozpoczęcie terapii lewodopą we wczesnym stadium choroby, ale inhibitory MAO-B dają efekty, które są bardziej niekorzystne i mniej skuteczne niż lewodopa w kontrolowaniu objawów ruchowych PD. Niewiele jest badań nad ich skutecznością w zaawansowanym stadium, chociaż wyniki sugerują, że są one przydatne do zmniejszenia wahań pomiędzy okresami włączonymi i wyłączonymi. Wstępne badania wykazały, że selegilina w połączeniu z levodopą zwiększała ryzyko zgonu, ale później zostało to obalone [508]. Inne leki, takie jak amantadyna i antycholinergiki, mogą być przydatne w leczeniu objawów ruchowych. Jednak dowodom na ich poparcie brakuje jakości, więc nie są to metody pierwszego wyboru [508]. Poza objawami motorycznymi PD towarzyszy szereg różnych objawów. Do leczenia niektórych z tych problemów zastosowano wiele leków [518]. Przykładem jest stosowanie kwetiapiny w przypadku psychozy, inhibitorów cholinesterazy w przypadku demencji oraz modafinilu w przypadku senności w ciągu dnia. [518] , [519]. W 2016 roku pimawanseryna została zatwierdzona do leczenia psychozy PD [520]. Doksepina i raaglina mogą zmniejszyć zmęczenie fizyczne w PD [521].

Chirurgia w PD

Leczenie objawów ruchowych za pomocą zabiegów chirurgicznych było kiedyś powszechną praktyką, ale od czasu odkrycia lewodopy liczba operacji zmniejszyła się [522]. Badania przeprowadzone w ciągu ostatnich kilkudziesięciu lat doprowadziły do znacznej poprawy technik operacyjnych, dzięki czemu chirurgia jest ponownie stosowana u osób z zaawansowaną PD, dla których leczenie farmakologiczne nie jest już wystarczające [522]. Chirurgia dla PD może być podzielona na dwie główne grupy: 1- urazowa i 2- głęboka stymulacja mózgu (DBS). Obszary docelowe dla DBS lub zmian chorobowych obejmują wzgórze, pałeczki globusowe lub jądro podwzgórzowe [522]. Głęboka stymulacja mózgu jest najczęściej stosowanym leczeniem chirurgicznym, opracowanym w latach 80. przez A.L. Benabida i innych. Polega ona na wszczepieniu urządzenia medycznego zwanego neurostymulatorem, który wysyła impulsy elektryczne do określonych części mózgu. (Rysunek 47). DBS jest zalecany dla osób z PD z wahaniami ruchowymi i drżeniem, które nie są odpowiednio kontrolowane przez leki lub które nie tolerują leków, o ile nie mają poważnych problemów neuropsychiatrycznych [523]. Inne, rzadziej spotykane terapie chirurgiczne polegają na celowym tworzeniu się zmian chorobowych w celu zahamowania aktywności określonych obszarów podkorowych. Na przykład, pallidotomia polega na chirurgicznym zniszczeniu kuli ziemskiej w celu kontroli dyskinezy [522]. Cztery obszary mózgu były leczone stymulatorami nerwowymi w PD [524]. Są to globus pallidus interna, który jest głównym jądrem wyjściowym zwoju podstawnego, wzgórza, jądrem podwzgórza i jądrem pedunculopontine. DBS globus pallidus interna poprawia funkcję motoryczną, podczas gdy DBS wzgórza DBS poprawia drżenie, ale ma niewielki wpływ na bradykinezję lub sztywność. DBS jądra podwzgórzowego zwykle unika się w przypadku depresji lub zaburzeń neuropoznawczych w wywiadzie. DBS jądra podwzgórzowego jest związany z redukcją leków. Jądro Pedunculopontine DBS pozostaje obecnie eksperymentalne. Ogólnie rzecz biorąc, DBS wiąże się z 30-60-procentową poprawą w ocenach wskaźników motoryzacji.

Rehabilitacja w PD

Programy ćwiczeń są zalecane u osób z PD [431]. Istnieją pewne dowody na to, że problemy z mową lub mobilnością mogą poprawić się wraz z rehabilitacją, chociaż badania są rzadkie i niskiej jakości [525] , [526]. Regularne ćwiczenia fizyczne z fizykoterapią lub bez niej mogą być korzystne dla utrzymania i poprawy mobilności, elastyczności, siły, szybkości chodu i jakości życia [526]. Gdy program ćwiczeń jest wykonywany pod nadzorem fizjoterapeuty, w porównaniu z domowym programem ćwiczeń pod własnym nadzorem obserwuje się większą poprawę w zakresie objawów ruchowych, funkcji umysłowych i emocjonalnych, codziennych czynności życiowych oraz jakości życia [527]. W zakresie poprawy giętkości i zakresu ruchów u osób doświadczających sztywności, stwierdzono, że uogólnione techniki relaksacyjne, takie jak delikatne kołysanie, zmniejszają nadmierne napięcie mięśni. Inne skuteczne techniki wspomagające relaksację to powolne ruchy obrotowe kończyn i tułowia, inicjacja rytmiczna, oddech przeponowy oraz techniki medytacyjne [528]. Jeśli chodzi o chód i radzenie sobie z wyzwaniami związanymi z chorobą, takimi jak hipokinezja oznaczająca powolność ruchów, tasowania i zmniejszona huśtawka rąk; fizjoterapeuci mają różne strategie poprawy funkcjonalnej mobilności i bezpieczeństwa. Obszary zainteresowania dotyczące chodu podczas programów rehabilitacyjnych koncentrują się między innymi na poprawie szybkości chodu, podstawie podparcia, długości kroku, ruchu wahadłowym tułowia i ramienia. Strategie obejmują wykorzystanie sprzętu pomocniczego, takiego jak chodzenie na tyczkach i bieżniach, wskazówki słowne jako manualne, wizualne i słuchowe, ćwiczenia jako wzorce marszowe i Propriocepcyjne Ułatwienia Nerwowo-Mięśniowe (PNF) oraz zmieniające się środowiska, takie jak powierzchnie, wejścia, otwarte i zamknięte [529]. Ćwiczenia wzmacniające wykazały poprawę w zakresie siły i funkcji ruchowych u osób z pierwotnym osłabieniem mięśni i osłabieniem związanym z brakiem aktywności fizycznej o łagodnej do umiarkowanej PD. Jednak doniesienia wskazują na znaczącą interakcję między siłą a czasem przyjmowania leków. Dlatego też zaleca się, aby osoby z PD wykonywały ćwiczenia 45 minut do jednej godziny po zażyciu leków, kiedy są w najlepszej formie [530]. Ponadto, ze względu na zgiętą w przód postawę i dysfunkcje oddechowe w zaawansowanej PD, ćwiczenia oddechowe z głębokimi przeponami są korzystne w poprawie ruchomości ścian klatki piersiowej i wydolności życiowej [531]. Ćwiczenie może poprawić zaparcia [430]. Nie jest jasne, czy ćwiczenia zmniejszają zmęczenie fizyczne w PD [521].

Jednym z najczęściej stosowanych sposobów leczenia zaburzeń mowy związanych z PD jest Lee Silverman Voice Treatment (LSVT) [525] , [532]. Terapia mowy, a w szczególności LSVT, może poprawić mowę [525]. Terapia zajęciowa (OT) ma na celu promowanie zdrowia i jakości życia poprzez pomoc osobom z chorobą w uczestniczeniu w jak największej liczbie codziennych czynności życiowych [525]. Niewiele jest badań nad skutecznością OT, a ich jakość jest niska, choć istnieją pewne wskazania, że może ona poprawić sprawność ruchową i jakość życia w okresie trwania terapii [525], [533].

Opieka paliatywna dla PD

Opieka paliatywna to specjalistyczna opieka medyczna dla osób z poważnymi chorobami, w tym Parkinsona. Celem tej specjalności jest poprawa jakości życia zarówno osoby z PD, jak i rodziny poprzez łagodzenie objawów, bólu i stresu związanego z chorobą [534]. Ponieważ PD nie jest chorobą uleczalną, wszystkie zabiegi koncentrują się na spowolnieniu spadku i poprawie jakości życia, a zatem mają charakter paliatywny [535]. Opieka paliatywna powinna być włączona w przebieg choroby wcześniej, a nie później [536] , [537]. Specjaliści opieki paliatywnej mogą pomóc w leczeniu objawów fizycznych, czynników emocjonalnych, takich jak utrata funkcji i pracy, depresja, strach i obawy egzystencjalne [536] , [537] , [538]. Oprócz emocjonalnego wsparcia zarówno dla chorego, jak i dla jego rodziny, opieka paliatywna odgrywa ważną rolę w realizacji celów opieki. Osoby z PD mogą mieć wiele trudnych decyzji do podjęcia w miarę postępu choroby, takich jak życzenia dotyczące rurki żywieniowej, respiratora nieinwazyjnego i tracheostomii; życzenia dotyczące lub przeciwwskazania do resuscytacji krążeniowo-oddechowej; oraz kiedy korzystać z opieki hospicyjnej [535]. Członkowie zespołu opieki paliatywnej mogą pomóc w udzieleniu odpowiedzi na pytania i udzielić wskazówek osobom z PD na te złożone i emocjonalne tematy, aby pomóc im w podjęciu najlepszej decyzji w oparciu o ich własne wartości [537] , [539].

Na mięśnie i nerwy, które kontrolują proces trawienia, PD może mieć wpływ, powodując zaparcia i niedowład żołądka, co oznacza, że pokarm pozostaje w żołądku przez okres dłuższy niż normalnie. Zrównoważona dieta, oparta na okresowych ocenach żywieniowych, jest zalecana i powinna być opracowana w taki sposób, aby uniknąć utraty lub przyrostu masy ciała i zminimalizować skutki zaburzeń w funkcjonowaniu układu pokarmowego [430]. W miarę postępu choroby, trudności w połykaniu, może pojawić się dysfagia. W takich przypadkach pomocne może być zastosowanie zagęszczaczy do przyjmowania płynów i wyprostowanej postawy podczas jedzenia, oba środki zmniejszają ryzyko udławienia się. Gastrostomia w celu dostarczenia jedzenia bezpośrednio do żołądka jest możliwa w ciężkich przypadkach. [430]. Levodopa i białka wykorzystują ten sam system transportu w jelicie i barierę mózgową krwi, rywalizując w ten sposób o dostęp. Gdy są one brane razem, skutkuje to zmniejszeniem skuteczności leku [430]. Dlatego przy wprowadzaniu levodopy zniechęca się do nadmiernego spożycia białka i zaleca się stosowanie zrównoważonej diety śródziemnomorskiej. W stadium zaawansowanym, z podobnych powodów podawane jest dodatkowe spożycie produktów o niskiej zawartości białka, takich jak chleb czy makaron [430]. Aby zminimalizować interakcję z białkami, levodopa powinna być przyjmowana 30 minut przed, w tym samym czasie reżimu ograniczania białek PD podczas śniadania i lunchu, umożliwiając spożycie białka wieczorem [430].

Ewolucja PD

PD niezmiennie postępuje z czasem. Najczęściej stosowaną metryką do badań klinicznych jest metoda oceny ciężkości choroby znana jako UPDRS (Unified Parkinson's Disease Rating Scale). Czasami używana jest również zmodyfikowana wersja znana jako MDS-UPDRS. Powszechnie stosowana jest starsza metoda skalowania, znana jako skala Hoehna i Yahra, pierwotnie opublikowana w 1967 r., oraz podobna skala, znana jako zmodyfikowana skala Hoehna i Yahra. Skala Hoehna i Yahra określa pięć podstawowych etapów postępu.

Objawy ruchowe, jeśli nie są leczone, postępują agresywnie we wczesnym stadium choroby, a później wolniej. Oczekuje się, że osoby nieleczone stracą niezależną ambulację po średnio ośmiu latach, a po dziesięciu latach będą obłożone łóżkiem [540]. Jednak w dzisiejszych czasach rzadko spotyka się ludzi nieleczonych. Leki poprawiły rokowanie w zakresie objawów motorycznych, a jednocześnie są nowym źródłem inwalidztwa, ze względu na niepożądane działanie levodopy po latach stosowania [540]. U osób przyjmujących lewodopę, czas progresji objawów do stadium wysokiego uzależnienia od opiekunów może wynosić ponad 15 lat. Trudno jednak przewidzieć, jaki będzie przebieg choroby u danej osoby [540]. Wiek jest najlepszym predyktorem postępu choroby. Tempo spadku sprawności ruchowej jest większe u osób z mniejszą utratą sprawności w momencie rozpoznania, natomiast upośledzenie funkcji poznawczych częściej występuje u osób, które w momencie wystąpienia objawów mają ponad 70 lat [487].

Ponieważ obecne terapie poprawiają objawy ruchowe, niepełnosprawność jest obecnie związana głównie z pozamotornymi cechami choroby [487]. Niemniej jednak, związek między postępem choroby a niepełnosprawnością nie jest liniowy. Niepełnosprawność jest początkowo związana z objawami ruchowymi [540]. Wraz z postępem choroby niepełnosprawność jest bardziej związana z objawami ruchowymi, które nie reagują odpowiednio na leki, takimi jak trudności w połykaniu/mówieniu, problemy z chodem/balansem; oraz z powikłaniami wywołanymi przez lewodopę, które pojawiają się nawet u 50% osób po 5 latach stosowania lewodopy [540]. Wreszcie, po dziesięciu latach większość osób z chorobą ma zaburzenia autonomiczne, problemy ze snem, zmiany nastroju i spadek poznawczy. Wszystkie te objawy, zwłaszcza pogorszenie zdolności poznawczych, znacznie zwiększają stopień niepełnosprawności [487], [540].

Średnia długość życia osób z PD jest zmniejszona. Współczynniki śmiertelności są około dwukrotnie wyższe niż u osób niedotkniętych [540]. Upadek zdolności poznawczych i demencja, podeszły wiek w momencie rozpoczęcia choroby, bardziej zaawansowany stan chorobowy i obecność problemów z połykaniem to czynniki ryzyka śmiertelności. Z drugiej strony, wzorzec chorobowy charakteryzujący się głównie drżeniem, w przeciwieństwie do sztywności, przewiduje poprawę przeżycia. Śmierć z powodu aspiracyjnego zapalenia płuc jest dwukrotnie częstsza u osób z PD niż w zdrowej populacji [540]. W 2013 roku PD spowodowało około 103 000 zgonów na całym świecie, w porównaniu z 44 000 zgonów w 1990 roku. Wskaźnik zgonów wzrósł w tym czasie ze średnio 1,5 do 1,8 na 100 000 osób [541].

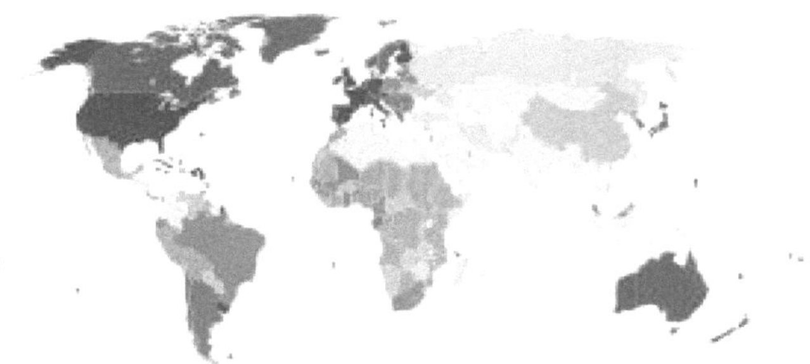

Rysunek 19. Śmierć z powodu choroby Parkinsona na milion osób w 2012 roku [541].

0–1 2–4 5–6 7–8 9–10 11–12 13–17 18–36 37–62

PD jest drugą co do częstości występowania chorobą neurodegeneracyjną po AD i dotyczy siedmiu milionów osób na świecie oraz miliona osób w USA. [460] , [472] , [541].

Udział w populacji w danym czasie wynosi około 0,3% w krajach uprzemysłowionych (rys. 19). PD występuje częściej u osób starszych, a wskaźniki wzrastają z 1% u osób powyżej 60 roku życia do 4% populacji powyżej 80 roku życia [472]. Średni wiek zachorowania wynosi około 60 lat, chociaż 5-10% przypadków, sklasyfikowanych jako młode zachorowania PD, rozpoczyna się między 20 a 50 rokiem życia. Samce częściej niż samice są dotknięte chorobą w stosunku około 3:2. PD może być mniej rozpowszechnione w przypadku pochodzenia afrykańskiego i azjatyckiego, choć stwierdzenie to jest kwestionowane [472]. W niektórych badaniach zaproponowano, że jest on bardziej powszechny u mężczyzn niż u kobiet, ale w innych nie wykryto żadnych różnic między obiema płciami. Liczba nowych przypadków na rok w PD wynosi od 8 do 18 na 100 000 osób/rok [472]. Wskaźnik PD skorygowany o wiek wynosi w Estonii 28,0/100,000 osób/rok. Estońska stopa procentowa była stabilna w latach 2000-2019 [543].

Historia choroby Parkinsona

Kilka wczesnych źródeł, w tym egipski papirus, ajurwedyjski traktat medyczny, Biblia i pisma Galena, opisują objawy podobne do tych z PD. Po Galen nie ma żadnych wzmianek jednoznacznie związanych z PD aż do XVII wieku [544]. W XVII i XVIII wieku kilku autorów pisało o tej chorobie, m.in. Sylwiusz, Gajubiusz, Łowca i Chomel [544] , [545] , [546]. W 1817 roku angielski lekarz, James Parkinson, opublikował swój esej, w którym opisał sześć przypadków paraliżu agitanów [439], "An Essay on the Shaking Palsy" opisywał cechy takie jak drżenie spoczynkowe, nieprawidłową postawę i chód, paraliż i zmniejszoną siłę mięśni oraz sposób, w jaki choroba postępuje w czasie [437] , [547]. Do wczesnych neurologów, którzy dokonali dalszych uzupełnień wiedzy o chorobie, należą Trousseau, Gowers, Kinnier Wilson i Erb, zwłaszcza Jean-Martin Charcot, (ryc. 20), których badania w latach 1868-1881 były przełomowe dla zrozumienia choroby [439]. Wśród innych osiągnięć wyróżniał sztywność, słabość i bradykinezję. Był także orędownikiem zmiany nazwy choroby na cześć Jamesa Parkinsona [439].

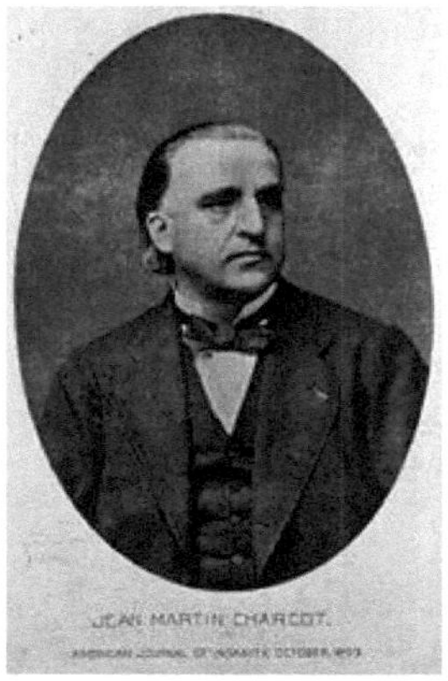

Rysunek 20. Jean Martin Charcot wniósł istotny wkład do PD i zaproponował jej nazwę na cześć Jamesa Parkinsona.

W 1912 roku, Frederic Lewy opisał mikroskopijne cząsteczki w dotkniętych mózgach, później nazwane "ciałami Lewy'ego" [439]. W 1919 r. Konstanty Tretiakoff podał, że substantia nigra jest główną strukturą mózgową, na którą ma wpływ, ale ustalenie to nie zostało powszechnie przyjęte, dopóki nie zostało potwierdzone w dalszych badaniach opublikowanych przez Rolfa Hasslera w 1938 r. [439]. Zmiany biochemiczne w mózgu zostały zidentyfikowane w latach 50. dzięki pracy A. Carlssona nad dopaminą neuroprzekaźnika i O. Hornykiewicza nad jej rolą w PD [548]. W 1997 roku α-synukleina została uznana za główny składnik ciał Lewiego przez Spillantiniego, Trojanowskiego Goederta i innych [488].

Antycholinergiki i zabiegi chirurgiczne, takie jak zmiany w szlaku korowo-szpitalnym czy w niektórych strukturach zwojów podstawnych, były jedynymi metodami leczenia do czasu pojawienia się lewodopy, co drastycznie zmniejszyło ich zastosowanie [545] , [549]. Lewodopa została po raz pierwszy zsyntetyzowana w 1911 r. przez C. Funka, ale do połowy XX w. poświęcano jej niewiele uwagi [548]. W 1967 roku weszła ona do praktyki klinicznej i przyniosła rewolucję w zarządzaniu PD [548], [550]. Pod koniec lat 80-tych XX wieku głęboka stymulacja mózgu wprowadzona przez A.L. Benabida i kolegów z Grenoble we Francji pojawiła się jako możliwa metoda leczenia [551].

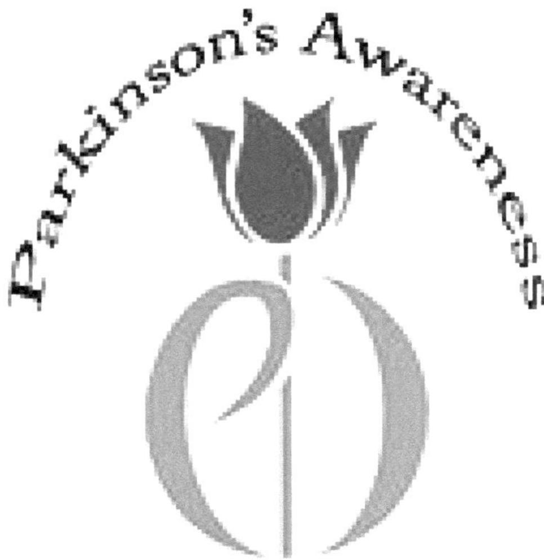

Rysunek 21. Logo świadomości Parkinsona z czerwonym symbolem tulipana.

Koszt leczenia PD

Koszty PD dla społeczeństwa są wysokie, ale dokładne obliczenia są trudne ze względu na problemy metodologiczne w badaniach i różnice pomiędzy krajami [552]. Szacuje się, że roczny koszt w Wielkiej Brytanii wynosi od 49 milionów do 3,3 miliarda funtów, podczas gdy koszt na jednego pacjenta rocznie w USA wynosi prawdopodobnie około 10 000 dolarów, a całkowite obciążenie około 23 miliardów dolarów [552]. Największy udział kosztów bezpośrednich pochodzi z opieki stacjonarnej i domów opieki, podczas gdy udział pochodzący z leków jest znacznie niższy. Koszty pośrednie są wysokie, ze względu na zmniejszoną wydajność i obciążenie opiekunów. Poza kosztami ekonomicznymi PD obniża jakość życia osób z chorobą i ich opiekunów [552]. 11 kwietnia, w dniu urodzin Jamesa Parkinsona, został ustanowiony Światowym Dniem Parkinsona [439]. Czerwony tulipan (ryc. 21) został wybrany przez organizacje międzynarodowe jako symbol choroby w 2005 roku: reprezentuje on hobby ogrodnika Jamesa Parkinsona Tulipa, zarejestrowane w 1981 roku przez holenderskiego ogrodnika [553]. Do organizacji rzeczniczych należy Fundacja National Parkinson, która od 1982 roku przekazała ponad 180 milionów dolarów na opiekę, badania i usługi pomocnicze [554]. Parkinson's Disease Foundation, która od momentu założenia w 1957 roku przez Williama Blacka rozdzieliła ponad 115 milionów dolarów na badania i prawie 50 milionów dolarów na programy edukacyjne i rzecznicze; [555] , [556], American Parkinson Disease Association, założone w 1961 roku; [557] oraz European Parkinson's Disease Association, założone w 1992 roku [558].

Lista osób, u których zdiagnozowano PD

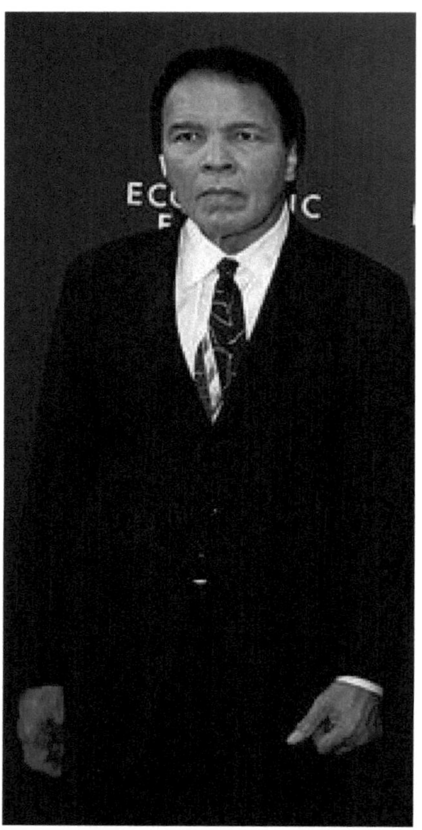

Rys. 22. Muhammad Ali, w wieku 64 lat, na Światowym Forum Ekonomicznym w Davos z oznakami parkinsonizmu od 30 roku życia do jego śmierci. [562].

Aktor Michael J. Fox posiada PD i znacznie zwiększył świadomość społeczną na temat tej choroby [440]. Po postawieniu diagnozy, Fox objął rolę swojego Parkinsona w rolach telewizyjnych, czasami działając bez leków, w celu dalszego zilustrowania skutków choroby. Napisał dwie autobiografie, w których jego walka z chorobą odgrywa główną rolę, [559] i wystąpił przed Kongresem Stanów Zjednoczonych bez leków, aby zilustrować skutki choroby. Fundacja Michaela J. Foxa ma na celu opracowanie lekarstwa dla PD [559]. Fox otrzymał doktorat honoris causa medycyny z Karolinska Institutet za wkład w badania w PD [560]. Zawodowy kolarz i medalista olimpijski Davis Phinney, u którego w wieku 40 lat zdiagnozowano chorobę Parkinsona, założył w 2004 roku Davis Phinney Foundation, aby wspierać badania Parkinsona, skupiając się na jakości życia osób z tą chorobą [441] , [561]. Boxer Muhammad Ali (rys. 22) wykazał oznaki Parkinsona, gdy miał 38 lat, ale nie został zdiagnozowany, dopóki nie skończył 42 lat i został nazwany "najsłynniejszym pacjentem

Parkinsona na świecie" [442]. Czy miał on PD czy Parkinsonizm związany z boksem jest nierozwiązany [562] , [563].

Przyszła ewolucja PD

Niewielkie są perspektywy na nowe, znaczące zabiegi PD w najbliższej przyszłości [564]. Obecnie aktywne kierunki badań obejmują poszukiwanie nowych modeli zwierzęcych oraz badania nad potencjalną przydatnością terapii genowej, przeszczepów komórek macierzystych i środków neuroprotekcyjnych [487].

Modele zwierzęce

Wiadomo, że PD nie występuje naturalnie u żadnego innego gatunku niż człowiek, chociaż w badaniach wykorzystuje się modele zwierzęce, które wykazują pewne cechy choroby. Pojawienie się parkinsonizmu w grupie narkomanów na początku lat 80-tych, którzy spożyli skażoną partię syntetycznego opiatu MPPP doprowadziło do odkrycia chemicznego MPTP jako czynnika wywołującego parkinsonizm u zwierząt naczelnych i ludzi [565]. Inne dominujące modele oparte na toksynach wykorzystują środek owadobójczy rotenon, herbicyd parakwat i fungicyd maneb [566]. Modele oparte na toksynach są najczęściej stosowane u ssaków naczelnych. Opracowano transgeniczne modele gryzoni, które odtwarzają różne aspekty PD [567]. Zastosowanie neurotoksyny 6-hydroksydopaminy, tworzy model PD u szczurów poprzez celowanie i niszczenie neuronów dopaminergicznych w drodze nigrostriatalnej po wstrzyknięciu do substantia nigra [568]. Terapia genowa zazwyczaj polega na użyciu niezakaźnego wirusa, na przykład wektora wirusowego, takiego jak wirus związany z gruczołami, w celu przeniesienia materiału genetycznego do części mózgu. Zastosowany gen prowadzi do wytworzenia enzymu, który pomaga w leczeniu objawów PD lub chroni mózg przed dalszym uszkodzeniem [487] , [569]. W 2010 roku przeprowadzono cztery badania kliniczne z zastosowaniem terapii genowej w PD [487]. W badaniach tych nie stwierdzono istotnych działań niepożądanych, chociaż przydatność kliniczna terapii genowej nie jest jeszcze znana [487]. Jeden z nich odnotował dodatnie wyniki w 2011 roku [570], ale spółka złożyła wniosek o upadłość w marcu 2012 roku [571].

Zabiegi neuroprotekcyjne

Badania nad neuroprotekcją są w czołówce badań nad PD. Jako potencjalne metody leczenia zaproponowano kilka molekuł. Nie wykazano jednak jednoznacznie, że żadne z nich nie zmniejsza zwyrodnienia [487]. Obecnie badane czynniki obejmują antyglutamatergicyny, inhibitory monoaminooksydazy, takie jak selegilina, rasagilina, promitochondriale kreatynowe jako koenzym Q10, blokery kanałów wapniowych jako izradypina oraz czynniki wzrostu, takie jak GDNF (ryc. 63) [487]. Badania przedkliniczne dotyczą również α-synukleiny [564]. Opracowana przez austriacką firmę Affiris szczepionka primująca ludzki układ odpornościowy do niszczenia α-synukleiny, PD01A, weszła do badań klinicznych u ludzi [572]. W 2018 roku inna szczepionka, PRX002/RG7935, przeszła badania I etapu i była wspierana w badaniach II etapu [573].

Terapie na chorobę Parkinsona

Od początku lat 80. XX wieku do przeszczepów komórkowych wykorzystuje się tkanki płodowe, wieprzowe, szyjne i siatkówkowe, w których zdysocjowane komórki wstrzykuje się do substantia nigra w nadziei, że włączą się do mózgu w sposób, który zastąpi utracone komórki produkujące dopaminę [487]. Chociaż istniały wstępne dowody na to, że przeszczepy komórek produkujące dopaminę mezencefalową są korzystne, to dotychczasowe badania z podwójnie ślepą próbą wskazują, że przeszczepy komórek nie przynoszą długotrwałych korzyści [487]. Dodatkowym istotnym problemem było nadmierne uwalnianie dopaminy przez przeszczepioną tkankę, co prowadziło do dystonii [574]. Przeszczepy komórek macierzystych są ostatnio celem badań, ponieważ komórki macierzyste są łatwe do manipulowania, a przeszczepy komórek macierzystych do mózgów gryzoni i małp okazały się skuteczne i pozwalają przetrwać i zmniejszyć zaburzenia zachowania [487] , [575]. Niemniej jednak stosowanie płodowych komórek macierzystych jest kontrowersyjne [487]. Zaproponowano, że skuteczne leczenie można opracować w mniej kontrowersyjny sposób, wykorzystując indukowane pluripotencjalne komórki macierzyste pobrane od osób dorosłych [487]. Powtarzalna przezczaszkowa stymulacja magnetyczna (rTMS), tymczasowo poprawia dyskinezje indukowane levodopą [576]. Jego przydatność w PD jest otwartym tematem badawczym [577]. Jako możliwe leczenie zaproponowano kilka składników odżywczych, ale nie ma dowodów na to, że witaminy lub dodatki do żywności poprawiają objawy [578]. Nie ma dowodów na to, że akupunktura i praktyka Qigong lub T'ai chi mają jakikolwiek wpływ na przebieg choroby lub objawów [579], [580], [581]. Fasola fava i aksamitna są naturalnym źródłem lewodopy i są spożywane przez wiele osób z PD; ich spożycie nie jest wolne od ryzyka, ponieważ opisano zagrażające życiu działania niepożądane, takie jak zespół neuroleptycznego nowotworu złośliwego [582]. Rola osi jelitowo-mózgowej i flory jelitowej w PD stała się tematem badań w latach 2010, począwszy od pracy u myszy transgenicznych bez kiełków, u których przeszczepy kału od osób z PD miały gorsze wyniki. Niektóre badania na ludziach wykazały korelację między wzorcami dysbiozy we florze jelitowej u osób z PD, a te wzorce, wraz z miarą nasilenia zaparć, mogą diagnozować PD z 90% swoistością, ale tylko 67% czułością. Od 2017 roku niektórzy naukowcy hipotezowali, że zmiany we florze jelitowej mogą być wczesnym miejscem patologii PD lub mogą być częścią tej patologii [583] , [584].

Choroba Huntingtona

Choroba Huntingtona (HD), znana również jako pląsawica Huntingtona, jest chorobą dziedziczną, która powoduje śmierć komórek mózgowych. Najwcześniejszymi objawami są problemy z nastrojem lub zdolnościami umysłowymi [585]. Często następuje ogólny brak koordynacji i niestabilny chód [586]. W miarę postępu choroby, nieskoordynowane, szarpiące ruchy ciała stają się coraz bardziej widoczne. Zdolności fizyczne stopniowo pogarszają się, aż do momentu, gdy skoordynowany ruch staje się trudny i osoba nie jest w stanie mówić [585] , [586]. Zdolności umysłowe na ogół ustępują miejsca demencji [587]. Specyficzne objawy różnią się nieco u poszczególnych osób [585]. Objawy zaczynają się zazwyczaj między 30 a 50 rokiem życia, ale mogą rozpocząć się w każdym wieku [587] , [588]. Choroba może rozwinąć się wcześniej w życiu w każdym kolejnym pokoleniu [585]. Około 8% przypadków rozpoczyna się przed 20. rokiem życia i zazwyczaj występują u nich objawy bardziej zbliżone do PD [587]. Osoby z HD często nie doceniają stopnia ich problemów [585].

HD jest zwykle dziedziczona, chociaż do 10% przypadków wynika z nowej mutacji [585]. Choroba jest spowodowana autosomalną mutacją dominującą w dwóch egzemplarzach genu Huntingtina u jednego z osobników. Oznacza to, że dziecko osoby chorej ma zazwyczaj 50% szans na odziedziczenie choroby [588]. Gen Huntingtin dostarcza informacji genetycznej dla białka, które jest również nazywane "Huntingtin" [585]. Ekspansja cytozinowo-adeninowo-guaninowego tripletu CAG powtarza się, w genie kodującym białko Huntingtina powstaje nieprawidłowe białko, które stopniowo uszkadza komórki w mózgu, poprzez nie do końca poznane mechanizmy [588]. Diagnostyka polega na wykonaniu badań genetycznych, które mogą być przeprowadzone w dowolnym momencie, niezależnie od tego, czy objawy są obecne, czy nie [589]. Fakt ten wywołuje kilka etycznych debat: 1 - wiek, w którym dana osoba jest uznawana za wystarczająco dojrzałą, aby wybrać test; 2 - czy rodzice mają prawo do badania swoich dzieci; oraz 3 - zarządzanie poufnością i ujawnianiem wyników testów [586].

Nie ma lekarstwa na HD [588]. W późniejszych stadiach choroby wymagana jest pełna opieka [586]. Leczenie może złagodzić niektóre objawy, a w niektórych przypadkach poprawić jakość życia. Najlepszym dowodem na leczenie problemów ruchowych jest stosowanie tetrabenazyny [587]. HD dotyka około 4 do 15 na 100.000 osób pochodzenia europejskiego [585] , [587]. Jest to rzadkość wśród Japończyków, podczas gdy wskaźnik występowania w Afryce jest nieznany [587]. Choroba dotyka w równym stopniu mężczyzn i kobiety. Powikłania, takie jak zapalenie płuc, choroby serca i urazy fizyczne spowodowane upadkiem, skracają oczekiwaną długość życia. Samobójstwo jest przyczyną śmierci w około 9% przypadków [587]. Śmierć następuje zazwyczaj piętnaście do dwudziestu lat po pierwszym wykryciu choroby [588]. Pierwszy prawdopodobny opis choroby pochodzi z 1841 roku, autorstwa C. O. Watersa [590], [591]. Stan ten został opisany szczegółowo w 1872 roku przez George'a Huntingtona, od którego pochodzi nazwa [591]. Choroba Huntingtona jest klasycznym przykładem tego, co nazywamy autosomalną chorobą dominującą, gdzie osoba dotknięta chorobą ma jedną nieprawidłową kopię i jedną normalną kopię genu, a zatem jej dziecko ma 50 procent szans na odziedziczenie jej. Ten tragiczny i frustrujący stan pojawia się w połowie życia z postępującym pogarszaniem się stanu neurologicznego, które w wielu przypadkach trwa ponad dekadę i dla którego obecnie nie dysponujemy odpowiednią terapią, ale jest to bardzo wysoki priorytet dla medycznego przedsiębiorstwa badawczego [592]. Choroba ta wyraźnie w chwili obecnej powoduje wszelkiego rodzaju spustoszenie w rodzinach, które są nią dotknięte, a być może najbardziej znaną osobą dotkniętą chorobą Huntingtona był Woody Guthrie. W 1955 roku wenezuelski lekarz Americo Negrette wydał książkę opisującą społeczności w stanie Zulia w

Wenezueli, z niezwykłą liczbą osób z pląsami. Kulminacją prac Negrette'a było powstanie projektu Wenezuela i odkrycie przełomowych odkryć w HD [591]. Baza genetyczna została odkryta w 1993 roku w wyniku międzynarodowej współpracy pod kierownictwem Fundacji Chorób Dziedzicznych [592] , [593]. Organizacje badawcze i wspierające zaczęły się tworzyć pod koniec lat 60. ubiegłego wieku w celu zwiększenia świadomości społecznej, zapewnienia wsparcia dla osób indywidualnych i ich rodzin oraz promowania badań [593] , [594]. Aktualne kierunki badań obejmują określenie mechanizmu choroby, doskonalenie modeli zwierzęcych w celu wspomagania badań, testowanie leków w celu leczenia objawów lub spowolnienia postępu choroby oraz badanie procedur takich jak terapia komórkami macierzystymi w celu naprawy uszkodzeń spowodowanych przez chorobę [592].

Fakty kliniczne w HD

Objawy HD stają się zauważalne między 35 a 44 rokiem życia, ale mogą rozpocząć się w każdym wieku, od niemowlęcia do starości [596] , [597]. We wczesnym stadium pojawiają się subtelne zmiany w osobowości, poznaniu i umiejętnościach fizycznych [596]. Objawy fizyczne są zazwyczaj zauważane jako pierwsze, ponieważ objawy poznawcze i behawioralne [598] nie są na ogół na tyle poważne, aby mogły być rozpoznane same we wcześniejszych stadiach [596]. Prawie wszyscy chorzy na HD wykazują w końcu podobne objawy fizyczne, ale początek, progresja i zakres objawów poznawczych i behawioralnych różnią się znacznie między poszczególnymi osobami [599], [600] (tabela 3).

Objawy w HD	Stawki dla pacjentów
Drażliwość	38–73%
Apatia	34–76%
Lęk	34–61%
Przygnębiony nastrój	33–69%
Obsesyjny i kompulsywny	10–52%
Psychotyczny	3–11%

Tabela 3. Zgłaszane częstości występowania objawów behawioralnych w chorobie Huntingtona [595]

Najbardziej charakterystyczne początkowe objawy fizyczne to szarpiące, przypadkowe i niekontrolowane ruchy zwane pląsawicą. Chorea może początkowo objawiać się ogólnym niepokojem, niewielkimi, niezamierzenie zainicjowanymi lub niezakończonymi ruchami, brakiem koordynacji lub spowolnieniem sakkadowych ruchów oka [596]. Te drobne nieprawidłowości ruchowe poprzedzają zazwyczaj bardziej oczywiste o co najmniej trzy lata objawy dysfunkcji ruchowej [599]. W miarę postępu choroby pojawiają się wyraźne objawy, takie jak sztywność, wijące się ruchy lub nieprawidłowa postawa [596]. Są to oznaki, że system w mózgu odpowiedzialny za ruch został naruszony [601] Funkcje psychomotoryczne stają się coraz bardziej upośledzone, tak że wpływa to na wszelkie działania wymagające kontroli mięśni. Częstymi konsekwencjami są niestabilność fizyczna, nieprawidłowy wyraz twarzy oraz trudności z żuciem, połykaniem i mówieniem [596]. Trudności w jedzeniu często powodują utratę masy ciała i mogą prowadzić do niedożywienia [602] , [603]. Zaburzenia snu są również objawami towarzyszącymi [604]. Młodzieżowa HD różni się od tych objawów tym, że na ogół postępuje szybciej, a pląsawica pojawia się na krótko, jeśli w ogóle, przy czym dominującym objawem jest sztywność. Częstym objawem tej formy HD są również napady drgawek [596].

Zdolności poznawcze są stopniowo ograniczane. W szczególności dotyczy to funkcji wykonawczych, które obejmują planowanie, elastyczność poznawczą, myślenie abstrakcyjne, zdobywanie reguł, inicjowanie odpowiednich działań i hamowanie niewłaściwych działań [601]. W miarę postępu choroby pojawiają się niedobory pamięci. Zgłoszone upośledzenia wahają się od deficytów pamięci krótkotrwałej do trudności z pamięcią długotrwałą, w tym deficytów epizodycznych lub pamięci o życiu, proceduralnego znaczenia pamięci ciała o sposobie wykonywania czynności i pamięci operacyjnej. Problemy poznawcze mają tendencję do pogarszania się wraz z upływem czasu, prowadząc ostatecznie do demencji. Ten wzór deficytów został nazwany zespołem demencji podkorowej, aby odróżnić go od typowych skutków demencji korowej, jak w AD [601].

Zgłoszone objawy neuropsychiatryczne to lęk, depresja, ograniczone okazywanie emocji lub stępienie afektu, egocentryzm, agresja i zachowania kompulsywne, z których te ostatnie mogą powodować lub pogłębiać uzależnienia, w tym alkoholizm, hazard i hiperseksualizm [595]. Zaobserwowano również trudności w rozpoznawaniu negatywnych wyrażeń innych osób [601]. Częstość występowania tych objawów jest bardzo zróżnicowana w poszczególnych badaniach, przy czym szacunkowa częstość występowania zaburzeń psychicznych przez całe życie wynosi od 33% do 76% [595]. Dla wielu chorych i ich rodzin objawy te są jednym z najbardziej niepokojących aspektów choroby, często wpływającym na codzienne funkcjonowanie i stanowiącym powód do instytucjonalizacji [595]. Myśli samobójcze i próby samobójcze są bardziej powszechne niż w populacji ogólnej [596]. Często osoby mają obniżoną świadomość pląsu, upośledzenia poznawcze i emocjonalne [605]. Mutant Huntingtin jest wyrażony w całym organizmie i związane z zaburzeniami w tkankach obwodowych, które są bezpośrednio spowodowane przez taką ekspresję poza mózgiem. Zaburzenia te obejmują zanik mięśni, niewydolność serca, upośledzoną tolerancję glukozy, utratę masy ciała, osteoporozę i zanik jąder [606].

Genetyka w chorobie Huntingtona

Wszyscy ludzie mają dwie kopie genu Huntingtina (HTT), który koduje białko Huntingtina (HTT). Gen ten nazywany jest również HD i Interesting Transcript 15 (IT15). Część tego genu jest powtarzającą się sekcją zwaną powtórką trinukleotydową, która różni się długością między osobnikami i może zmieniać się między pokoleniami. Jeśli powtórzenie jest obecne w zdrowym genie, dynamiczna mutacja może zwiększyć liczbę powtórzeń i spowodować powstanie wadliwego genu. Kiedy długość tego powtarzającego się odcinka osiągnie pewien próg, wytwarza on zmienioną formę białka, zwanego zmutowanym białkiem Huntingtina (mHTT). Zróżnicowane funkcje tych białek są przyczyną zmian patologicznych, które z kolei powodują objawy choroby. Mutacja HD jest genetycznie dominująca i prawie w pełni penetrująca: mutacja któregoś z alleli HTT danej osoby powoduje chorobę (tabela 4). Nie dziedziczy się go według płci, ale na długość powtarzającego się odcinka genu, a tym samym na jego nasilenie, może mieć wpływ płeć chorego rodzica [596].

Mutacja genetyczna

HD jest jednym z kilku powtarzających się zaburzeń trinukleotydowych, które są spowodowane długością powtarzanego odcinka genu przekraczającą normalny zakres [596]. Gen HTT znajduje się na krótkim ramieniu chromosomu 4 [596] w punkcie 4p16.3. HTT zawiera sekwencję trzech zasad DNA: cytozyna-adenina-guanina (CAG) powtarzaną wielokrotnie jak CAGCAGCAG, znaną jako powtórzenie trinukleotydu [596]. CAG jest 3-literowym kodem genetycznym (kodon) dla aminokwasu glutaminy, więc seria z nich powoduje powstanie łańcucha glutaminy znanego jako przewód poliglutaminowy, czyli poliQ, a powtarzająca się część genu - region PolyQ [607].

Powtórzyć liczenie	Klasyfikacja	Status choroby	Ryzyko dla potomstwa
<27	Normalny	Nie będzie naruszony	Brak
27-35	Intermediate	Nie będzie naruszony	Podniesiony, ale < 50%
36-39	Penetrancja zredukowana	Dotknięty + lub -	50%
40+	Pełna Penetrancja	Zostaniesz dotknięty	50%

Tabela 4. Powtarzalność trinukleotydów, klasyfikacja genetyczna, stan chorobowy i wpływ liczby powtórzeń CAG na przenoszenie na potomstwo [596].

Ogólnie rzecz biorąc, ludzie mają mniej niż 36 powtarzających się glutamin w regionie poliQ, co powoduje produkcję cytoplazmatycznego białka Huntingtina [596]. Jednak sekwencja 36 lub więcej glutamin prowadzi do produkcji białka, które ma inne cechy [596]. Ta zmieniona forma, nazywana Mutant Huntingtin (mHTT), zwiększa tempo rozpadu niektórych typów neuronów. Regiony mózgu mają różną ilość i zależność od tych typów neuronów i są odpowiednio dotknięte. Generalnie, liczba powtórzeń CAG jest związana z tym, jak bardzo proces ten jest dotknięty i stanowi około 60% zmienności wieku wystąpienia objawów. Pozostała zmienność jest przypisana do środowiska i innych genów, które modyfikują mechanizm HD [596]. 36-39 powtórzeń powoduje zmniejszenie penetracyjnej postaci choroby, z dużo późniejszym początkiem i wolniejszym przebiegiem objawów. (Tabela 4). W niektórych przypadkach początek może być tak późny, że objawy nie są nigdy zauważane [596]. Przy bardzo dużej liczbie powtórzeń, HD ma pełną penetrację i może wystąpić poniżej

20 roku życia, kiedy to jest określany jako młodzieńczy HD, akinetyczny sztywny, lub Westphal wariant HD. Stanowi to około 7% nośników HD [608].

Dziedziczenie HD

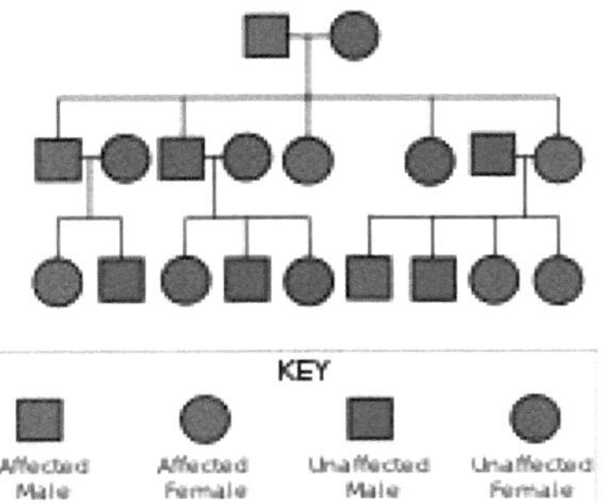

Rysunek 23. HD jest dziedziczona jako autosomalnie dominujący gen, prawdopodobieństwo, że potomstwo odziedziczy dotknięty gen wynosi 50%, niezależnie od płci, a fenotyp nie pomija pokoleń.

Choroba Huntingtona jest dziedziczona autosomalnie dominująco, co oznacza, że zaatakowany osobnik zwykle dziedziczy po zaatakowanym rodzicielu jedną kopię genu z rozszerzonym powtórzeniem trinukleotydu odpowiadającym zmutowanemu allelowi (ryc. 23), [596]. Ponieważ penetracja mutacji jest bardzo wysoka, ci, którzy mają zmutowaną kopię genu, będą mieli chorobę. W tego typu schemacie dziedziczenia, każde potomstwo osoby dotkniętej chorobą ma 50% ryzyka odziedziczenia zmutowanego allelu, a zatem jest dotknięte tym zaburzeniem (ryc. 23). To prawdopodobieństwo jest niezależne od płci [609].

Powtórzenia Trinucleotide CAG powyżej 28 są niestabilne podczas replikacji, a niestabilność ta wzrasta wraz z liczbą obecnych powtórzeń [596]. Zazwyczaj prowadzi to do nowych ekspansji w miarę upływu pokoleń zwanych dynamicznymi mutacjami, zamiast odtwarzać dokładną kopię powtórki trinukleotydu [596]. Powoduje to zmianę liczby powtórzeń w kolejnych pokoleniach, tak że nienaruszony rodzic z pośrednią liczbą powtórzeń (28-35), lub zmniejszoną penetracją (36-40), może przekazać kopię genu ze zwiększoną liczbą powtórzeń, która daje w pełni penetrującą HD (Tabela 4) [596]. Taki wzrost liczby powtórzeń, a tym samym wcześniejszy wiek wystąpienia i nasilenia choroby, w kolejnych pokoleniach znany jest jako antycypacja genetyczna [596]. Niestabilność jest większa w spermatogenezie niż w oogenezie [596], odziedziczone matczyne allele mają zwykle podobną długość powtórzeń, natomiast odziedziczone po ojcu mają większe szanse na zwiększenie długości [596], [610]. Rzadko zdarza się, aby HD była spowodowana nową mutacją, w której żaden z rodziców nie ma więcej niż 36 powtórzeń CAG [611].

W rzadkich sytuacjach, gdy oboje rodzice mają rozszerzony gen HD, ryzyko wzrasta do 75%, a gdy któryś z rodziców ma dwie rozszerzone kopie, ryzyko wynosi 100%, dotyczy to wszystkich dzieci. Osoby z obu tymi genami są rzadkie. Przez pewien czas uważano, że HD jest jedyną chorobą, w przypadku której posiadanie drugiego zmutowanego genu nie wpływa na objawy i progresję [612], ale od tego czasu stwierdzono, że może ona wpływać na fenotyp i tempo postępu [596], [613].

Biologia i mechanizm działania białka Huntingtina

Białko Huntingtina oddziałuje z ponad 100 innymi białkami i wydaje się spełniać wiele funkcji biologicznych [614]. Zachowanie tego zmutowanego białka nie jest do końca poznane, ale jest ono toksyczne dla niektórych typów komórek, szczególnie w mózgu. Wczesne uszkodzenie jest najbardziej widoczne w rozstępie, ale w miarę postępu choroby, inne obszary mózgu są również bardziej widoczne. Wczesne objawy wynikają z funkcji rozstępu i jego połączeń korowych, czyli kontroli nad ruchem, nastrojem i wyższą funkcją poznawczą [596]. Metylacja DNA również wydaje się być zmieniony w HD [615].

Funkcja i lokalizacja Huntingtin

HTT jest wyrażona we wszystkich komórkach. Najwyższe stężenia występują w mózgu i jądrach, z umiarkowaną ilością w wątrobie, sercu i płucach [596]. Funkcja HTT u ludzi jest niejasna. Współdziała z białkami, które biorą udział w transkrypcji, sygnalizacji komórkowej i transporcie wewnątrzkomórkowym [596], [616]. U zwierząt genetycznie zmodyfikowanych do wykazywania HD stwierdzono kilka funkcji HTT [617]. U tych zwierząt HTT jest ważna dla rozwoju zarodka, ponieważ jego brak jest związany ze śmiercią zarodka. Uważa się, że kaspaza, enzym odgrywający rolę w katalizowaniu apoptozy, jest aktywowana przez zmutowany gen poprzez uszkadzanie układu proteazy wszechobecnej. Działa również jako środek antyapoptotyczny zapobiegający zaprogramowanej śmierci komórek, kontroluje produkcję czynnika neurotroficznego pochodzącego z mózgu, białka, które chroni neurony i reguluje ich tworzenie podczas neurogenezy. HTT ułatwia również transport pęcherzykowy i transmisję synaptyczną oraz kontroluje transkrypcję genów neuronalnych [617]. Jeśli ekspresja HTT jest zwiększona i więcej HTT produkowane przeżycie komórek mózgowych jest poprawione i wpływ mHTT są zmniejszone, natomiast gdy ekspresja HTT jest zmniejszona, wynikające cechy są bardziej typowe dla obecności mHTT [617]. Uważa się, że choroba nie jest spowodowana niedostateczną produkcją HTT, ale zwiększeniem toksycznej funkcji mHTT w organizmie [596].

Zmiany komórkowe w HD

Istnieje kilka zmian komórkowych, poprzez które toksyczna funkcja zmutowanej Huntingtoniny (mHTT) (ryc. 48, 49, 50) może manifestować się i produkować patologię HD [618] , [619]. W zmutowanej formie ekspandowanej poliglutaminy białko jest podatne na rozszczepienie, co powoduje powstanie krótszych fragmentów zawierających ekspandowaną poliglutaminę [618]. Fragmenty te mają skłonność do błędnego składania i agregacji, co prowadzi do powstawania agregatów włóknistych, w których nierodzime wiązania poliglutaminowe β z wielu białek są łączone za pomocą wiązań wodorowych [620]. Agregaty te mają tę samą architekturę krzyża β-amyloidu, co inne choroby związane z depozycją białkową. Z czasem agregaty te gromadzą się, tworząc w komórkach ciała inkluzyjne, zaburzając ostatecznie funkcję neuronów (ryc. 45), [618] , [620]. Wtrącenia neuronowe powodują pośrednie zakłócenia. Ciała inkluzyjne znaleziono zarówno w jądrze komórkowym, jak i cytoplazmie [618]. Ciała inkluzyjne w komórkach mózgu są jedną z najwcześniejszych zmian patologicznych i niektóre eksperymenty wykazały, że mogą one być toksyczne dla komórki, ale inne wykazały, że mogą stanowić część mechanizmu obronnego organizmu i pomagać chronić komórki [618].

Zidentyfikowano kilka ścieżek, za pomocą których mHTT może spowodować śmierć komórek (ryc. 57, 58). Należą do nich: oddziaływanie na białka przyzwoitki, które pomagają w składaniu i usuwaniu białek źle złożonych; oddziaływania z kaspazami, które odgrywają rolę w procesie usuwania komórek; toksyczne działanie glutaminy na komórki nerwowe; upośledzenie produkcji energii w komórkach; oraz wpływ na ekspresję genów [620] , [621] (ryc. 58). Dodatkowa teoria, która wyjaśnia inny sposób funkcjonowania komórki może być zakłócony przez HD proponuje, że uszkodzenie mitochondriów w komórkach prążkowanych ma kluczowe znaczenie; znaleziono wiele relacji o niedoborze metabolizmu mitochondriów. Stwierdzono, że mutantowe białko Huntingtina odgrywa rolę w dysfunkcji mitochondriów [622]. Upośledzenie mitochondrialnego transportu elektronów może prowadzić do zwiększenia poziomu stresu oksydacyjnego i uwalniania reaktywnych form tlenu [623]. Oddziaływanie zmienionych białek Huntingtina z licznymi białkami w neuronach prowadzi do zwiększonej wrażliwości glutaminy, która w dużych ilościach okazała się być ekscytotoksyną, co może powodować uszkodzenia wielu struktur komórkowych. Chociaż glutamina nie występuje w zbyt dużych ilościach, postuluje się, że ze względu na zwiększoną wrażliwość nawet normalne ilości glutaminy mogą powodować ekspresję ekscytotoksyn [620].

Makroskopowe zmiany w HD

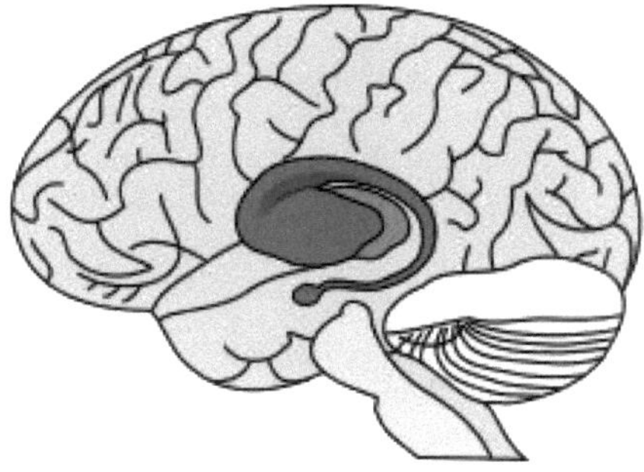

Rys. 24. Striatum (**fioletowy**) to obszar mózgu najbardziej uszkodzony we wczesnej HD.

HD dotyczy całego mózgu, ale niektóre obszary są bardziej wrażliwe niż inne. Najwyraźniejsze wczesne efekty występują w części zwoju podstawnego zwanego neostriatum, który składa się z jądra kałużowego i putamenu (ryc. 24) [596]. Inne dotknięte obszary obejmują substantia nigra, warstwy 3, 5 i 6 kory mózgowej, komórki hipokampu Purkinje w móżdżku, boczne jądra bulwiaste podwzgórza i części wzgórza. [596]. Obszary te są zaburzone zgodnie z ich strukturą i rodzajem zawartych w nich neuronów, zmniejszając swoją wielkość w miarę utraty komórek [596]. Najbardziej wrażliwe są neurony kolczystokomórkowe, szczególnie te, które wystają w kierunku zewnętrznego pallidu globusu, przy czym interneurony i komórki kolczystokomórkowe wystające do wewnętrznego pallidu są mniej wrażliwe [596] , [624]. HD powoduje również nieprawidłowy wzrost liczby astrocytów i aktywację komórek odpornościowych mózgu, mikroglin [625].

Zwoje podstawowe, część mózgu najbardziej dotknięta we wczesnej HD, odgrywają kluczową rolę w kontroli ruchu i zachowania. Ich funkcje nie są w pełni poznane, ale obecne teorie proponują, że są one częścią poznawczego systemu wykonawczego [601] i obwodu silnika [626]. Zwoje podstawowe zwykle hamują dużą liczbę obwodów, które generują określone ruchy. Aby zainicjować określony ruch, kora mózgowa wysyła sygnał do zwoju podstawnego, który powoduje uwolnienie zahamowania. Uszkodzenie zwoju podstawnego może spowodować, że zwolnienie lub przywrócenie zahamowań będzie niekontrolowane i niekontrolowane, co spowoduje niezręczny początek ruchu lub niezamierzone zainicjowanie ruchu lub wstrzymanie ruchu przed lub po jego zamierzonym zakończeniu. Narastające uszkodzenia w tym obszarze powodują charakterystyczne ruchy nierównomierne związane z HD [626]. Spontaniczne i nieregularne ruchy fizyczne związane z HD są klasyfikowane jako rodzaj dyzartrii hiperkinetycznej. Ze względu na niezdolność zwoju podstawnego do zahamowania ruchów, osoby nim dotknięte nieuchronnie doświadczą zmniejszonej zdolności do wytwarzania mowy i połykania pokarmów i płynów lub dysfagii [627].

Dysregulacja transkrypcyjna w HD

Cykliczno-adenozyno-monofosforanowy (CAMP) element odpowiedzi (CRE) białko wiążące lub białko wiążące CREB (CBP), koregulator transkrypcyjny, jest niezbędny dla funkcjonowania komórki, ponieważ jako koaktywator przy znaczącej liczbie promotorów aktywuje transkrypcję genów dla dróg przeżycia [621]. Ponadto, aminokwasy tworzące CBP zawierają pasek 18 glutamin. W ten sposób glutaminy na CBP oddziałują bezpośrednio na zwiększoną ilość glutaminy w łańcuchu HTT, a CBP jest odciągane od swojego typowego miejsca obok jądra [628]. CBP zawiera domenę acetylotransferazy, z którą HTT wiąże się poprzez swoją domenę zawierającą poliglutaminę [629] (rys. 53). Autopsja mózgów tych, którzy mieli HD również wykazała niesamowite zmniejszenie ilości CBP [628]. Ponadto, gdy CBP jest nadmiernie wyekspresowane, zmniejsza się liczba zgonów spowodowanych przez poliglutaminę, co dodatkowo dowodzi, że CBP odgrywa ważną rolę w HD i ogólnie w neuronach [621].

Diagnoza HD

Rozpoznanie medyczne początku HD może być postawione po pojawieniu się objawów fizycznych charakterystycznych dla tej choroby [596]. Testy genetyczne mogą być wykorzystane do potwierdzenia diagnozy fizycznej, jeśli nie ma historii rodzinnej HD. Nawet przed wystąpieniem objawów, badania genetyczne mogą potwierdzić, czy osobnik lub zarodek jest nosicielem rozszerzonej kopii powtórki trinukleotydu w genie HTT, który powoduje chorobę. Doradztwo genetyczne jest dostępne w celu udzielenia porad i wskazówek w trakcie całej procedury badania oraz w zakresie skutków potwierdzonej diagnozy. Implikacje te obejmują wpływ na karierę psychologiczną jednostki, decyzje dotyczące planowania rodziny, krewnych i związków. Pomimo dostępności badań przedobjawowych, tylko 5% osób zagrożonych dziedziczeniem HD decyduje się na to [596].

Metody kliniczne dla diagnostyki HD

Badanie przedmiotowe, czasami połączone z badaniem psychologicznym, może określić, czy początek choroby się rozpoczął [596]. Nadmierne, niezamierzone ruchy jakiejkolwiek części ciała są często powodem do szukania pomocy medycznej. Jeśli są one nagłe i mają przypadkowy czas i rozkład, sugerują one diagnozę HD. Objawy poznawcze lub behawioralne rzadko są pierwszymi zdiagnozowanymi objawami; zwykle rozpoznaje się je tylko z perspektywy czasu lub w momencie ich dalszego rozwoju. Stopień zaawansowania choroby można zmierzyć za pomocą "ujednoliconej skali oceny choroby Huntingtona", która zapewnia ogólny system oceny oparty na ocenie motorycznej, behawioralnej, poznawczej i funkcjonalnej [631] , [632]. Obrazowanie medyczne, takie jak tomografia komputerowa (TK) i rezonans magnetyczny (MRI), może wykazywać zaniki jąder ogoniastych na początku choroby, jak widać na powyższym rysunku, ale zmiany te nie są same w sobie diagnostyką HD. Zanik mózgu można zaobserwować w zaawansowanych stadiach choroby. Funkcjonalne techniki neuroobrazowania, takie jak obrazowanie funkcjonalnym rezonansem magnetycznym (fMRI) i pozytonowa tomografia emisyjna (PET), mogą wykazywać zmiany w aktywności mózgu przed wystąpieniem objawów fizycznych, ale są to narzędzia eksperymentalne i nie są stosowane klinicznie (ryc. 46) [596].

Przewidywalne badania genetyczne

Ponieważ HD podlega autosomalnemu dominującemu wzorcowi dziedziczenia, istnieje silna motywacja dla osób, które są zagrożone dziedziczeniem, do poszukiwania diagnozy. Badanie genetyczne w kierunku HD składa się z badania krwi, które liczy liczbę powtórzeń CAG w każdym z alleli HTT [633]. Odcięcia są podane w następujący sposób:

1- 40 lub więcej powtórzeń CAG: *allel pełnej penetracji* (FPA) [634]. Pozytywny wynik testu lub wynik pozytywny odnosi się na ogół do tego przypadku. Pozytywny wynik nie jest uznawany za diagnozę, ponieważ można go uzyskać kilkadziesiąt lat przed wystąpieniem objawów. Jednak test negatywny oznacza, że jednostka nie posiada rozszerzonej kopii genu i nie rozwinie HD [596]. Test powie osobie, która pierwotnie miała 50 % szans na odziedziczenie choroby, czy jej ryzyko wzrośnie do 100 %, czy też zostanie wyeliminowane. Osoba, u której testy na chorobę dały wynik pozytywny, zachoruje na HD w ciągu swojego życia, pod warunkiem, że będzie żyła wystarczająco długo, aby choroba się pojawiła [596].

2- 36-39 powtórzeń: *niepełny* lub *zredukowany allel penetracyjny* (RPA). Może ona powodować objawy zwykle w późniejszym okresie życia dorosłego [634]. Istnieje maksymalne ryzyko 60%, że osoba z RPA będzie miała objawy w wieku 65 lat, a 70%, że będzie miała objawy w wieku 75 lat [634].

3- 27 do 35 powtórzeń: *allel pośredni* (IA), lub *duży allel normalny*. Nie ma to związku z chorobą objawową u badanej osoby, ale może się rozszerzyć po dalszym dziedziczeniu, dając objawy u potomstwa [634].

4- 26 lub mniej powtórzeń: Nie związane z HD [634].

Badanie przed wystąpieniem objawów jest wydarzeniem zmieniającym życie i bardzo osobistą decyzją. Głównym powodem wyboru testów na HD jest pomoc w podejmowaniu decyzji zawodowych i rodzinnych. [596]. Przed 1993 r. nie istniał dostępny test dla osób, które mogłyby dowiedzieć się, czy są nosicielami genu Huntingtona. W tamtym czasie badania wykazały, że 50-70% osób z grupy ryzyka byłoby zainteresowanych wykonaniem badań, ale ponieważ badania predykcyjne oferowano znacznie mniej możliwości wyboru badania [635]. Ponad 95% osób z ryzykiem dziedziczenia HD nie przeprowadza badań, głównie z powodu braku leczenia [596]. Kluczową kwestią jest niepokój, jaki odczuwa dana osoba, nie wiedząc, czy w końcu rozwinie się HD, w porównaniu z wpływem pozytywnego wyniku. Niezależnie od wyniku stwierdzono, że poziom stresu jest niższy dwa lata po badaniu, ale ryzyko samobójstwa jest zwiększone po uzyskaniu pozytywnego wyniku testu. Osoby, u których stwierdzono, że nie odziedziczyły tego zaburzenia, mogą odczuwać winę za przeżycie w stosunku do członków rodziny, którzy zostali nim dotknięci [596]. Inne czynniki brane pod uwagę podczas rozważań nad badaniem obejmują możliwość dyskryminacji oraz implikacje wyniku dodatniego, co zazwyczaj oznacza, że rodzic ma dotknięty gen i że rodzeństwo danej osoby będzie zagrożone jego dziedziczeniem [596]. W jednym z badań dyskryminacja genetyczna została stwierdzona u 46% osób zagrożonych HD. Występowało ono w większym stopniu w stosunkach osobistych niż w ubezpieczeniach zdrowotnych czy stosunkach pracy [636]. Doradztwo genetyczne w HD może zapewnić informacje, porady i wsparcie przy podejmowaniu wstępnych decyzji, a następnie, jeśli zostanie wybrane, na wszystkich etapach procesu testowania [637]. Ze względu na implikacje tego testu, pacjenci, którzy chcą poddać się testom, muszą ukończyć trzy sesje doradcze, które dostarczają informacji o Huntington'ie [638].

Porady i wytyczne dotyczące stosowania testów genetycznych w HD stały się modelami dla innych zaburzeń genetycznych, takich jak ataksje móżdżkowe o autosomalnie dominującej pozycji [596], [639], [640]. Badania przedobjawowe w kierunku HD wpłynęły również na badania w kierunku innych chorób o podłożu genetycznym, takich jak policystyczna choroba nerek, rodzinna choroba Alzheimera i rak piersi [639]. Europejska Sieć ds. Jakości Genetyki Molekularnej (European Molecular Genetics Quality Network) opublikowała coroczny zewnętrzny program oceny jakości dla molekularnych badań genetycznych w kierunku HD i opracowała wytyczne dotyczące najlepszych praktyk w zakresie badań genetycznych w kierunku HD, aby pomóc w testowaniu i zgłaszaniu wyników [641].

Diagnostyka genetyczna przedimplantacyjna

Zarodki wyprodukowane przy użyciu zapłodnienia *in vitro* mogą być badane genetycznie pod kątem HD przy użyciu preimplantacyjnej diagnostyki genetycznej (GTP). Technika ta, w której jedna lub dwie komórki są pobierane z typowego zarodka 4- lub 8-komórkowego, a następnie badane pod kątem nieprawidłowości genetycznych, może być następnie stosowana w celu zapewnienia, że zarodki dotknięte genami HD nie zostaną wszczepione, a zatem żadne potomstwo nie odziedziczy choroby. Niektóre formy preimplantacyjnej diagnostyki genetycznej, nieujawnianie, pozwalają osobom z grup ryzyka na posiadanie potomstwa wolnego od HD bez ujawniania własnego genotypu rodzicielskiego, nie dając żadnej informacji o tym, czy same są przeznaczone do rozwoju HD. W badaniach wykluczających DNA zarodków jest porównywane z DNA rodziców i dziadków, aby uniknąć dziedziczenia regionu chromosomalnego zawierającego gen HD od dotkniętego dziadkiem. W badaniach bez ujawniania informacji, w macicy wymieniane są tylko wolne od choroby zarodki, podczas gdy genotyp rodzicielski, a więc i ryzyko rodzicielskie dla HD, nigdy nie jest ujawniane [642] , [643].

Badania prenatalne

Możliwe jest również uzyskanie diagnozy prenatalnej zarodka lub płodu w łonie matki, przy użyciu płodowego materiału genetycznego pozyskanego w wyniku pobrania próbki z kosmyków kosmówki. Amniopunkcja może być wykonana, jeśli ciąża jest w dalszym ciągu, w ciągu 14-18 tygodni. Zabieg ten polega na badaniu płynu owodniowego otaczającego dziecko w poszukiwaniu wskaźników mutacji HD [644]. To również może być połączone z testami wykluczającymi, aby uniknąć ujawnienia genotypu rodzicielskiego. Badania prenatalne mogą być wykonywane, gdy u rodzica zdiagnozowano HD, gdy przeprowadzono badania genetyczne wykazujące ekspansję genu HTT lub gdy ma on 50% szans na odziedziczenie choroby. Rodzicom można doradzić, jakie są ich możliwości, w tym przerwanie ciąży oraz trudności dziecka z rozpoznanym genem [645] , [646]. Ponadto, w ryzykownych ciążach z powodu dotkniętego partnera płci męskiej, nieinwazyjna diagnostyka prenatalna może być przeprowadzona poprzez analizę bezkomórkowego DNA płodu w próbce krwi pobranej od matki za pomocą nakłucia żyły, pomiędzy szóstym a dwunastym tygodniem ciąży. Nie ma w nim ryzyka poronienia związanego z procedurą, z wyjątkiem zanieczyszczenia igłą [634].

Diagnoza różnicowa

Około 99% rozpoznań HD opartych na typowych objawach i rodzinnej historii choroby jest potwierdzanych przez badania genetyczne, które potwierdzają, że rozszerzony trinukleotyd powtarza się, co powoduje HD. Większość pozostałych to zespoły HDL (HD-like) [596] , [647]. Przyczyna większości chorób HDL jest nieznana, ale te o znanych przyczynach wynikają z mutacji genu białka Priona (HDL1), genu junktofiliny 3 (HDL2), recesywnie dziedziczonego nieznanego genu HDL3, występującego tylko w dwóch rodzinach i słabo poznanego, oraz genu kodującego białko wiążące skrzynkę TATA, SCA17, czasami nazywanego HDL4. Inne autosomalne choroby dominujące, które mogą być błędnie zdiagnozowane jako HD to atrofia dentatorubral-pallidoluysian i neuroferytinopatia. Istnieją również autosomalne zaburzenia recesywne, które przypominają sporadyczne przypadki HD. Należą do nich pląsawica akantocytoza i neurodegeneracja związana z kinazą pantotenową. Jednym z takich zaburzeń typu X jest zespół McLeoda [647].

Zabiegi dla HD.

Nie ma lekarstwa na HD, ale dostępne są leki zmniejszające nasilenie niektórych objawów [648]. W przypadku tych metod leczenia dowody potwierdzające ich skuteczność w leczeniu objawów HD są niepełne [596], [649]. Wraz z postępującą chorobą zmniejsza się zdolność do samodzielnej opieki nad sobą, coraz bardziej potrzebna staje się ostrożnie prowadzona opieka multidyscyplinarna [596]. Chociaż przeprowadzono stosunkowo niewiele badań nad ćwiczeniami i terapiami, które pomagają w rehabilitacji objawów poznawczych HD, istnieją pewne dowody na przydatność fizykoterapii, terapii zajęciowej i logopedii [596]. Stwierdzono związek pomiędzy spożywaniem kofeiny a wcześniejszym wiekiem zachorowania na chorobę Huntingtona, [650], [651], ale ponieważ ustalenie to opierało się na retrospektywnych danych z kwestionariusza, a nie na ślepych, randomizowanych badaniach klinicznych czy badaniach kontrolnych, praca ta jest słabą podstawą do podejmowania decyzji dotyczących stylu życia [652].

Terapia dla HD

Utrata masy ciała i problemy z jedzeniem spowodowane dysfagią i innymi zaburzeniami koordynacji mięśni są powszechne, co sprawia, że zarządzanie żywieniem staje się coraz ważniejsze w miarę postępu choroby. Środki zagęszczające mogą być dodawane do płynów, ponieważ grubsze płyny są łatwiejsze i bezpieczniejsze do przełknięcia. Przypominanie osobie dotkniętej chorobą o powolnym jedzeniu i przyjmowaniu mniejszych kawałków jedzenia do ust może być również przydatne w zapobieganiu udławieniu się [596]. Jeśli jedzenie staje się zbyt niebezpieczne lub niekomfortowe, istnieje możliwość zastosowania przezskórnej endoskopowej gastrostomii. Jest to rurka zasilająca, na stałe połączona przez brzuch z żołądkiem, co zmniejsza ryzyko zasysania pokarmu i zapewnia lepsze zarządzanie żywieniem [653]. Zalecana jest ocena i postępowanie przez patologów mowy i języka, którzy mają doświadczenie w HD [596].

Osoby z HD mogą spotkać się z fizykoterapeutą w celu nieinwazyjnego i nie leczniczego leczenia objawów fizycznych. Terapeuci fizyczni mogą wdrożyć ocenę ryzyka upadku i zapobieganie mu, a także ćwiczenia wzmacniające, rozciągające i kardiologiczne. W razie potrzeby mogą zostać przepisane pomoce do chodzenia. Terapeuci fizjoterapeuci zalecają również ćwiczenia oddechowe i techniki oczyszczania dróg oddechowych wraz z rozwojem chorób układu oddechowego [654]. Wytyczne konsensualne dotyczące fizjoterapii w HD zostały opracowane przez Europejską Sieć HD [654]. Celem wczesnych interwencji rehabilitacyjnych jest zapobieganie utracie funkcji. Uczestnictwo w programach rehabilitacyjnych we wczesnym i średnim stadium choroby może być korzystne, ponieważ przekłada się na długotrwałe utrzymanie sprawności ruchowej i funkcjonalnej. Rehabilitacja w późnym stadium ma na celu wyrównanie strat motorycznych i funkcjonalnych [655]. W celu długoterminowego, niezależnego zarządzania terapeuta może opracować domowe programy ćwiczeń dla odpowiednich osób [656]. Dodatkowo coraz więcej osób z HD zwraca się do opieki paliatywnej, której celem jest poprawa jakości życia poprzez leczenie objawów i stresu związanego z ciężką chorobą, oprócz innych metod leczenia [657].

Leki stosowane w HD

Tetrabenazyna została zatwierdzona w 2000 roku do leczenia pląsawicy w HD w Unii Europejskiej (UE), a w 2008 roku w USA (ryc. 67), [658]. Inne leki, które pomagają zmniejszyć pląsawicę, to neuroleptyki i benzodiazepiny [597]. Związki takie jak amantadyna lub resztki cementu są nadal badane, ale wykazały wstępne pozytywne wyniki [596]. Hipokinezję i sztywność, zwłaszcza u młodzieży, można leczyć lekami antyparkinezjańskimi, a hiperkinezję miokloniczną kwasem walproinowym [597]. Wstępne dowody wskazują, że kwas etylo-eikozapentynowy poprawia objawy ruchowe w ciągu jednego roku [659]. Objawy psychiczne mogą być leczone lekami podobnymi do tych stosowanych w populacji ogólnej [596], [649]. Selektywne inhibitory wychwytu zwrotnego serotoniny i mirtazapina są zalecane w przypadku depresji, natomiast nietypowe leki przeciwpsychotyczne są zalecane w przypadku psychozy i problemów behawioralnych [659]. Zaleca się stosowanie specjalistycznego wkładu neuropsychiatrycznego, ponieważ osoby mogą wymagać długotrwałego leczenia wieloma lekami w połączeniu [596].

Edukacja dla rodziny z pacjentami z HD

Rodziny osób i całe społeczeństwo, które odziedziczyły lub są zagrożone dziedziczeniem HD, mają całe pokolenia doświadczeń związanych z HD, ale mogą nie być świadome ostatnich przełomów w rozumieniu tej choroby oraz dostępności badań genetycznych. Doradztwo genetyczne przynosi korzyści tym osobom poprzez aktualizację ich wiedzy, dążenie do obalenia wszelkich nieuzasadnionych przekonań, jakie mogą mieć, oraz pomaganie im w rozważaniu przyszłych opcji i planów. Uwzględniono również informacje dotyczące wyborów związanych z planowaniem rodziny, zarządzaniem opieką i innymi kwestiami [596], [660].

Rokowanie w HD

Długość powtórzeń trinukleotydu stanowi 60% zmienności wieku, w którym pojawiają się objawy i progresja tempa (tabela 4). Dłuższe powtórzenie skutkuje wcześniejszym wiekiem wystąpienia i szybszym postępem objawów [596], [661]. Osoby z ponad sześćdziesięcioma powtórzeniami często rozwijają chorobę przed 20. rokiem życia, natomiast osoby z mniej niż 40 powtórzeniami mogą nigdy nie wykazywać zauważalnych objawów [662]. Pozostałe odchylenia wynikają z czynników środowiskowych i innych genów, które wpływają na mechanizm choroby. Średnia długość życia w HD wynosi około 20 lat po wystąpieniu widocznych objawów [596]. Większość zagrażających życiu powikłań wynika z koordynacji mięśniowej oraz, w mniejszym stopniu, ze zmian behawioralnych wywołanych pogarszającą się funkcją poznawczą. Największym ryzykiem jest zapalenie płuc, które powoduje śmierć u jednej trzeciej osób z HD. Ponieważ zdolność do synchronizacji ruchów pogarsza się, trudności w oczyszczaniu płuc i zwiększone ryzyko aspiracji pokarmów lub napojów zwiększają ryzyko zachorowania na zapalenie płuc. Drugim największym ryzykiem są choroby serca, które powodują prawie jedną czwartą zgonów osób z HD. Inne związane z tym ryzyko to udławienie się, uraz fizyczny spowodowany upadkiem i niedożywienie [596]. Trzecią co do wielkości przyczyną zgonów jest samobójstwo - 7,3% osób z HD odbiera sobie życie, a nawet 27% próbuje to zrobić. Nie jest jasne, w jakim stopniu na myśli samobójcze wpływają objawy behawioralne, ponieważ oznaczają one chęć uniknięcia późniejszych etapów choroby [663], [664], [665].

Ewolucja epidemiologiczna w HD

Późne pojawienie się choroby Huntingtona oznacza, że zwykle nie wpływa ona na rozmnażanie. Rozpowszechnienie HD na świecie wynosi 5-10 przypadków na 100 000 osób, [666] , [667], ale różni się znacznie pod względem geograficznym ze względu na pochodzenie etniczne, migrację lokalną i wcześniejsze wzorce imigracyjne [596]. Przewaga jest podobna dla mężczyzn i kobiet. Wskaźnik występowania jest najwyższy u ludów pochodzenia zachodnioeuropejskiego, średnio około 7 na 100 000 osób, a niższy w pozostałych częściach świata, np. jeden na milion osób pochodzenia azjatyckiego i afrykańskiego. Badanie epidemiologiczne z 2013 r. dotyczące częstości występowania HD w Wielkiej Brytanii w latach 1990-2010 wykazało, że średnia częstość występowania w Wielkiej Brytanii wynosiła 12,3 na 100 000 [596] [668]. Dodatkowo, niektóre obszary zlokalizowane mają znacznie wyższą chorobowość niż ich średnia regionalna. Jedna z najwyższych zachorowań występuje w odizolowanych populacjach Barranquitas i Lagunetas nad jeziorem Maracaibo w regionie Wenezueli, (ryc. 25), gdzie HD dotyka nawet 700 na 100 000 osób [596] , [669].

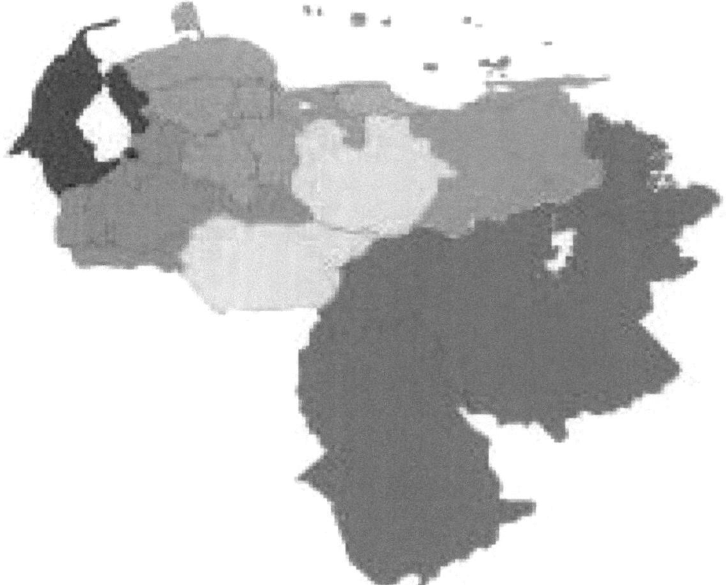

Rysunek 25. Region Żuławski, na zachodzie, jest regionem pomalowanym na czerwono.

Inne obszary o wysokiej lokalizacji znajdują się w Tasmanii oraz w określonych regionach Szkocji, Walii i Szwecji [665]. Wzrost rozpowszechnienia w niektórych przypadkach wynika z lokalnego efektu założycielskiego, historycznej migracji nosicieli na obszar izolacji geograficznej [665], [670]. Niektóre z tych nosicieli zostały odnalezione w badaniach genealogicznych od setek lat [665]. Haplotypy genetyczne mogą również dawać wskazówki dotyczące geograficznych różnic w częstości występowania [665] , [671]. Przeciwnie, Islandia ma dość niską częstość występowania, która wynosi 1 na 100 000 osób, pomimo tego, że Islandczycy jako naród pochodzą z wczesno-germańskich plemion skandynawskich. Dały one również początek Szwedom; wszystkie przypadki, z wyjątkiem jednego sięgającego blisko dwóch stuleci wstecz, pochodzącego od potomstwa pary żyjącej na początku XIX wieku [672]. Również Finlandia ma niską częstość występowania tylko 2,2 na 100.000 osób [673]. Do czasu odkrycia testu genetycznego, statystyka mogła zawierać jedynie kliniczną diagnozę opartą na objawach fizycznych i historii rodzinnej HD, z wyłączeniem tych, którzy zmarli z innych przyczyn przed postawieniem diagnozy. Przypadki te można obecnie uwzględnić w statystykach; a w miarę jak test stanie się coraz szerzej dostępny, szacunki dotyczące częstości występowania i zachorowalności na to zaburzenie prawdopodobnie wzrosną [665] , 674].

Historia HD

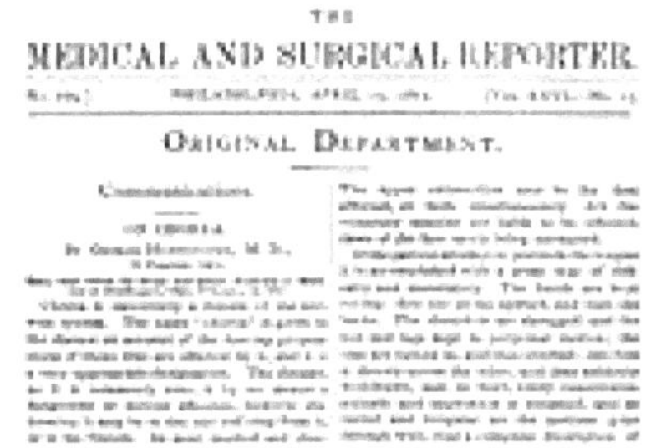

THE
MEDICAL AND SURGICAL REPORTER

ORIGINAL DEPARTMENT.

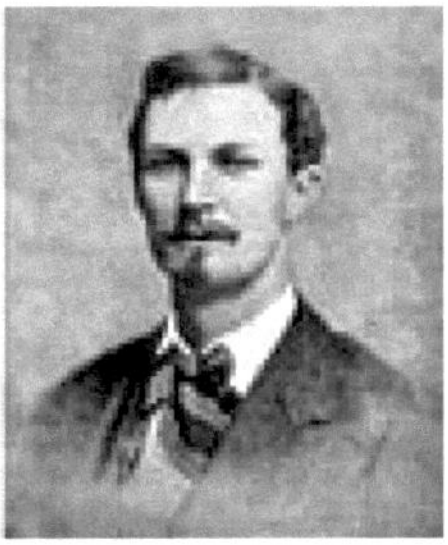

Rysunek 26. W 1872 roku George Huntington opisał to zaburzenie w swojej pierwszej pracy "On Chorea" w wieku 22 lat [675].

Chociaż Huntington's jest uznawany za zaburzenie przynajmniej od czasów średniowiecza, jego przyczyna nie była znana do niedawna. Huntington'owie nadawano różne nazwy w całej tej historii, ponieważ zmieniło się zrozumienie tej choroby. Pierwotnie nazywano ją po prostu "pląsawicą" w związku z szarpiącymi ruchami tanecznymi związanymi z chorobą, natomiast HD nazywano również "pląsawicą dziedziczną" i "przewlekłą pląsawicą postępową" [676]. Pierwsza zdecydowana wzmianka o HD została zawarta w liście C. O. Watersa, opublikowanym w pierwszym wydaniu "Practice of Medicine" Robley'a Dunglisona w 1842 roku. Wody opisywały "formę pląsu, wulgarnie nazywaną magrums", w tym dokładne opisy pląsu, jego progresji i silnej dziedziczności choroby. W 1846 r. C. Gorman obserwował, jak wyższa chorobowość występowała w rejonach zlokalizowanych. J. C. Lund opracował również wczesny opis w 1860 roku [677], a niezależnie od Gormana i Watersa, obaj studenci Dunglison w Jefferson Medical College w Filadelfii, [677] , [678]. Lunds w szczególności zauważył, że w Setesdalen, ustronnej dolinie górskiej w Norwegii, występowała wysoka częstość występowania demencji związanej ze schematem zaburzeń ruchu szarpanego, który występował w rodzinach [679].

Pierwszy dokładny opis choroby został sporządzony przez George'a Huntingtona w 1872 roku. Badając połączoną historię medyczną kilku pokoleń rodziny wykazującej podobne objawy, zdał sobie sprawę, że ich stan musi być powiązany; jako pierwszą pracę przedstawił swoją szczegółową i dokładną definicję choroby (ryc. 63). Huntington opisał dokładny wzór dziedziczenia autosomalnej choroby dominującej na lata przed ponownym odkryciem przez naukowców dziedzictwa Mendeliana. "Z jego dziedzicznej natury. Kiedy jedno z rodziców lub oboje wykazują objawy choroby ..., jedno lub więcej potomstwa prawie zawsze cierpi na tę chorobę ... Ale jeśli przez przypadek te dzieci przejdą przez życie bez niej, nić zostanie złamana, a wnuki i prawnuki oryginalnych shakerów mogą być pewni, że są wolne od choroby." [675] , [680].

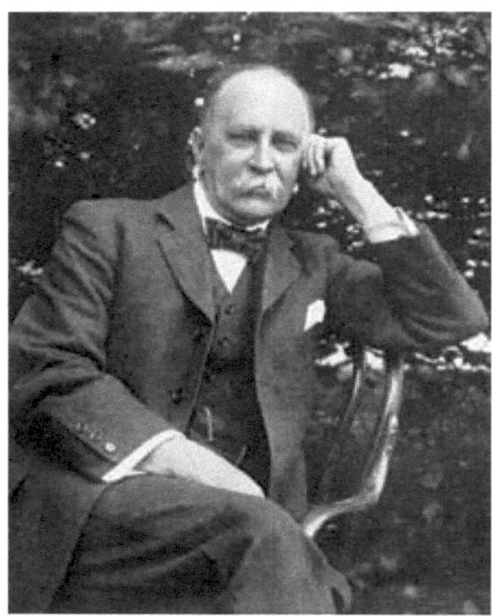

Rysunek 27. Sir William Osler ok. 1912 r.

Sir William Osler (Ryc. 27) interesował się zaburzeniami i pląsawicą w ogóle i był pod wrażeniem pracy Huntingtona, który stwierdził: "W historii medycyny niewiele jest przypadków, w których choroba została dokładniej, bardziej graficznie lub krótko opisana". [677] , [681]. Nieustanne zainteresowanie Oslera HD, w połączeniu z jego wpływami w dziedzinie medycyny, pomogło w szybkim rozpowszechnieniu świadomości i wiedzy na temat tego zaburzenia w całym środowisku medycznym [677]. Dużym zainteresowaniem cieszyli się naukowcy w Europie, w tym L. Landouzy, Désiré-Magloire, Bourneville, C. Golgi i J. Dejerine, a do końca stulecia większość badań nad HD miała europejskie pochodzenie. Pod koniec XIX wieku w wielu krajach opublikowano badania i raporty dotyczące HD, a choroba ta została uznana za chorobę o zasięgu światowym [677].

Podczas ponownego odkrycia dziedziczenia mendeliańskiego na przełomie XIX i XX wieku HD była nieśmiało wykorzystywana jako przykład dziedziczenia autosomalnego dominującego [677]. W. Bateson wykorzystał rodowody dotkniętych rodzin do ustalenia, że HD miała autosomalnie dominujący wzór dziedziczenia [678]. Schemat dziedziczenia skłonił kilku badaczy, w tym S. Jelliffe'a, do podjęcia próby odnalezienia i połączenia członków rodziny z poprzednich badań [677]. Jelliffe zebrał informacje z całego Nowego Jorku i opublikował kilka artykułów dotyczących genealogii HD w Nowej Anglii [682]. Badania Jelliffe'a wzbudziły zainteresowanie jego college'u. C. Davenport, który zlecił E. Muncey'owi przeprowadzenie pierwszego w USA badania terenowego nad rodzinami z HD i zbudowanie ich rodowodów [683]. Davenport wykorzystał te informacje do udokumentowania zmiennego wieku wystąpienia i zakresu objawów HD; twierdził, że większość przypadków HD w USA można przypisać kilku osobom [683]. Badania te zostały dodatkowo upiększone w 1932 r. przez P. Vessie, który spopularyzował ideę, że trzej bracia, którzy wyjechali z Anglii w 1630 r. do Bostonu, byli przodkami HD w USA [684]. Twierdzenie, że najwcześniejsi potomkowie byli ustaleni, a eugeniczne uprzedzenia w pracy Muncey'a, Davenporta i Vessie'ego przyczyniły się do nieporozumień i uprzedzeń dotyczących

HD [678]. Muncey i Davenport spopularyzowali również pogląd, że w przeszłości niektórzy cierpiący na HD mogli być uważani za opętanych przez duchy lub ofiary czarów, a czasami byli odrzucani lub wyrzucani przez społeczeństwo [685] , [686]. Ten pomysł nie został udowodniony. Naukowcy znaleźli przeciwne dowody; na przykład, społeczność rodziny badanej przez George'a Huntingtona otwarcie przyjmowała tych, którzy wykazywali objawy HD [678] , [685].

Poszukiwanie przyczyny tego schorzenia znacznie nasiliło się w 1968 roku, kiedy to powołano do życia Fundację Chorób Dziedzicznych (HDF), którą założył M. Wexler, psychoanalityk z Los Angeles w Kalifornii, którego żona Leonore Sabin została wcześniej w tym roku zdiagnozowana z HD [687]. Trzej bracia żony Wexlera również cierpieli na tę chorobę. Fundacja była zaangażowana w rekrutację ponad 100 naukowców w ramach Huntington's Disease Collaborative Research Project, którzy przez 10 lat pracowali nad zlokalizowaniem odpowiedzialnego genu. Dzięki HDF w 1979 roku rozpoczął się trwający w USA i Wenezueli projekt współpracy w zakresie badań nad chorobą Huntingtona, który w 1983 roku stał się dużym przełomem dzięki odkryciu przybliżonej lokalizacji genu przyczynowego [670]. Był to wynik szeroko zakrojonych badań dotyczących populacji dwóch odizolowanych wiosek wenezuelskich, Barranquitas i Lagunetas, nad jeziorem Maracaibo w stanie Zulia, gdzie występowała niezwykle wysoka zachorowalność na tę chorobę (ryc. 25). Uczestniczyło w nim ponad 18.000 osób, w większości z jednej rozszerzonej rodziny. W ramach projektu opracowano m.in. metody znakowania DNA, które były ważnym krokiem w realizacji projektu dotyczącego ludzkiego genomu [688]. W 1993 roku grupa badawcza wyizolowała precyzyjny gen przyczynowy w punkcie 4p16,3 [689], co czyni z niego pierwszy autosomalny locus choroby stwierdzony za pomocą analizy powiązań genetycznych [689], [690]. W tym samym czasie dokonywano kluczowych odkryć dotyczących mechanizmów zaburzeń, w tym ustaleń grupy badawczej Anity Harding na temat wpływu długości genu [691]. W 1983 r. Fundacja na rzecz Dziedzicznej Choroby jako pierwsza zastosowała markery DNA, aby odkryć okolice genu choroby Huntingtona. Po tym odkryciu, Fundacja Chorób Dziedzicznych była pionierem wielu technologii mapowania i odnajdywania genów. Dekadę później zidentyfikowaliśmy specyficzny gen choroby Huntingtona, jego defekt i kodujące go białko, odblokowując krytyczną wiedzę potrzebną do znalezienia lekarstwa. Fundacja koncentruje się na leczeniu choroby Huntingtona, nie tylko ze względu na jej niszczycielskie skutki dla osób i rodzin z tą chorobą, ale również dlatego, że jest ona modelem leczenia innych zaburzeń mózgu, takich jak choroby Parkinsona, Alzheimera i Lou Gehriga (ALS).

Modelowanie choroby u różnych typów zwierząt, jak np. opracowana w 1996 r. mysz transgeniczna, umożliwiło przeprowadzenie doświadczeń na większą skalę. Ponieważ zwierzęta te mają szybszą przemianę materii i znacznie krótszą żywotność niż ludzie, wyniki doświadczeń są otrzymywane szybciej, co przyspiesza badania. Odkrycie w 1997 roku błędnego złożenia się fragmentów mHTT (rys. 45, 53) doprowadziło do odkrycia inkluzji jądrowych, które powodują. Postępy te doprowadziły do coraz szerszych badań nad białkami związanymi z tą chorobą, potencjalnymi metodami leczenia farmakologicznego, metodami opieki i samym genem [677] , [692]. Choroba ta była wcześniej nazywana "pląsawicą Huntingtona", ale termin ten został zastąpiony przez HD, ponieważ nie u wszystkich chorych występuje pląsawica oraz ze względu na znaczenie problemów poznawczych i behawioralnych [693].

Kwestie etyczne w HD

HD, a w szczególności zastosowanie testu genetycznego na tę chorobę, podniosło kilka kwestii etycznych. Kwestie związane z badaniami genetycznymi obejmują określenie stopnia dojrzałości osoby fizycznej przed uznaniem jej za kwalifikującą się do badania, zapewnienie poufności wyników oraz umożliwienie przedsiębiorstwom wykorzystywania wyników badań przy podejmowaniu decyzji dotyczących zatrudnienia, ubezpieczenia na życie lub innych kwestii finansowych. Były kontrowersje, kiedy C. Davenport zaproponował w 1910 roku, aby obowiązkowa sterylizacja i kontrola imigracyjna były stosowane w odniesieniu do osób cierpiących na pewne choroby, w tym HD, stanowiące część ruchu eugenicznego [694]. Zapłodnienie in vitro ma pewne problemy związane z wykorzystaniem zarodków. Niektóre badania nad HD mają problemy etyczne związane z wykorzystaniem testów na zwierzętach i embrionalnych komórek macierzystych [695] , [696].

Opracowanie dokładnego testu diagnostycznego w kierunku HD wywołało społeczne, prawne i etyczne obawy dotyczące dostępu do wyników badania i ich wykorzystania [697] , [698]. Wiele wytycznych i procedur badawczych ma ścisłe procedury dotyczące ujawniania i poufności, aby umożliwić osobom fizycznym podjęcie decyzji, kiedy i jak otrzymać ich wyniki, a także komu są one udostępniane [596]. Instytucje finansowe i przedsiębiorstwa stoją przed pytaniem, czy przy ocenie danej osoby, np. w przypadku ubezpieczenia na życie lub zatrudnienia, należy wykorzystywać wyniki badań genetycznych. Brytyjskie firmy ubezpieczeniowe uzgodniły z Departamentem Zdrowia i Opieki Społecznej, że do 2017 r. klienci nie muszą ujawniać im wyników badań genetycznych prognostycznych, ale umowa ta wyraźnie wyklucza zatwierdzony przez rząd test dla firmy Huntington's przy pisaniu polis o wartości ponad 500 000 GB[3] [699] , [700]. Podobnie jak w przypadku innych nieuleczalnych schorzeń genetycznych, których wystąpienie jest późniejsze, przeprowadzenie badań przedobjawowych u dziecka lub nastolatka jest wątpliwe z etycznego punktu widzenia, ponieważ nie przyniosłoby żadnych korzyści medycznych dla tej osoby. Istnieje zgoda co do tego, by testować tylko te osoby, które są uważane za dojrzałe poznawczo, choć istnieje przeciwny argument, że rodzice mają prawo do podejmowania decyzji w imieniu swojego dziecka. Z powodu braku skutecznego leczenia, badanie osoby poniżej prawnie określonego wieku, która nie jest oceniana jako kompetentna, w większości przypadków jest uważane za nieetyczne [619] , [701] , [702]. Istnieją obawy etyczne związane z prenatalnymi badaniami genetycznymi lub preimplantacyjną diagnostyką genetyczną w celu zapewnienia, że dziecko nie urodzi się z daną chorobą. Na przykład badania prenatalne podnoszą kwestię aborcji selektywnej, którą niektórzy uważają za niedopuszczalną [703]. Ponieważ jest to choroba dominująca, istnieją trudności w sytuacjach, w których rodzic nie chce znać swojej własnej diagnozy. Wymagałoby to zachowania części procesu w tajemnicy przed rodzicem [703].

Organizacje działające na rzecz wspierania HD

W 1968 roku, po doświadczeniu HD w rodzinie żony, M. Wexler został zainspirowany do założenia Fundacji Choroby Dziedzicznej (HDF), której celem jest leczenie chorób genetycznych poprzez koordynację i wspieranie badań [593]. Fundacja i córka Wexlera, Nancy Wexler, były kluczowymi członkami zespołu badawczego w Wenezueli, który odkrył gen HD [593]. W tym samym czasie, w którym powstała HDF, Marjorie Guthrie pomogła założyć Komitet do Walki z HD, który obecnie nosi nazwę Amerykańskiego Towarzystwa Chorób Huntingtona, po tym jak jej mąż Woody Guthrie (ryc. 28) zmarł na powikłania HD [594]. Od tego czasu w wielu krajach na całym świecie powstały organizacje wspierające i badawcze, które przyczyniły się do zwiększenia świadomości społecznej w zakresie HD. Wiele z nich współpracuje w ramach organizacji patronackich, takich jak Międzynarodowe Stowarzyszenie Huntingtonów i europejska sieć HD [704].

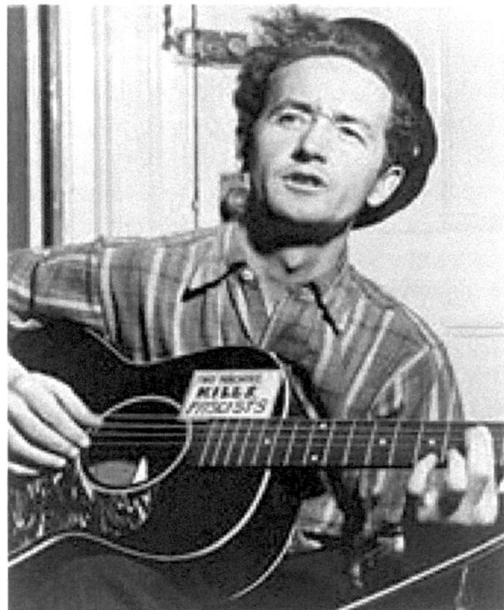

Rysunek 28. Śmierć Woody'ego Guthrie doprowadziła do powstania Komitetu Zwalczania Choroby Huntingtona.

Wiele organizacji wspierających organizuje coroczną imprezę mającą na celu podnoszenie świadomości w zakresie HD, a niektóre z nich uzyskały poparcie swoich rządów. Na przykład, 6 czerwca jest wyznaczony przez Senat USA jako "National Huntington's Disease Awareness Day" [705]. Największym fundatorem badań nad chorobą Huntingtona na świecie pod względem wydatków finansowych [706] jest Fundacja "Cure Huntington's Disease Initiative" (CHDI), amerykańska fundacja biomedyczna typu non-profit, której celem jest "szybkie odkrywanie i opracowywanie leków opóźniających lub spowalniających chorobę Huntingtona" [707]. CHDI było wcześniej znane jako Fundacja Wysokiego Q. W 2006 roku wydał 50 milionów dolarów na badania nad HD [706]. CHDI współpracuje z wieloma laboratoriami akademickimi i komercyjnymi na całym świecie i angażuje się w nadzór i zarządzanie projektami badawczymi, a także w finansowanie [708]. Wiele organizacji istnieje, aby wspierać i informować osoby dotknięte HD.

Badania i neuropatologia w HD w celu znalezienia funkcji HTT

Badania nad mechanizmem HD koncentrowały się na określeniu funkcjonowania Huntingtiny (HTT), tego, jak zmutowana Huntingtina (mHTT) różni się lub zakłóca jej działanie oraz patologii mózgu, którą wytwarza ta choroba (rys. 64, 65, 66). Badania prowadzone są z wykorzystaniem metod *in vitro*, modeli zwierzęcych i ludzkich wolontariuszy.

Modele zwierzęce mają kluczowe znaczenie dla zrozumienia podstawowych mechanizmów wywołujących chorobę oraz dla wsparcia wczesnych etapów rozwoju leku [692]. Zwierzęta z chemicznie indukowanym urazem mózgu wykazują objawy podobne do HD i były początkowo stosowane, ale nie naśladowały one postępujących cech choroby [709]. Identyfikacja genu przyczynowego umożliwiła opracowanie wielu transgenicznych modeli zwierzęcych, w tym robaków nicieni, muszek owocowych *Drosophila*, myszy, szczurów, owiec, świń i małp, które wyrażają zmutowaną Huntingtin i rozwijają postępujące neurodegenerację i objawy podobne do HD [692].

Prowadzone są badania nad wieloma różnymi podejściami mającymi na celu zapobieganie HD lub spowolnienie jej rozwoju. Strategie modyfikacji chorób można zasadniczo podzielić na trzy kategorie: 1- obniżenie poziomu zmutowanego białka Huntingtina, w tym łączenie genów i wyciszanie genów; 2- podejścia mające na celu poprawę przeżycia neuronów poprzez zmniejszenie szkód powodowanych przez to białko w specyficznych szlakach i mechanizmach komórkowych, w tym homeostazy białka i hamowania deacetylazy histonowej; oraz 3- strategie zastępowania utraconych neuronów. Opracowywane są nowe terapie mające na celu poprawę funkcjonowania mózgu, produkujące terapie objawowe, a nie modyfikujące chorobę, w tym inhibitory fosfodiesterazy [710], [711].

Redukcja produkcji Huntingtinu w celu zmniejszenia HD

Wyciszanie genów ma na celu zmniejszenie produkcji zmutowanego białka, ponieważ pojedynczy dominujący gen kodujący toksyczne białko powoduje HD. Eksperymenty wyciszania genów w modelach myszy wykazały, że gdy ekspresja mHTT jest zmniejszona, objawy ulegają poprawie [712]. Bezpieczeństwo niealetycznego wyciszania genów RNAi i ASO zostało obecnie wykazane u myszy i dużych, podobnych do ludzkich mózgów naczelnych [713], [714]. Alle specyficzne próby wyciszania próbuje uciszyć zmutowanego HTT pozostawiając dziki typ HTT nietknięty. Jednym ze sposobów osiągnięcia tego celu jest identyfikacja polimorfizmów obecnych tylko w jednym allelu i wytwarzanie leków wyciszających geny, które są ukierunkowane na polimorfizmy tylko w zmutowanym allelu [715]. Pierwsze badanie wyciszania genów z udziałem chorych na HD rozpoczęło się w 2015 roku, badając bezpieczeństwo stosowania IONIS-HTTRx, produkowanego przez Ionis Pharmaceuticals i prowadzonego przez UCL Institute of Neurology [716] , [717]. Mutant huntingtin został wykryty i oznaczony ilościowo po raz pierwszy w płynie mózgowo-rdzeniowym z nosicieli mutacji HD w 2015 roku przy użyciu nowego jednomolekularnego testu immunologicznego [718] zapewniającego bezpośredni sposób oceny, czy leczenie obniżające poziom Huntingtinu przynosi pożądany efekt [719] , [720]. Podobnie, przy użyciu takich narzędzi jak CRISPR/Cas9 [711], bada się techniki dzielenia genów, aby spróbować naprawić genom z błędnym genem, który powoduje HD.

Poprawa przetrwania komórek w celu skorygowania uszkodzonych neuronów

Wśród podejść mających na celu poprawę przeżywalności komórek w obecności zmutowanej Huntingtiny są: korekta regulacji transkrypcji przy użyciu inhibitorów deacetylazy histonowej, modulacja agregacji Huntingtiny, poprawa metabolizmu i funkcji mitochondriów oraz przywrócenie funkcji synaps [712]. Terapia komórkami macierzystymi polega na zastąpieniu uszkodzonych neuronów przez przeszczepienie komórek macierzystych do uszkodzonych regionów mózgu. Eksperymenty przyniosły mieszane wyniki przy użyciu tej techniki w modelach zwierzęcych i wstępnych badaniach klinicznych na ludziach [721]. Niezależnie od ich przyszłego potencjału terapeutycznego, komórki macierzyste są już cennym narzędziem do badania HD w laboratorium [722]. W HD prowadzi się i planuje kilka badań klinicznych nowych eksperymentalnych metod leczenia [710]. Do związków, które nie zapobiegły lub spowolniły postęp HD w badaniach na ludziach, należą: koenzym Q10 remacemidu, riluzol, minocyklina kreatynowa, kwas etylowy eikozapentaenowy lub etylowy EPA, maślan fenylu i dimebon [723].

2.0 Materiały i metody

W poprzednich pracach analizowano rolę mózgu i móżdżku w produkcji umysłu [724], [725], [726], [727], [728], [729], [730], [731], aby zrozumieć rozwój społeczny i poznawczy oraz systemy nerwowe, które je wytworzyły. Wiele pomysłów na tekst zostało zaczerpniętych z Wikipedii i Encyklopedii Britannica. Liczne koncepcje zostały również uzyskane w osobistych doświadczeniach w leczeniu ponad 2.770 wolontariuszy z łuszczycą, łuszczycowym zapaleniem stawów i chorobami pokrewnymi, co zostało opublikowane w kilku artykułach [732] , [733] , [734] , [735] , [736] , [737] , [738] , [739] , 740] oraz w równoległym badaniu przeprowadzonym na 3.191 ochotnikach zaszczepionych amastigotami ze szczepionki przygotowanej do ochrony i leczenia leiszmanizy skórnej [741] , [742] , [743] , [744] , [745] , [746] preparatu znalezionego przez serendipitę do leczenia łuszczycy plackowatej.

3.0 Wyniki

3.1.1 Neuropatologia choroby Kuru

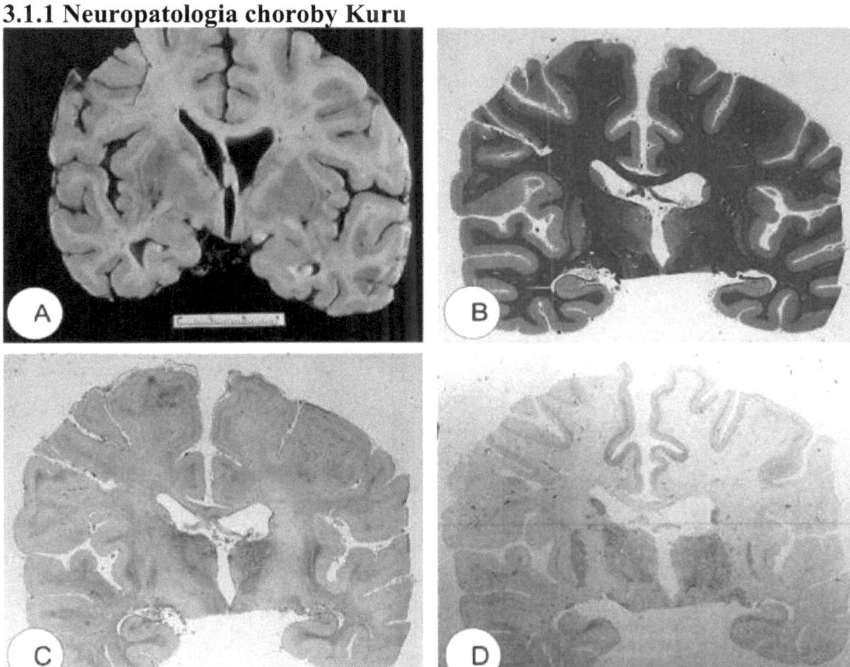

Rysunek 29. Makroskopowy widok kuru mózgu. **A)** Część koronowa. **(B)** Luxol szybka niebieska plama. **(C)** Plama Kanzlera do wykrywania astrocytów hiperplastycznych. **(D)** Immunohistochemia w odniesieniu do specyficznego dla pasażowalnej encefalopatii gąbczastej białka prionowego PrPTS [41].

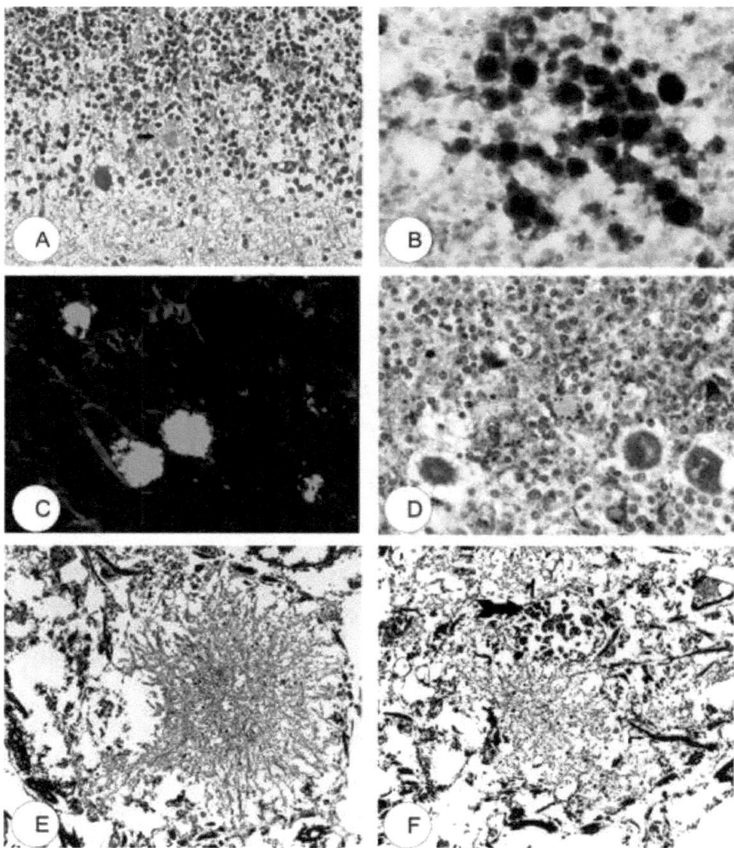

Rysunek 30. Kurwa tablice. **(A)** Hematoksylina i plama eozynowa (strzałka). **B)** Transmissible spongiform encephalopathy prion protein (PrPTSE) immunohistochemistry. **(C)** Konfokalna mikroskopia laserowa; przeciwciała anty-PrPTSE są oznaczone kolorem zielonym; białko antyglialiczne kwasu mlekowego jest oznaczone kolorem czerwonym. **D)** Akumulacja p62 w komórkach Purkinje i neuritach w kolorze brązowym. **(E, F)** Elektronowa mikroskopia transmisyjna. Neuryt dystroficzny (strzałka) jest obecny w **(F)**. Wszystkie liczby pochodzą ze sprawy "K" [41].

3.1.2 Histopatologia mózgu w chorobie Creutzfelda-Jakoba

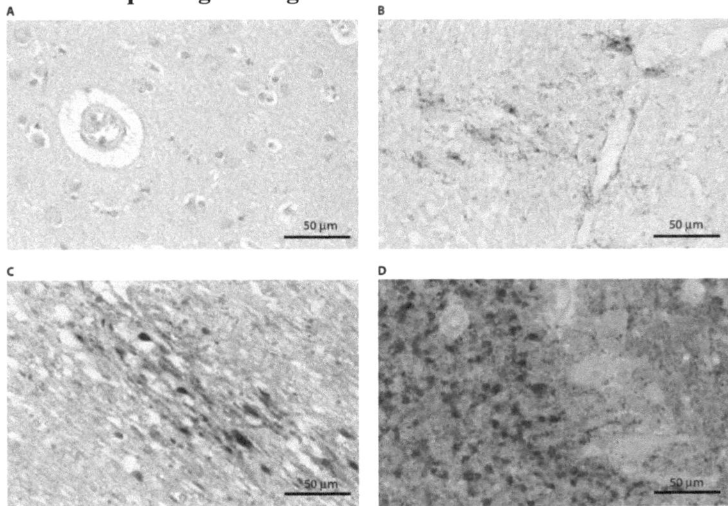

Rysunek 31. Nierozpuszczalne PrPC (Insoluble PrPC - IPrPC) nadające odporność na niedokrwienie tkanek, wykrywane w tkance mózgowej metodą immunohistochemiczną (IHC). **A**) Zdrowa próbka ludzkiego mózgu. (**B**, **C**) Próbki mózgu od pacjentów z niedokrwiennym udarem. (**D**) Próbka mózgu od pacjenta z chorobą Creutzfelda-Jakoba. IHC zostało zrobione z przeciwciałem anty-PrP 3F4. [31].

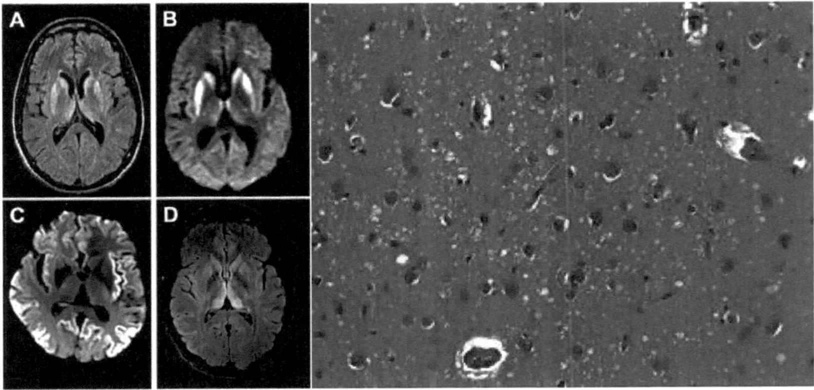

Rysunek 32. **A**. Choroba Creutzfeldta-Jakoba (CJD). Wczesne objawy: problemy z pamięcią, zmiany w zachowaniu, słaba koordynacja, zaburzenia widzenia. Późniejsze objawy: demencja, mimowolne ruchy, ślepota, osłabienie i śpiączka. Zwykły początek: około 60 lat. Przyczyna: Prion. **B**. Zmiana gąbczasta w CJD. [56].

3.1.3 Zespoły Gerstmanna-Sträusslera-Scheinera

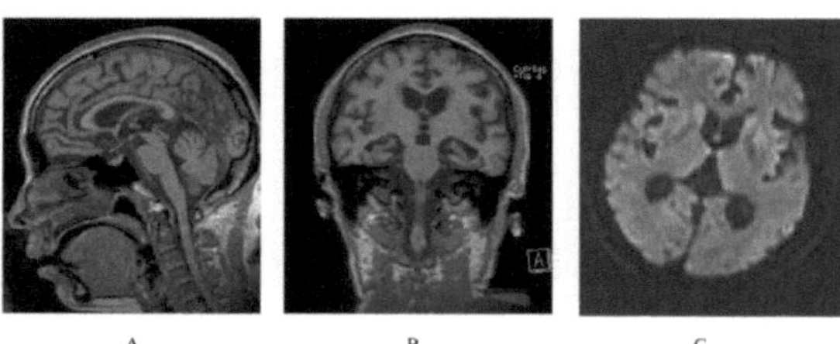

A B C Rysunek 33. Osoba z dziedziczną chorobą prionową ma zanik móżdżku typowy dla zespołu Gerstmanna-Sträusslera-Scheinkera (GSSS). [81].

3.1.4 Histopatologia TSE i tworzenie się patogenu Prion

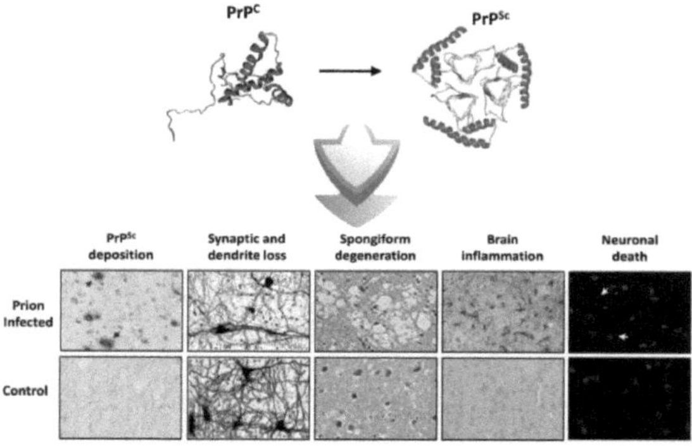

Rysunek 34. W przypadku TSE występują liczne szlaki neurodegeneracyjne. **A**) Konwersja natywnie złożonego PrPC na PrPSc wyzwala chorobę. Struktura PrPC odpowiada określonej doświadczalnie trójwymiarowej konformacji białka przez NMR, a struktura PrPSc odpowiada modelowi opartemu na technikach niskiej rozdzielczości. **B**) Nieprawidłowości w mózgu zakażonych osób obejmują nagromadzenie się złogów PrPSc, uszkodzenie synaptyczne i utratę dendrytu, zwyrodnienie gąbczaste, zapalenie mózgu i śmierć neuronów. Osadzanie PrPSc oznaczono po barwieniu IH przeciwciałami anty-PrP (groty czarnych strzałek). Dendrity oznaczono barwieniem Golgi-srebrem w celu zilustrowania znacznego zmniejszenia się dendrytów i połączeń synaptycznych u zwierząt zakażonych prionami; zwyrodnienie gąbczaste oceniono po barwieniu hematoksyliną i eozyną. Astroglioza (zapalenie mózgu) została wykryta poprzez barwienie IH reaktywnych astrocytów przeciwciałem anty-GFAP (białko kwaśne błonnika glikalnego). Apoptozę wykryto poprzez barwienie przeciwciałami kaspase-3 (kolor czerwony oznaczony białymi grotami strzałek) i DAPI (4′, 6-diamidino-2-fenyloindol, niebieski) barwienie jądra. Dla każdej plamy, zdjęcia z zakażenia Prionem (górna) i kontroli (dolna) [80]. Badania neuropatologiczne obejmują szerokie odkładanie się blaszek amyloidalnych składających się z nieprawidłowo złożonego

białka Priona [80]. Rozpoznano cztery fenotypy kliniczne: 1-typowy GSS, 2-GSS z arefleksją i parestezją, 3-demencja czysta GSS i 4-Creutzfeldt-Jakcb disease-like GSS [81].

3.1.5 Rezonans magnetyczny Obraz śmiercionośnej Znana Insonmia

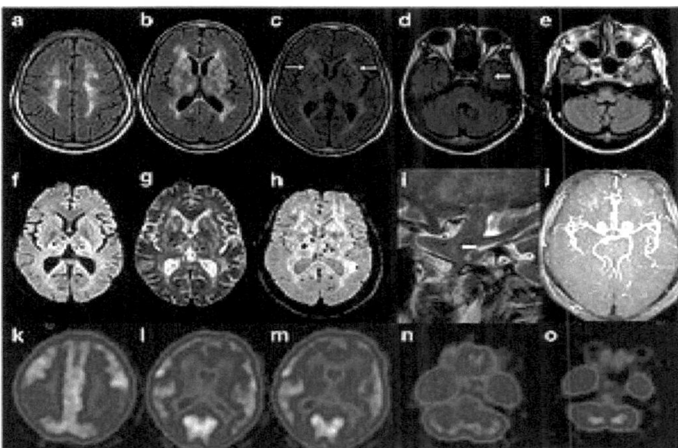

Rysunek 35. Obrazowanie czaszkowe pacjenta z FFI. W rezonansie MRI występują nieprawidłowe sygnały w obustronnym przednio-piersiowym obszarze podkorowym. MRA wykazywał mniejsze odległe odgałęzienia tętnic mózgowych.

3.1.6 Neuropatologia choroby Alzheimera

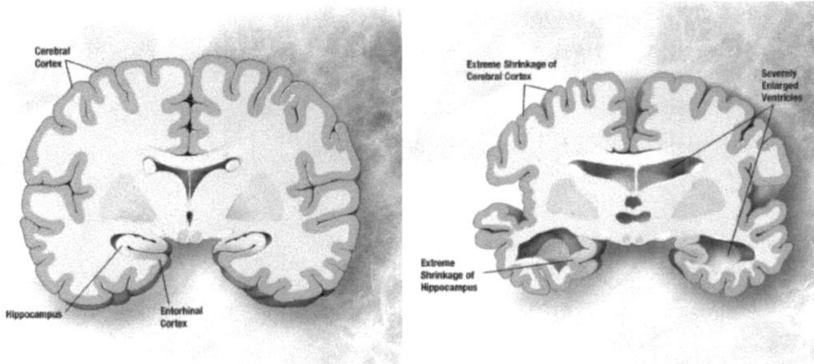

Rysunek 36. Mózg w normalnym wieku (po lewej), od osoby z Alzheimerem (po prawej). [112].

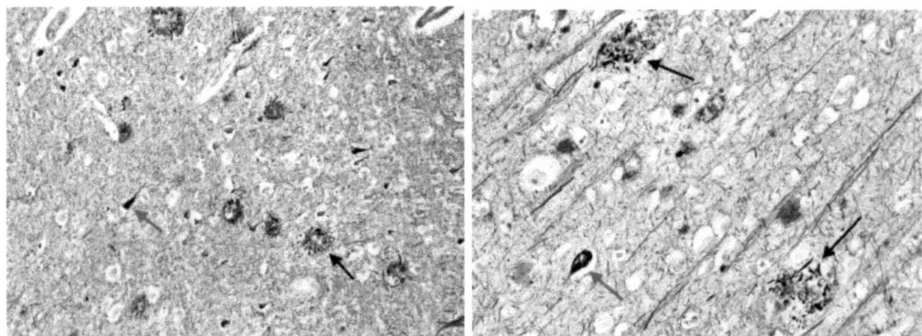

Rysunek 37. Kora czasowa pacjenta z chorobą Alzheimera. Plama Bielschowskiego. 40 X i 100X. Liczne starcze, blaszki miażdżycowe (czarna strzałka) i splątania neurofibrylacyjne (czerwona strzałka) na obu rysunkach [112].

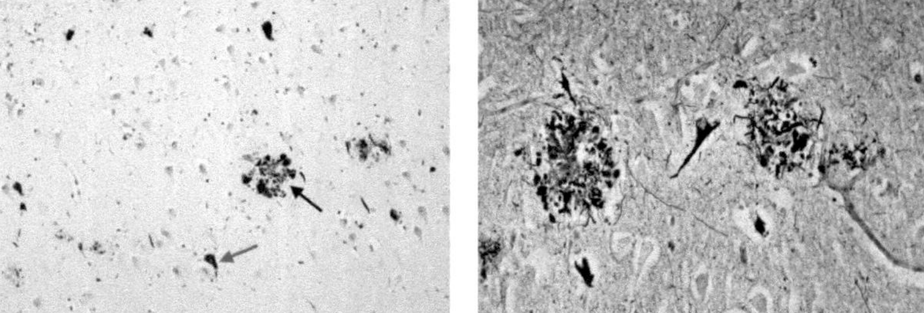

Rysunek 38. Kora czasowa pacjenta z chorobą Alzheimera przebarwiona IH; 100X: z przeciwciałami przeciwko nieprawidłowo fosforylowanym tau (TG-3; od P. Daviesa), wykazującymi pląsawice neurofibrylarne (czerwona strzałka) oraz obrzęk neuronów dystroficznych lub procesów neuronalnych tworzących zewnętrzny brzeg blaszek neuronalnych starczych (czarna strzałka). Rysunek xx. Plama Bielschowskiego; 400X. Dwie starcze blaszki neuronowe z plątaniną neurofibrylową pomiędzy nimi [112].

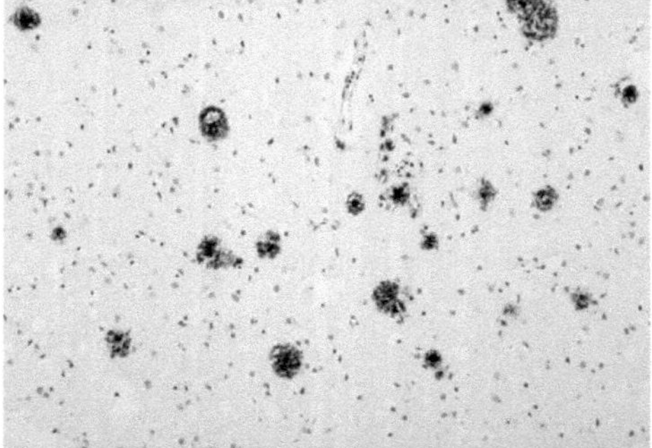

Rysunek 39. Kora czasowa pacjenta z chorobą Alzheimera, plama IH; 100X z przeciwciałami

przeciwko β-amyloidowi 4G8; od dr Robakisa. Tabliczki starcze w zaawansowanym AD i amyloidalne złogi w końcowych fazach AD. [112].

3.1.7 Histopatologia AZS

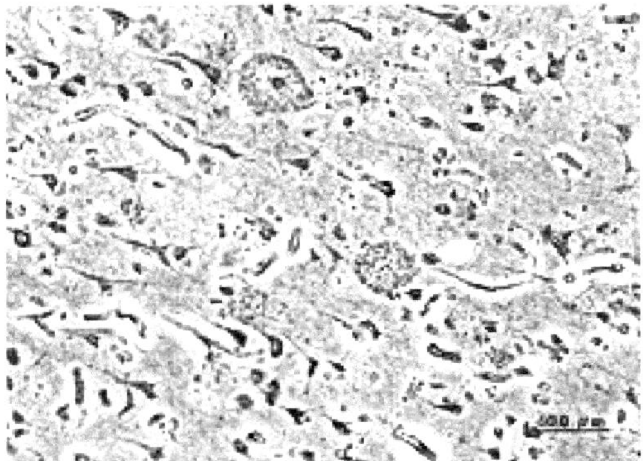

Rysunek 40. Obraz histopatologiczny blaszek starczych w:dzianych w korze mózgowej osoby z chorobą Alzheimera z początkiem starczego wieku. Imp:egnacja srebrem [209].

3.1.8 Wykorzystanie glukozy w AD przez FDG-PET

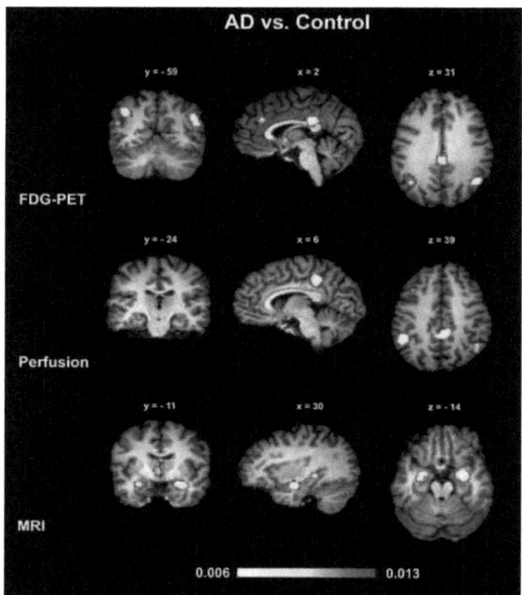

Rysunek 41. Meta-analizy ilościowe dla AD. Redukcja zużycia glukozy mierzona za pomocą FDG-PET, fluorodeoksyglukozy pozytonowej tomografii emisyjnej, perfuzji lub zaniku. MRI. Lewa strona jest w lewo [230].

3.1.9 Fizjopatologia choroby Parkinsona

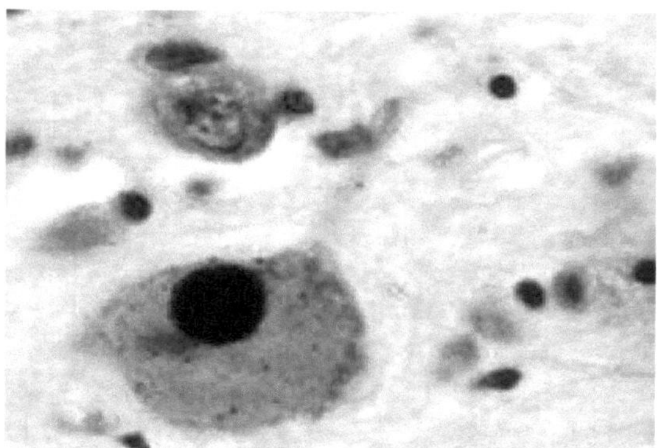

Rysunek 42. Ciało Lewy'ego (brązowe) dodatnie na α-synukleinę w komórce mózgu substantia nigra w PD.

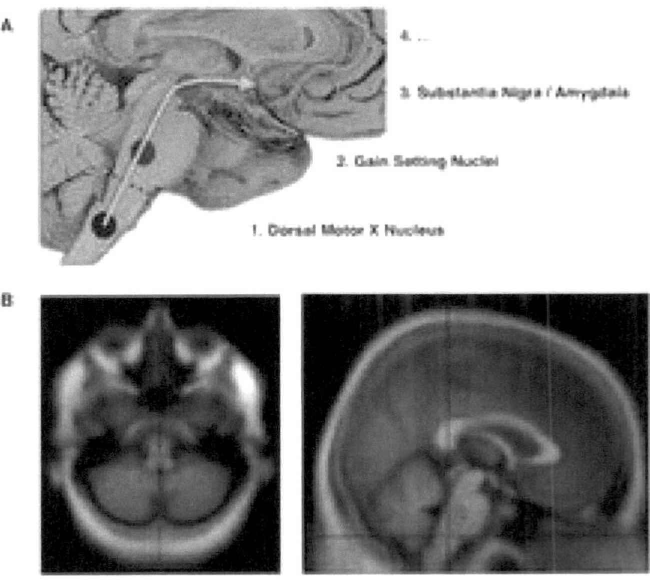

Rysunek 43. **A**. Początkowa progresja złogów ciała Lewy'ego w pierwszych etapach PD zaproponowana przez Braaka. **B**. Obszar znacznego zmniejszenia objętości mózgu w początkowej fazie PD vs. kontrole. Pień mózgu jest pierwszym etapem PD.

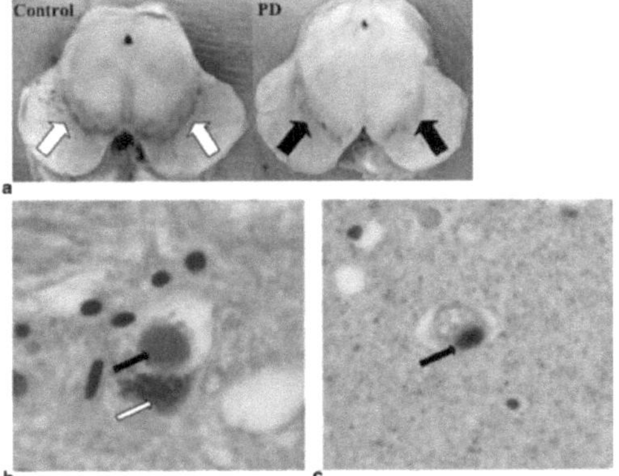

Rysunek 44. Typowy parkinsonizm i patologia Lewy'ego. **a:** Obraz człowieka w środkowej części mózgu z utratą neuronów dopaminowych SNpc u osoby z PD. Mózg środkowy został odcięty od mózgu kontrolnego (*lewy*; nie-PD) i PD (*prawy*). Białe strzałki wskazują na prawy i lewy SNpc w obiekcie nie

będącym obiektem Policji. Utrata pigmentacji u osoby z PD (*czarne strzałki*) wskazująca na zmniejszoną liczbę neuronów dopaminowych zawierających melaninę. Obraz w Panelu **a autorstwa** Drs. Nabila Azzama i Rebekah Feng. **b:** Barwienie H&E prototypowego ciała Lewy'ego w neuronie dopaminowym SNpc. Różowy białkowy korpus inkluzji intracytoplazmatycznej (*czarna strzałka*) w obrębie neuronu dopaminowego SNpc, powodujący przemieszczenie normalnej brązowo-brązowej melaniny (*biała strzałka*). **c:** Barwienie IH na ciała Lewy'ego z α-synukleiną dodatnią, oznakowane przeciwciałami przeciwko ludzkiej α-synukleinie. Intensywnie brązowe oznakowanie inkluzji intracytoplazmatycznej (*czarna strzałka*). Obrazy w Panele **b** & c **pochodzą** od pacjenta z DLBD, dostarczone przez dr W. Pendlebury'ego, [542].

3.1.10 Zmiany komórkowe w chorobie Hungtintona

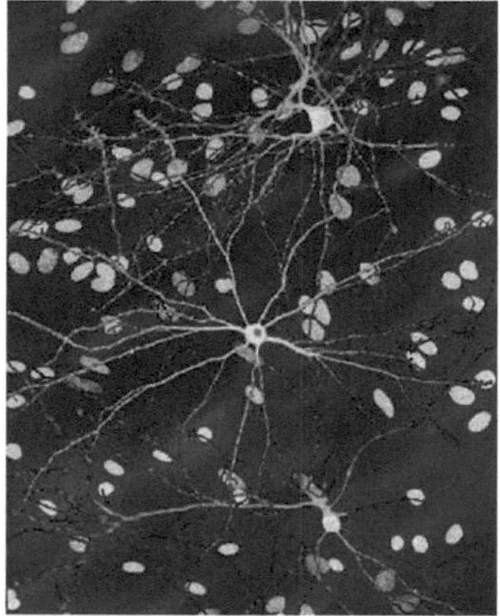

Rysunek 45. Zredagowany mikroskopowo obraz średnich neuronów kolczystych (żółty) z inkluzjami jądrowymi (pomarańczowy), które występują w procesie chorobowym, szerokość obrazu 360 μm [585].

3.1.11 Metody kliniczne stosowane w diagnostyce HD

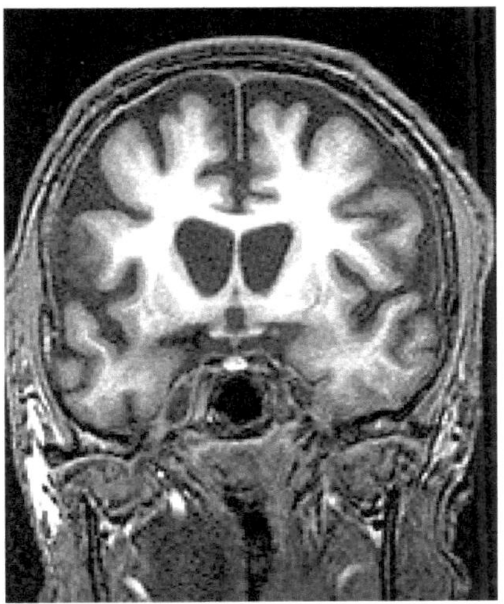

Rysunek 46. Przekrój poprzeczny z MR mózgu chorego z HD, wykazujący zanik głó-v jąder ogoniastych, powiększenie przednich rogów komór bocznych (hydrocephalus *ex vacuo*) oraz uogólniony zanik korowy [630].

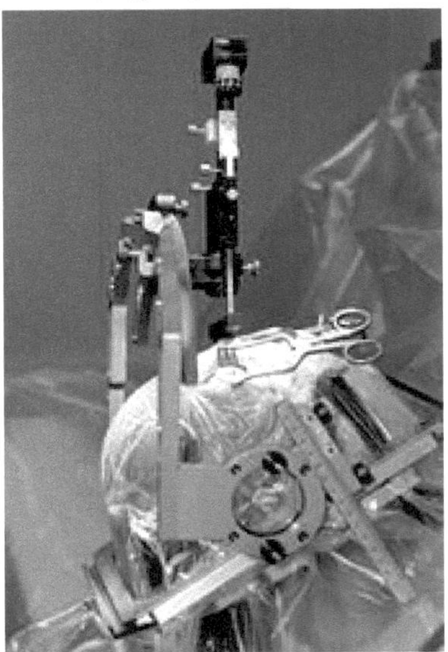

Rysunek 47. Umieszczenie elektrody w mózgu, w ramce dc operacji sterotaktycznej. [522].

4.0 Dyskusja

4.1 Pochodzenie β-amyloidu

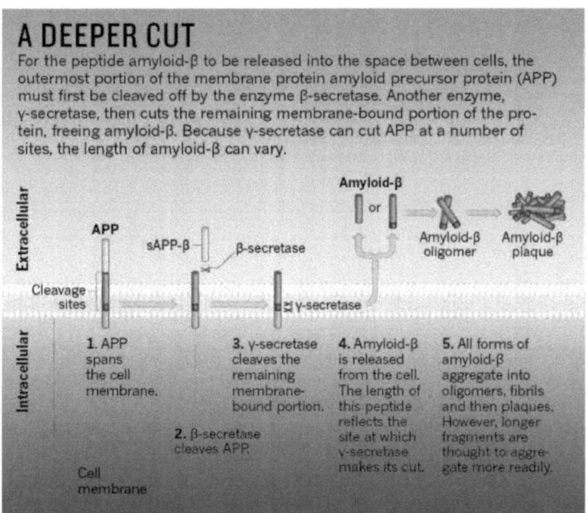

Rysunek 48. Funkcje β- i γ-sekretazowe do powstania amyloidu-β [183].

Prekursorowe białko amyloidowe (APP) jest składnikiem błony komórkowej w neuronach i innych komórkach, a dzięki działaniu enzymów proteolitycznych β- i γ-sekretaz jest źródłem drożnych form blaszek β-amyloidowych, które zwiększają się z wiekiem. Mutacja w APP zwiększa produkcję Aβ42 w blaszkach starczych [153], a warianty w gen. TREM2 zatrzymują kontrolę β-amyloidu w leukocytach wywołujących AZS, sugerowany mechanizm nie został do końca udowodniony. Inni autorzy uważają, że pozakomórkowe złogi amyloidu beta (Aβ) są przyczyną AZS, wraz z APOE4 budują Aβ w mózgu, co zostało udowodnione u myszy transgenicznych ze zmutowanym genem APP, które rozwijają płytki amyloidowe i patologię mózgu AZS. [170] , [171] , [172] , [173]. Wiele leków testowanych na obniżenie stężenia β-amyloidu, zawiodło, więc czy hipoteza o amyloidzie jest prawdziwa? [179] , [180] , [181]. Inni naukowcy uważają, że nieoznaczone oligomery Aβ są podstawową postacią chorobotwórczą Aβ. Te toksyczne oligomery zwane również ligandami dyfuzyjnymi pochodzącymi z amyloidu (Amyloid Diffusible Ligands - ADDLs), wiążą się z powierzchniowym receptorem na neuronach i zmieniają strukturę synapsy, zaburzając komunikację neuronalną [175]. Jednym z receptorów dla oligomerów Aβ może być białko Priona, to samo białko, które zostało powiązane z chorobą wściekłych krów i CJD, łącząc mechanizm tych zaburzeń neurodegeneracyjnych z AD [176]. W tej dziedzinie potrzeba dużo reaserchu.

4.2 Biologia struktury i przetwarzanie ludzkiego białka prionowego

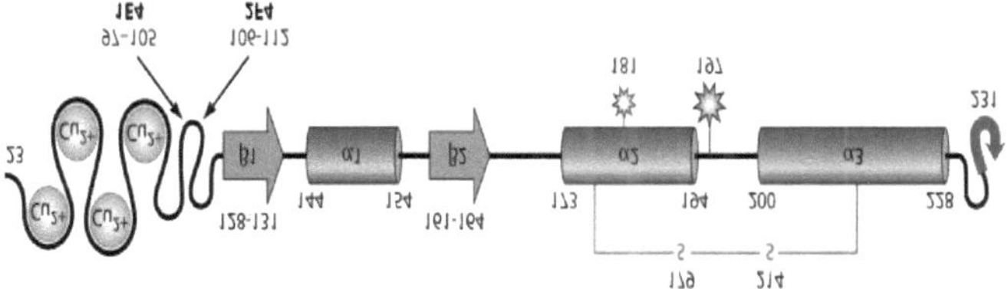

Rysunek 49. NMR, z ludzkiego PrPC, normalnego białka i epitopów z przeciwciałami anty-PrP. Ludzki PrP ma 231 aminokwasów, domenę N-końcową z 4 wiązaniami Cu, powtarzające się oktapeptydy oraz C-końcowe z 2 arkuszami β i 3 strukturami α-helikalnymi. Cystyny w pozycjach 179 i 214 tworzą wiązanie S--S pomiędzy domenami α2 i α3. Dwa miejsca glikozylacji połączone N znajdują się w pozostałościach 181 i 197, a kotwa GPI jest połączona z pozostałością 231. Epitopy przeciwciał anty-PrP 1E4 i 3F4 znajdują się w pozostałościach odpowiednio 97-105 i 106-112. [31].

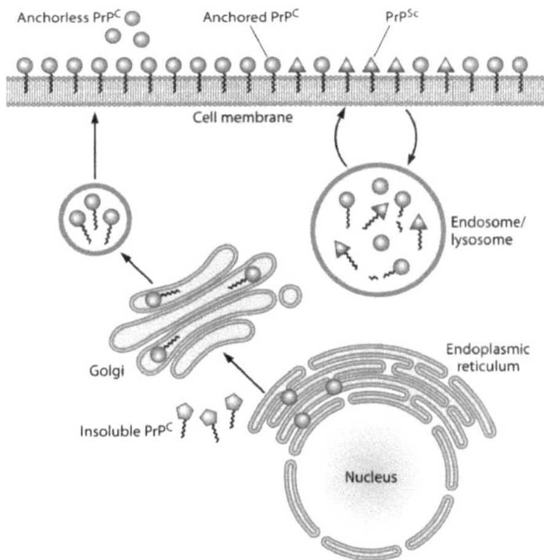

Rysunek 50. Biosynteza, handel, rozszczepianie i konwersja PrPC komórek, które są syntetyzowane, modyfikowane po-translacyjnie w ER, i transportowane do błony komórkowej po dalszych modyfikacjach w organizmie Golgi. Na ostrym dyżurze dochodzi do rozszczepienia peptydów sygnałowych N- i C-końcówka oraz dodania powiązanych z N-ką glikanami w dwóch miejscach, a także kotwicy GPI. W końcu tworzy się pojedyncze wiązanie disulfidowe. Po dotarciu do błony komórkowej, część PrPC jest internalizowana w endosomach, podczas gdy większość cząsteczek PrP jest poddawana recyklingowi do błony komórkowej. Ograniczona ilość endocytowanego PrP jest poddawana rozszczepieniu przy pozostałości 110. PrP zakotwiczony w membranie może być uwolniony do przestrzeni pozakomórkowej poprzez rozszczepienie w kotwie GPI. Stwierdzono, że konwersja PrPC na

PrPSC występuje zarówno w błonach komórkowych, jak i endosomach lub lizosomach. Jest najbardziej prawdopodobne, że nierozpuszczalne iPrPC gromadzi się wokół jądra. [31].

Priony, termin wywodzący się z wyrażenia "Proteinaceous Infectious Particle" [22], są patogenicznym źródłem śmiertelnych zoonotycznych TSE lub chorób prionów. Należą one do klasy zaburzeń neurodegeneracyjnych, która obejmuje AD, HD i PD. Prusiner oczyszczał zakaźne cząsteczki z mózgów chomików zakażonych trzęsawką i wykazywał specyficzne białko "Prion" [22]. Patogen prionowy pochodzi z jego endogennej postaci komórkowej w OUN i nie zawiera materiału genetycznego w postaci DNA lub RNA, informacja genetyczna znajduje się w strukturze konformacyjnej i posttranslacyjnych modyfikacji białek [21].

4.3 Choroba Tau i Alzheimera

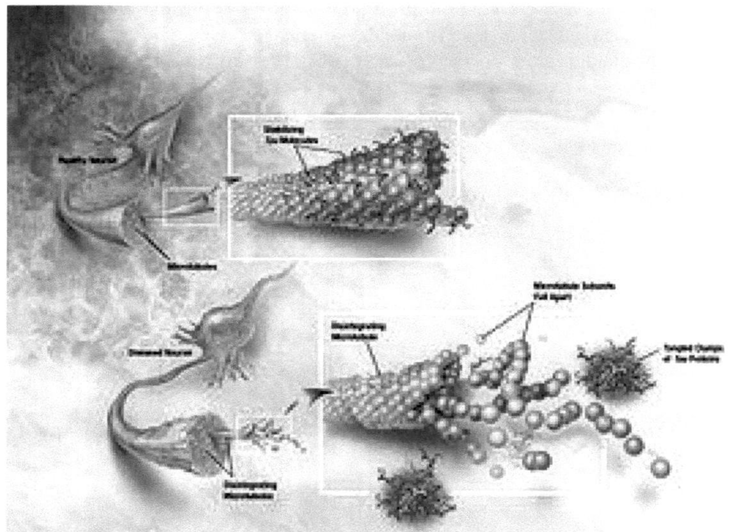

Rysunek 51. W chorobie Alzheimera zmiany w białku Tau powodują dezintegrację mikrotubulek w komórkach mózgowych. [181].

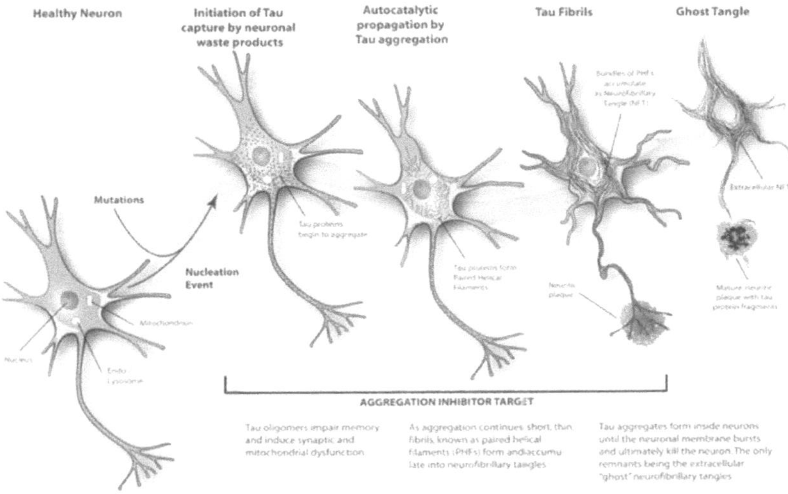

Rysunek 52. Agregacja białek Tau prowadzi do zaburzeń funkcji komórek neuronowych i śmierci komórek [181].

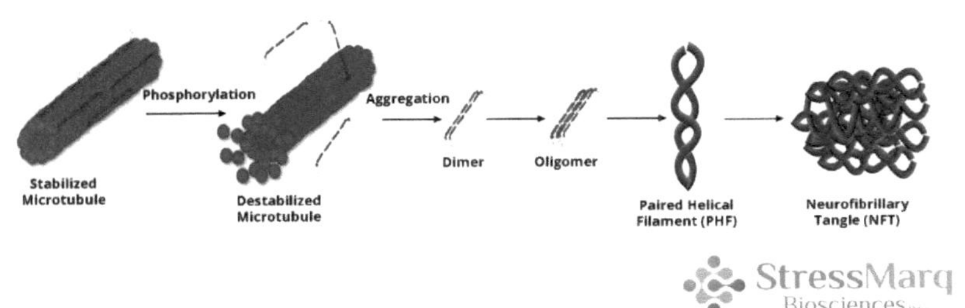

Rysunek 53. Tau dezintegruje się z mikrotubulami, prowadząc do ich destabilizacji, agregaty w oligomery, sparowane włókna spiralne, a ostatecznie plączą się neurofibrylarne. [181

Samoreplikacja agregacji białek, prowadząca do destrukcji neuronów i chorób wyniszczających, jest jednoczącym wyjaśnieniem dla PD, HD, AD różniących się gatunkiem białka agregującego i obwodami neuronalnymi, których to dotyczy [181]. Zaburzenia aktywności białek Tau inicjują kaskadę choroby [167], w której hiperfosforowany Tau zaczyna łączyć się z innymi nićmi Tau, tworząc pląty neurofibrylarne wewnątrz ciałek komórek nerwowych [181]. Następnie mikrotubule rozpadają się, niszcząc strukturę cytoszkieletu komórki, załamując system transportu neuronu [183]. Może to prowadzić najpierw do zaburzeń w komunikacji biochemicznej między neuronami i śmierci komórek [184].

4.4 Tabliczki β-amyloidowe w AD

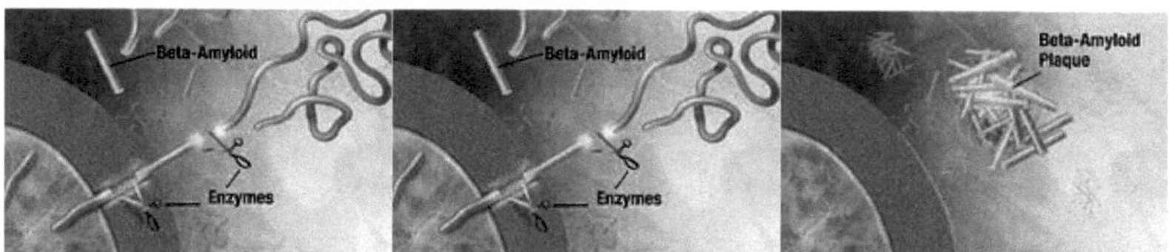

Rysunek 54. Enzymy działają na białko prekursora amyloidu i dzielą je na fragmenty. Fragment β-amyloidu jest kluczowy w tworzeniu się blaszek starczych w AZS [183].

AZS jest chorobą wielowarstwową lub proteopatią białkową, spowodowaną odkładaniem się płytki nazębnej nieprawidłowo złożonego białka β-Amyloidu i białka Tau w mózgu [212]. Płytki są małymi peptydami, o długości 39-43 aminokwasów. Aβ to fragment APP, który jest białkiem transmembranowym w błonie neuronu (ryc. 54). APP ma kluczowe znaczenie dla wzrostu, przeżycia i naprawy po urazie neuronów [213] , [214]. W AD sekretaza γ i β działają razem w procesie proteolitycznym, co powoduje podział APP na mniejsze fragmenty [215]. Jeden z tych fragmentów wytwarza włókna amyloidu-β, które następnie tworzą kępki odkładające się poza neuronami w formacjach znanych jako blaszki starcze [109] , [216]. Tau jest hiperfosforylowany; paruje się z innymi nićmi, tworząc splątania neurofibrylacyjne i rozpadając układ transportowy neuronu [217].

4.5 Postępowanie z AD

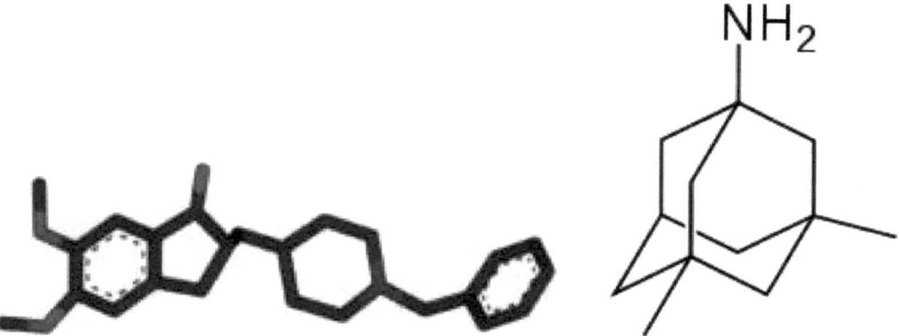

Rysunek 55. Struktura molekularna memantiny lekiem na zaawansowane objawy AD [290].

W leczeniu problemów poznawczych AZS stosuje się pięć leków: memantynę, która jest antagonistą receptora kwasu *N-metylo-d-asparaginowego* (NMDA) i cztery są inhibitorami acetylocholinoesterazy, takimi jak donepezil, taktyna, rivastygmina i galantamina. Korzyść z ich stosowania jest niewielka [283] , [284]. Nie wykazano wyraźnie, aby leki opóźniały lub zatrzymywały postęp choroby.

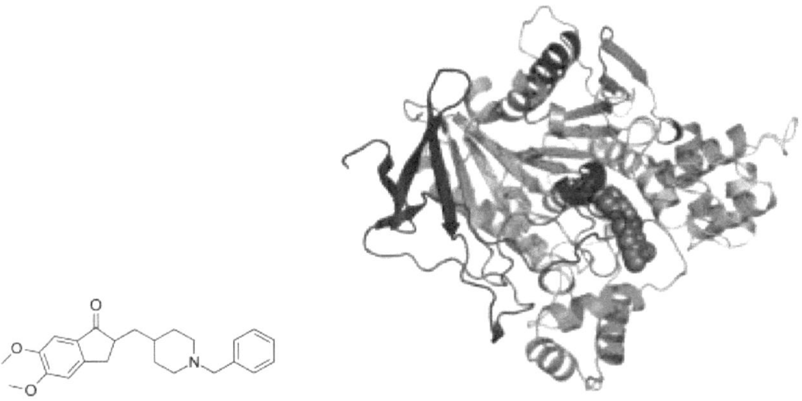

Rysunek 56. Wzór i trójwymiarowy model molekularny donepezilu i inhibitora acetylocholinoesterazy stosowany przy objawach AD. Donepezil hamujący acetylocholinoesterazę *Torpedo kalifornijską* [283].

Zmniejszenie aktywności neuronów cholinergicznych jest znaną cechą AD [285]. Inhibitory acetylocholinoesterazy zmniejszają tempo rozkładu acetylocholiny (ACh), zwiększając tym samym stężenie ACh w mózgu i zwalczając utratę ACh spowodowaną śmiercią neuronów cholinergicznych [286]. Istnieją dowody na skuteczność tych leków w łagodnej i umiarkowanej fazie AZS, [283], [284], [287] i istnieją pewne dowody na ich stosowanie w zaawansowanym stadium [283].

Glutaminian jest pobudzającym neuroprzekaźnikiem układu nerwowego, chociaż jego nadmierna ilość w mózgu może prowadzić do śmierci komórek w procesie zwanym ekscytotoksycznością, który polega na nadmiernej stymulacji receptorów glutaminianowych. Excitotoksyczność występuje nie tylko w AZS, ale także w innych chorobach neurologicznych, takich jak PD i stwardnienie rozsiane [290]. Memantyna (ryc. 55) jest niekonkurencyjnym antagonistą receptora kwasu *N-metylo-d-asparaginowego* (NMDA), po raz pierwszy użytym jako środek przeciwzapalny. Działa on na układ glutamatergiczny blokując receptory NMDA i hamując ich nadmierną stymulację przez glutaminian [290] , [291]. Memantyna przynosi niewielkie korzyści w leczeniu umiarkowanego i ciężkiego AZS [292], działania niepożądane z użyciem memantyny są rzadkie i łagodne, w tym halucynacje, zamieszanie, zawroty głowy, ból głowy i zmęczenie [293]. Połączenie memantyny i donepezilu (ryc. 38) jest statystycznie istotne, ale klinicznie marginalnie skuteczne [294]. Nietypowe leki przeciwpsychotyczne są skromnie przydatne w zmniejszaniu agresji i psychozy w AZS, ale ich zalety są równoważone przez poważne negatywne skutki, takie jak udar mózgu, trudności w poruszaniu się lub spadek poznawczy. [295]. Użyte w dłuższej perspektywie wiążą się z większą śmiertelnością [296]. Zaprzestanie stosowania leków przeciwpsychotycznych w tej grupie osób wydaje się być bezpieczne [297]. Huperzyna A, choć obiecująca, wymaga dalszych dowodów, zanim będzie można zalecić jej stosowanie [298].

Kwas 2N-metylo-d-asparaginowy (NMDA) jest pochodną aminokwasów (ryc. 39), która działa jako agonista receptora NMDA naśladując działanie glutaminianu, neuroprzekaźnika, który normalnie działa na tym receptorze (ryc. 40). W przeciwieństwie do glutaminianu, NMDA wiąże i reguluje tylko receptor NMDA i nie ma wpływu na inne receptory glutaminianowe, takie jak receptor α-amino-3-hydroksy-5-metylo-4-izoksazolepropionowy (AMPA) i kainat. Receptory NMDA są szczególnie ważne, gdy stają się nadaktywne podczas odstawienia alkoholu, ponieważ powoduje to objawy takie jak pobudzenie, a czasem napady padaczki.

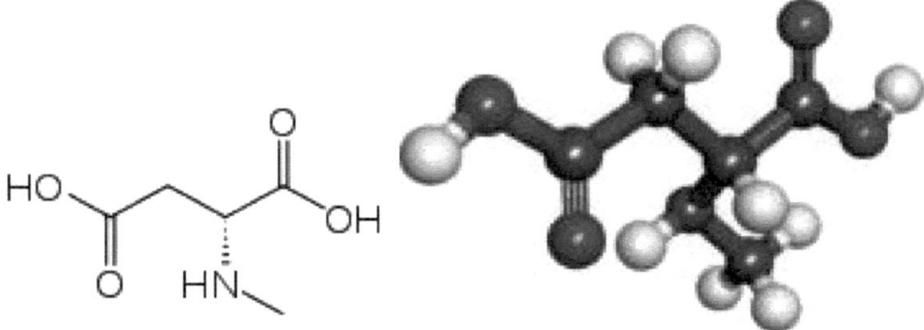

Rysunek 57. Kwas N-metylo-D-asparaginowy odgrywa kluczową rolę w wielu procesach fizjologicznych, takich jak pamięć i procesy patologiczne, a także w ekscytotoksyczności [3].

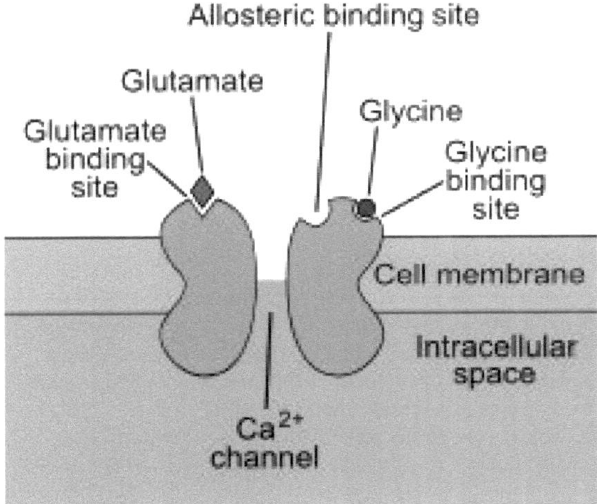

Rysunek 58. Aktywowany receptor NMDA.

NMDA jest rozpuszczalną w wodzie syntetyczną substancją, która normalnie nie występuje w tkance biologicznej, syntetyzowaną w latach 60-tych. NMDA jest excitotoxin ponieważ zabija komórki nerwowe przez ponad ekscytujące je; i ma zastosowanie w badaniach neurobiologii behawioralnej. Ciało pracy wykorzystujące tę technikę wchodzi w zakres badań nad zmianami chorobowymi. Badacze stosują NMDA do określonych regionów mózgu lub rdzenia kręgowego zwierzęcia, a następnie testują zachowanie interesujące, takie jak zachowanie operanta. Jeśli zachowanie jest zagrożone, sugeruje to, że zniszczona tkanka była częścią regionu mózgu, który w istotny sposób przyczynił sie do normalnego wyrażenia tego zachowania. Jednak w mniejszych ilościach NMDA nie jest neurotoksyczny. W rzeczywistości, normalne działanie receptora NMDA pozwala osobom reagować na bodźce pobudzające poprzez wzajemnie powiązane funkcjonowanie receptorów NMDA, glutaminianu i dopaminy. Dlatego też działanie glutaminianu szczególnie poprzez receptory NMDA może być badane poprzez wstrzykiwanie małych ilości NMDA do pewnego regionu w mózgu: na przykład, wstrzykiwanie NMDA w regionie pnia mózgu wywołuje mimowolną lokomocję u kotów i szczurów.

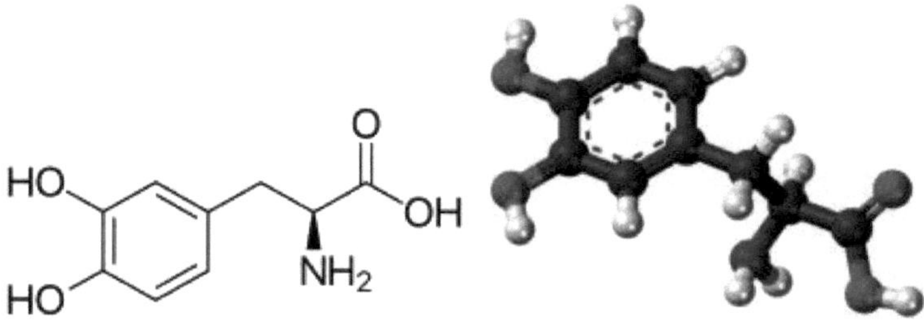

RYSUNEK 59. LEVODOPA, L-DOPA L-3, 4-dihydroksyfenyloalanina,

Nie ma lekarstwa na chorobę Parkinsona; leczenie ma na celu poprawę objawów [424] , [429]. Początkowe leczenie polega zazwyczaj na stosowaniu leku przeciwparkinsonowego Levodopa (L-DOPA), (ryc. 59), a następnie agonistów dopaminy, gdy lewodopa staje się mniej skuteczna [425]. Wraz z postępem choroby, postępem i utratą neuronów, leki te stają się mniej skuteczne, a jednocześnie powodują powikłanie charakteryzujące się mimowolnymi ruchami wirowymi [425]. Dieta i formy rehabilitacji wykazały pewną skuteczność w poprawie objawów [430], [431].

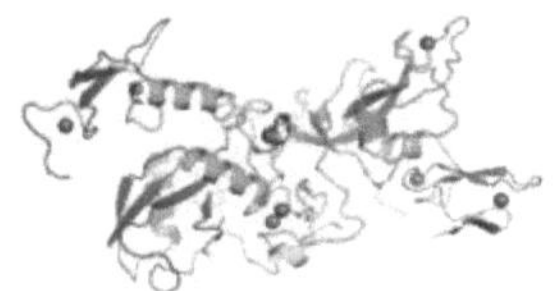

Rysunek 60. Struktura krystaliczna Parkina. Parkin jest ligazą RING-between-RING E3, która funkcjonuje w kowalentnym przyłączeniu wszechobecnej cyny do określonych substratów, a mutacje w Parkinie są związane z chorobą Parkinsona, rakiem i zakażeniem prątkami. Sugeruje się, że RING pomiędzy rodziną RING ligaz E3 funkcjonuje z kanoniczną domeną RING i katalityczną pozostałością cysteiny, zwykle ograniczoną do ligaz HECT E3, tak zwanych enzymów "hybrydowych RING/HECT".

4.6 Genetyka PD

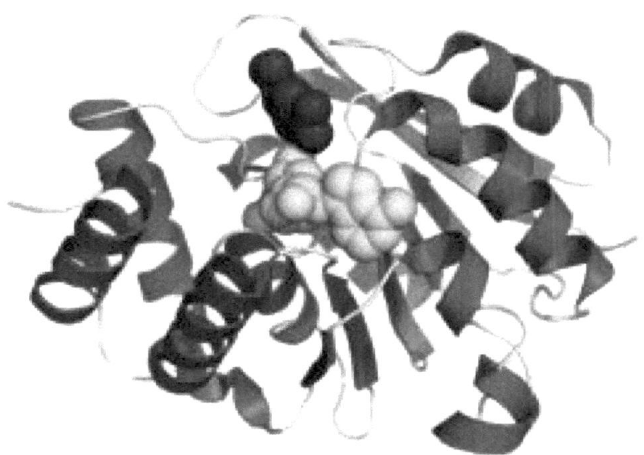

Rysunek 61. Katechol-O-metylotransferaza (COMT). [482].

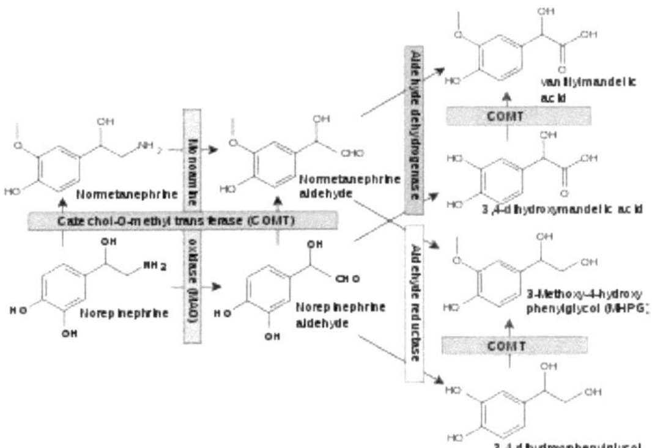

Rysunek 62. Degradacja noradrenaliny. Katechol-O-metylotransferaza (COMT) jest pokazana w zielonych polach [506].

Leki przydatne w leczeniu objawów ruchowych to lewodopa (ryc. 59), zawsze w połączeniu z inhibitorem dekarboksylazy dopa oraz inhibitorem katecholu-O-metylotransferazy (COMT) (ryc. 61, 62), agonistów dopaminy i inhibitorów oksydazy monoaminowej B (MAO-B). Etap choroby i katechol-O-metylotransferazy (COMT) (ryc. 61, 62) bierze udział w inaktywacji neuroprzekaźników katecholaminowych: dopaminy epinefryny i noradrenaliny. Enzym wprowadza grupę metylową do katecholaminy, która jest przekazywana przez S-Adenozyl Metioninę (SAM). Wszelkie związki o strukturze katecholowej, takie jak estrogeny katecholowe i katecholowe zawierające flawonoidy, są substratami COMT (Rysunek 62). Levodopa, (ryc. 59), prekursor amin katecholowych, jest ważnym podłożem COMT.

Inhibitory COMT, takie jak entacapon, oszczędzają lewodopę z COMT i przedłużają działanie lewodopy [482]. Entacapon jest szeroko stosowanym lekiem pomocniczym w terapii levodopy. Podana z inhibitorem dekarboksylazy dopa, takim jak karbidopa lub benserazid, pozwala na optymalne zachowanie lewodopy. Ta "potrójna terapia" staje się standardem w leczeniu PD.

4.7 Neuroprotektory w PD

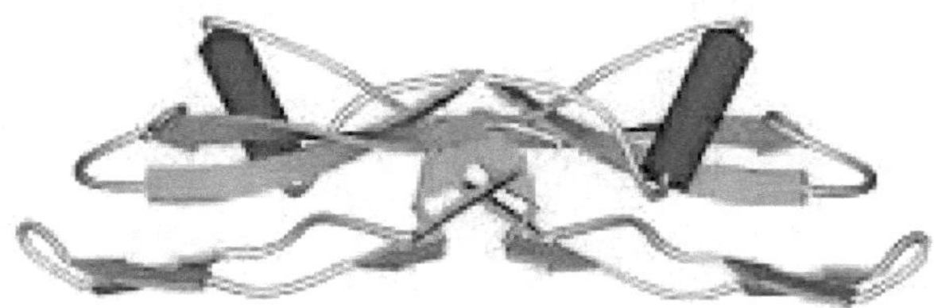

Rysunek 63. Jako neuroprotektory zaproponowano czynnik neurotroficzny pochodny od linii komórek glikalnych (GDNF), ale jego skuteczność nie została udowodniona [487].

Badania nad neuroprotekcją są w czołówce badań nad PD. Jako potencjalne metody leczenia zaproponowano kilka molekuł. Nie wykazano jednak jednoznacznie, że żadne z nich nie zmniejsza degeneracji [487]. Obecnie badane czynniki obejmują antyglutamatergicyny, inhibitory monoaminooksydazy, takie jak selegilina, rasagilina, koenzym Q10 kreatyna, blokery kanałów wapniowych, jak izradypina oraz czynniki wzrostu, takie jak GDNF (ryc. 54 63) [487].

4.8 Mechanizmy wyjaśniające HD

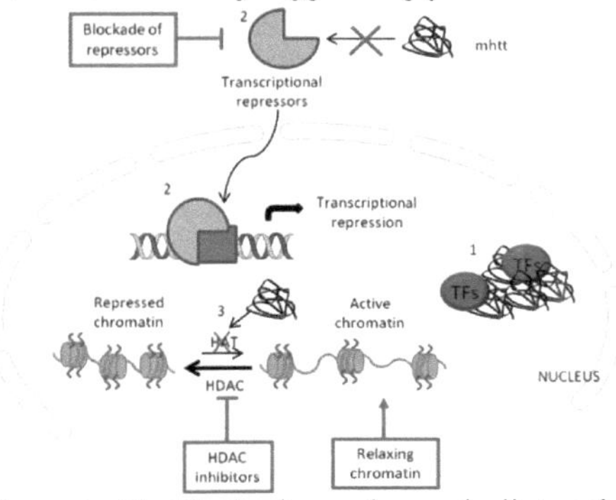

Rysunek 64. Mechanizmy dysregulacji transkrypcyjnej w chorobie Huntingtona. Różne mechanizmy, za pomocą których Mhtt zakłóca normalną aktywność transkrypcyjną i interwencje terapeutyczne. (1) Mhtt może wiązać czynniki transkrypcyjne (TF) i sekwestrować je w inkluzje Mhtt. (2) Mhtt traci zdolność wiązania się z tłumikami transkrypcyjnymi, pozwalając im na dostanie się do jądra i tłumi transkrypcję. (3) Transkrypcja zależy od stanu acetylacji histonów, regulowanego przez aktywność acetylotransferaz histonowych (HAT) i deacetylaz histonowych (HDAC). Interakcja Mhtt z HATs hamuje prawidłową acetylację histonu i powoduje tłumienie transkrypcji. Zahamowanie HDAC, związki promujące oderwanie histonów od DNA oraz cząsteczki ukierunkowane na represory transkrypcyjne mogą stanowić obiecujące cele terapeutyczne w HD [621].

Normal **HD**

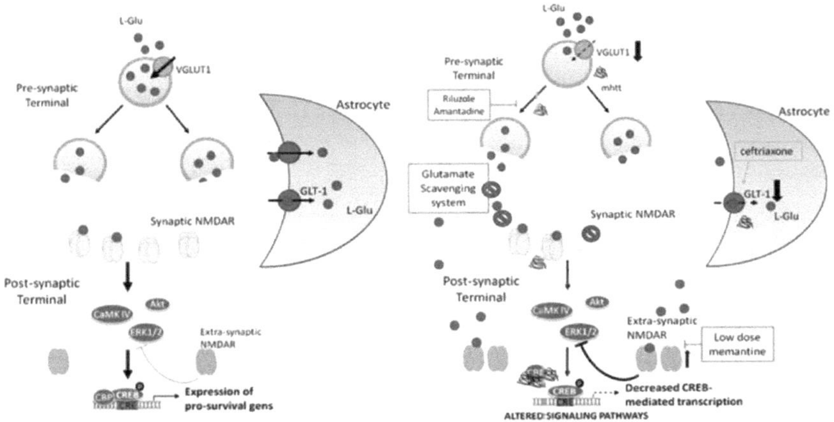

Rysunek 65. Zmiany w systemie regulacji glutaminianu w obecności Mutant Huntingtin. W obecności Mhtt następuje wzrost poziomu glutaminianu wraz z zaburzeniem równowagi w

poziomie NMDAR synaptycznego i ekstrasynaptycznego. Zwiększona aktywacja ekstrasynaptycznego NMDAR prowadzi do śmierci neuronów poprzez zahamowanie ERK i aktywację czynnika transkrypcyjnego CREB. Ponadto dochodzi do obniżenia/udysfunkcji transportera glutaminianu glejowego (GLT-1), co prowadzi do wzrostu glutaminianu w rozszczepie synaptycznym. Zredukowany transporter VgluT1 wpływa również na wchłanianie glutaminianu do pęcherzyków synaptycznych, przyczyniając się do deficytów w transmisji synaptycznej. Przedstawiono różne leki modulujące te mechanizmy [621].

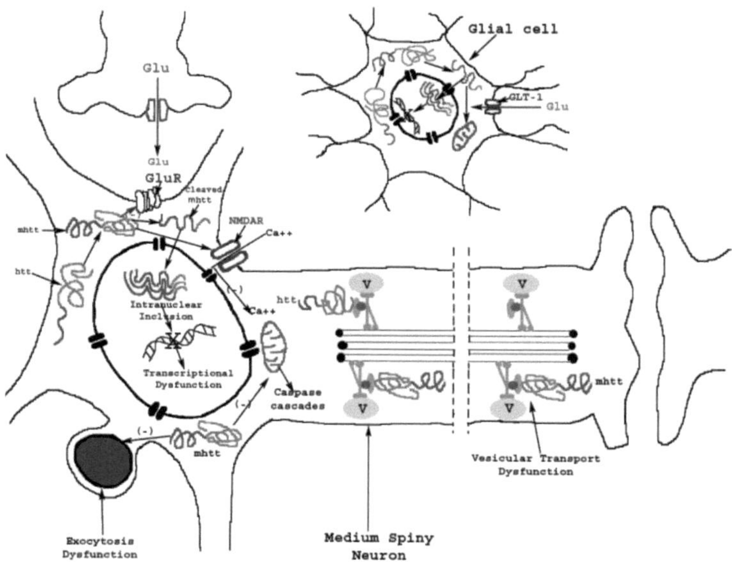

Rysunek 66. Model mechanizmu działania zmutowanego białka Huntingtina (mhtt) w średnio kolczastym neuronie i komórce glejowej w chorobie Huntingtona. Białko łowieckie przekształca się w mhtt poprzez nieznany mechanizm, genetycznie lub środowiskowo, zarówno w komórkach neuronowych jak i glejowych. Istnieje kilka teorii sugerujących różne działania mhtt: 1) białko mhtt może wchodzić w interakcję z metabotropowymi (GluR) lub jonotropowymi receptorami glutamatergicznymi (NMDA) i zmieniać ich funkcję, 2) białko mhtt może wiązać się ze składnikami transportu komórkowego i indukować dysfunkcję transportu pęcherzykowego (V) lub egzocytozy. Ponadto, białko mhtt może być proteolitycznie rozszczepione we fragmentach amino-termalnych, które tworzą struktury β arkusza. W cytoplazmie rozszczepiony mhtt może oddziaływać na mitochondria i zmieniać ich funkcję. Ponadto, rozszczepiony mhtt może dostać się do jądra i tworzyć agregaty wewnątrzjądrowe lub inkluzje wewnątrzjądrowe, które wywołują dysfunkcję transkrypcyjną. Zarówno zmutowane formy htt o pełnej długości, jak i rozszczepione mogą tworzyć rozpuszczalne monomery, oligomery lub duże nierozpuszczalne agregaty. Podobny mechanizm działania rozszczepionego mhtt sugeruje się występowanie w komórkach

glejowych. Rozszczepiony mhtt może zmienić system glutaminianowy, taki jak transporter glutaminianu 1 (GLT-1) i w konsekwencji zmienić wch-anianie glutaminianu. [708].

4.9 Leki stosowane w HD

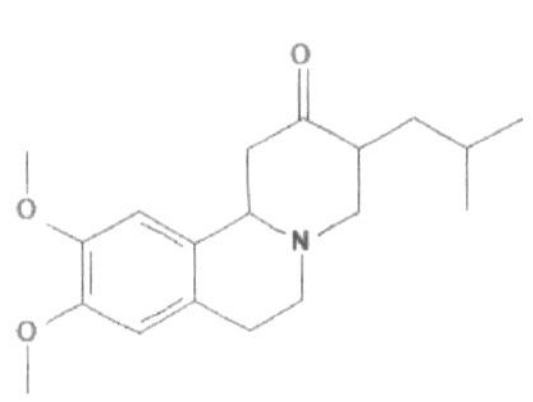

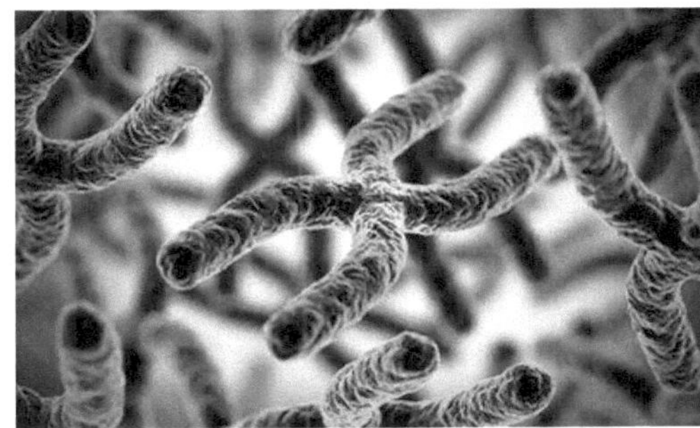

Rysunek 67. Tetrabenazyna: 9, 10-dimetoksy-3-(2-metylopropylo)-1, 3, 4, 6, 7,11b heksahydrobenzo[a]chinolizina-2-on. Zatwierdzone na pląsawicę w HD.

Choroba Huntingtona jest spowodowana przez pojedynczy wadliwy gen na chromosomie 4, który jest dominujący, co oznacza, że każdy, kto odziedziczy go po rodzicach z Huntingtonem, w końcu rozwinie tę chorobę. Wadliwy gen koduje wzór dla białka zwanego Huntingtin, które w przypadku uszkodzenia prowadzi do zmian w mózgu, które powodują nieprawidłowe mimowolne ruchy, poważny spadek umiejętności myślenia i rozumowania oraz drażliwość, depresję i inne zmiany nastroju. [3] , [658].

Wnioski

Kuru jest śmiertelnym zaburzeniem neurodegeneracyjnym, spowodowanym przenoszeniem nieprawidłowo złożonych białek Priona, poprzez kanibalizm pogrzebowy prowadzący do drżenia, utraty koordynacji i neurodegeneracji, ataksji, dysfagii, ciężkiego niedożywienia, przewlekłych ran owrzodzonych łatwo ulegających zakażeniu i umiera od 3 miesięcy do 2 lat z powodu zapalenia płuc lub infekcji. Choroba Creutzfeldta-Jakoba (CJD) wywołana przez prion jest śmiertelnym zaburzeniem zwyrodnieniowym mózgu, z problemami pamięci, słabą koordynacją, zmianami w zachowaniu, zaburzeniami widzenia, demencją, mimowolnymi ruchami, ślepotą, osłabieniem i śpiączką, 70% osób umiera w ciągu roku od postawienia diagnozy. Większość przypadków występuje spontanicznie, 7,5% przypadków dziedziczy się po rodzicach danej osoby w sposób autosomalnie dominujący. Sporadyczne lub niedziedziczne CJD mogą być śmiertelne w ciągu miesięcy lub nawet tygodni, umierając na zapalenie płuc z powodu upośledzenia odruchów kaszlowych, 15% osób z CJD przeżywa dwa lub więcej lat. Objawy są spowodowane postępującą śmiercią neuronów, związaną z gromadzeniem się nieprawidłowych cząsteczek białka Prion tworzących amyloidy. Zespół Gerstmanna-Sträusslera-Scheinkera (GSSS) jest rodzinną, neurodegeneracyjną chorobą, która dotyka chorych w wieku 20-60 lat, dziedziczną. Jest to pasażowalna encefalopatia gąbczasta (TSE) spowodowana przez PRNP, ludzkie białko prionowe. Zaczyna się od dyzartrii, ataksji pnia mózgu lub niestabilności, a następnie postępującej demencji. Nie ma lekarstwa na GSSS. Czas trwania od 3 miesięcy do 13 lat, średnio 5 lub 6 lat. Śmiertelna bezsenność rodzinna (FFI) jest rzadkim zaburzeniem, które powoduje problemy ze snem, zaczynające się stopniowo i pogarszające się z czasem. Inne objawy to mowa, problemy z koordynacją i demencja, które prowadzą do śmierci w ciągu kilku miesięcy do kilku lat. Jest to choroba prionowa mózgu, spowodowana mutacją w normalne białko PrPC . Ma dwie formy: 1- Bezsenność rodzinna śmiertelna (FFI), która jest autosomalnie dominująca i 2- Sporadyczna bezsenność śmiertelna (sFI) spowodowana niedziedziczną mutacją. FFI nie ma żadnego znanego lekarstwa i polega na stopniowym pogarszaniu się bezsenności, halucynacji, delirium, stanów dezorientacji i śmierci. Średni czas przeżycia od wystąpienia objawów wynosi 18 miesięcy. Prionopatia wrażliwa na proteazy (VPSPr) jest sporadyczną chorobą białkową Priona, nieprawidłowe białko Priona (PrPSC) jest mniej odporne na trawienie przez proteazy, chociaż niektóre warianty są bardziej wrażliwe. Pacjenci wykazują deficyty mowy, afazję i/lub dyzartrię oraz postępujący spadek poznawczy i motoryczny, demencję, ataksję, afazję, parkinsonizm, psychozę i zaburzenia nastroju. Średni wiek na początku wynosi 70 lat, a czas przeżycia 24 miesiące. Alzheimer's disease (AD), jest przewlekłą chorobą neurodegeneracyjną, która zaczyna się powoli i stopniowo pogarsza z czasem. Jest ona przyczyną 60-70% przypadków demencji; najczęstszym wczesnym objawem jest trudność w zapamiętywaniu ostatnich wydarzeń. Wraz z postępem choroby objawy obejmują problemy z językiem, dezorientację, łatwość zagubienia się, wahania nastroju, utratę motywacji do samodzielnej opieki oraz problemy z zachowaniem. Stopniowo następuje utrata funkcji organizmu; prowadząc do śmierci, typowa długość życia po postawieniu diagnozy wynosi 3-9 lat. Przyczyna AZS jest słabo poznana, 70% ryzyka jest dziedziczone po rodzicach danej osoby z wieloma genami. Inne czynniki ryzyka to historia urazów głowy, depresji i nadciśnienia. Proces chorobowy wiąże się z powstawaniem płytek i splotów neurofibrylowych w mózgu. Nie ma żadnych leków ani suplementów zmniejszających ryzyko. Depozycja amyloidalna jest głównym wydarzeniem w etiologii AZS. W krajach rozwiniętych choroba Alzheimera jest jedną z najbardziej kosztownych finansowo chorób. W 2015 r. na świecie było około 29,8 mln osób z AD. Zaczyna się u osób powyżej 65 roku życia, chociaż 4-5% przypadków to wczesne stadium AD. Dotyczy to około 6% osób w wieku 65 lat i starszych. W 2015 roku demencja spowodowała około 1,9 miliona zgonów. Dziedziczność genetyczna AZS, na podstawie przeglądów badań rodzinnych, wynosi od 49% do 79%. Większość autosomalnych dominujących rodzinnych AZS wynika z mutacji w jednym z trzech genów: kodujących Amyloid Precursor Protein (APP) i Preseniliny 1 i 2, zwiększają one produkcję Aβ42, głównego składnika blaszek starczych. Najbardziej znanym genetycznym czynnikiem ryzyka jest dziedziczenie allelu ε4 apolipoproteiny E (APOE). Hipoteza amyloidowa postulowała, że pozakomórkowe złogi amyloidowe beta (Aβ) są podstawową przyczyną choroby, popartą lokalizacją genu dla białka prekursorowego amyloidu (APP) na chromosomie 21, wraz z faktem, że osoby z trisomią 21, powszechnie wykazują najwcześniejsze objawy AD do 40 roku życia. Podczas gdy apolipoproteiny wzmacniają rozpad β-amyloidu, niektóre izoformy nie są zbyt skuteczne w tym zadaniu, takie jak APOE4, co prowadzi do nadmiernego gromadzenia się amyloidu w mózgu. Proces, w którym kaskada agregacji Tau, rekrutuje normalny Tau i przekazuje agregację do innych komórek nerwowych, w szczególności do obwodów mózgowych, okazał się być paradygmatem dla zrozumienia szeregu innych chorób neurodegeneracyjnych. Patologiczny temat samoreplikujących się agregacji białek, prowadzących do destrukcji neuronów i chorób wyniszczających, dostarcza obecnie jednoczącego wyjaśnienia dla AD, PD, HD. AZS charakteryzuje się utratą neuronów i synapsów w korze mózgowej i niektórych regionach podkorowych, co powoduje całkowity zanik dotkniętych regionów, w tym zwyrodnienie w płacie skroniowym i ciemieniowym, oraz części kory czołowej i gyrusów cingulate i w jądrach pnia mózgu jak locus coeruleus. Zarówno płytki amyloidalne, jak i splątki neurofibrylarne są widoczne pod mikroskopem w mózgach z AD. Płytki są gęstymi, nierozpuszczalnymi osadami peptydu β-amyloidu i materiału komórkowego wokół neuronów. Neurofibrylarne splątania są agregatami białka Tau związanego z mikrotubulą, które uległo hiperfosforylacji i gromadzi się wewnątrz samych komórek AD jest białkową chorobą składającą się z proteopatii, spowodowaną gromadzeniem się płytki nazębnej nieprawidłowo złożonego białka β-Amyloidu i białka Tau w mózgu. Płytki nazębne składają się z małych peptydów, 39-43 aminokwasów o długości, zwanych amyloidem β (Aβ), fragmentu większego APP, białka transmembranowego, które przenika przez błonę neuronu, krytycznego dla wzrostu neuronu, przeżycia i naprawy po urazie. W AZS sekretaza γ i β działają razem poprzez proteolizę, dzieląc APP na mniejsze fragmenty, które wytwarzają włókna amyloidu-β, które następnie tworzą kępki odkładające się poza neuronami w gęstych formacjach zwanych blaszkami starczymi. Każdy neuron ma mikrotubule, działające jak ślady, prowadzące cząsteczki od ciała komórki do końców aksonu i z powrotem. Tau stabilizuje mikrotubule po fosforylacji i jest nazywany białkiem związanym z mikrotubulami, które w AD ulega hiperfosforylacji, a następnie zaczyna łączyć się z innymi nićmi, tworząc splątania neurofibrylacyjne i rozpadając system transportu neuronu. Nagromadzenie się zagregowanych włókien amyloidalnych, toksycznej postaci białka odpowiedzialnego za zaburzenie homeostazy komórki Ca++, powoduje zaprogramowaną śmierć komórki lub apoptozę. Aβ selektywnie gromadzi się w mitochondriach w komórkach mózgu dotkniętych AZS i hamuje niektóre funkcje enzymatyczne oraz wykorzystanie glukozy przez neurony. W AZS stwierdza się zmiany w rozmieszczeniu różnych czynników neurotroficznych oraz w ekspresji ich receptorów, takich jak Neurotroficzny Czynnik Mózgopochodny (BDNF). AZS diagnozuje się na podstawie wywiadu lekarskiego, obserwacji behawioralnych, obecności charakterystycznych cech neuropsychologicznych oraz braku stanów alternatywnych. obrazowanie medyczne z tomografią komputerową (TK) lub rezonansem magnetycznym (MRI) oraz z jednofotonową emisyjną tomografią komputerową (SPECT) lub pozytonową emisyjną tomografią (PET) może być stosowane do wykluczenia innych patologii mózgu lub podtypów demencji. Do postawienia ostatecznej diagnozy konieczne jest potwierdzenie histopatologiczne tkanki mózgowej. W AZS najczęściej upośledzonych jest osiem dziedzin intelektualnych: pamięć, język, zdolności percepcyjne, uwaga, zdolności motoryczne, orientacja, rozwiązywanie problemów i wykonawcze zdolności funkcjonalne. Nie ma lekarstwa na AZS; dostępne metody leczenia przynoszą stosunkowo niewielkie korzyści objawowe, ale nadal mają charakter paliatywny. Aktualne metody leczenia dzielą się na farmaceutyczne, psychospołeczne i opiekuńcze. Obecnie w leczeniu problemów poznawczych AZS stosuje się pięć leków: memantynę, która jest antagonistą receptora kwasu *N-metylo-d-asparaginowego* (NMDA) i cztery są inhibitorami acetylocholinoesterazy, takimi jak donepezil, taktyna, rivastigmina i galantamina, korzyści z ich stosowania są niewielkie. Nie wykazano wyraźnie, aby leki opóźniały lub zatrzymywały postęp choroby. Zmniejszenie aktywności neuronów cholinergicznych jest dobrze znaną cechą AZS. Inhibitory acetylocholinoesterazy są stosowane w celu zmniejszenia tempa rozkładu acetylocholiny (ACh), zwiększając tym samym stężenie ACh w mózgu i zwalczając utratę ACh spowodowaną śmiercią neuronów cholinergicznych. Istnieją dowody na skuteczność tych leków w łagodnym do umiarkowanego AZS i istnieją pewne dowody na ich stosowanie w zaawansowanym stadium. Jeśli chodzi o zachorowalność, kohortowe badania wzdłużne, w których obserwuje się populację wolną od choroby na przestrzeni lat, podają wskaźniki między 10-15/000 osób/rok dla wszystkich demencji a 5-8/000 dla AD, a zatem połowa nowych przypadków demencji każdego roku to AD. Podwyższający się wiek jest podstawowym czynnikiem ryzyka choroby, a wskaźniki zachorowalności nie są jednakowe dla wszystkich grup wiekowych: co pięć lat po 65. roku życia ryzyko zachorowania na chorobę podwaja się mniej więcej dwukrotnie, wzrastając z trzech do nawet 69/000 osób/rok. Choroba Parkinsona (PD) jest długotrwałym zaburzeniem zwyrodnieniowym OUN, które głównie wpływa na układ ruchowy. W miarę jak choroba się pogarsza, objawy nie-motoryczne stają się coraz bardziej powszechne. We wczesnym stadium choroby objawy to drżenie, sztywność, powolność ruchu, trudności z chodzeniem, myśleniem i problemami z zachowaniem. Demencja, depresja i lęk stają się powszechne w zaawansowanych stadiach choroby, występujących u >1/3 osób z PD. Inne objawy to problemy sensoryczne, senne i emocjonalne. Przyczyna PD jest nieznana; dotyczy zarówno czynników genetycznych, jak i środowiskowych. Osoby posiadające chorego członka rodziny są bardziej narażone na zachorowanie we własnym zakresie. Zwiększone ryzyko występuje również u osób narażonych na kontakt z niektórymi pestycydami oraz u osób, które wcześniej doznały urazów głowy, natomiast zmniejszone ryzyko występuje u osób palących tytoń i pijących kawę lub herbatę. Objawy ruchowe choroby wynikają z obumierania komórek w substantia nigra, zmniejszania dopaminy, polegającego na odkładaniu się białek w ciałach Lewy'ego w neuronach. Diagnoza opiera się na objawach i neuroobrazowaniu w celu wykluczenia innych chorób. L-DOPA, znany również jako levodopa i L-3, 4-dihydroksyfenyloalanina, jest aminokwasem, który jest wytwarzany i stosowany jako część normalnej biologii człowieka, przez biosyntezę z L-TYROZYNY, jest prekursorem dopaminy, noradrenaliny i adrenaliny, neuroprzekaźniki, znane jako katecholaminy. L-DOPA pośredniczy w uwalnianiu czynnika neurotroficznego przez mózg i OUN, może być produkowany i w czystej postaci jest sprzedawany jako lek psychoaktywny z INN levodopa;

nazwy handlowe obejmują Sinemet, Pharmacopa, Atamet, Stalevo, Madopar i Prolopa. Jako lek, jest stosowany w leczeniu klinicznym dystonii PD i dystonii reagującej na dopaminę. Chirurgia umieszcza mikroelektrody do głębokiej stymulacji mózgu w celu zmniejszenia objawów ruchowych w ciężkich przypadkach, gdy leki są nieskuteczne. W 2015 roku PD dotknęło 6,2 mln osób i spowodowało około 117 400 zgonów na całym świecie. PD występuje zazwyczaj u osób w wieku powyżej 60 lat, dotyczy to 1%, jeśli jest widoczne przed 50. rokiem życia, nazywa się to PD wczesnej dojrzałości. Samce są bardziej dotknięte niż samice o stosunku 3:2. Średnia oczekiwana długość życia po postawieniu diagnozy wynosi od 7 do 15 lat. Możliwe do zidentyfikowania przyczyny PD obejmują toksyny, infekcje, skutki uboczne leków, obrzęk metaboliczny i zmiany w mózgu, takie jak udary. Kilka zaburzeń neurodegeneracyjnych może również występować z Parkinsonizmem zwanym "nietypowym Parkinsonizmem" lub syndromami "Parkinson Plus", chorobami, które obejmują zanik wielu układów, postępujące porażenie nadjądrowe, zwyrodnienie kory nadnerczy oraz demencję z ciałami Lewy'ego (DLB). Naukowcy czasami nazywają PD synukleinopatią z powodu nieprawidłowego gromadzenia się białka α-synukleiny w mózgu, aby odróżnić ją od innych chorób neurodegeneracyjnych, takich jak AD, gdzie mózg gromadzi białko Tau. Najbardziej rozpoznawalnymi objawami w PD są ruchy związane z ruchem samochodowym. Objawy nie-motoryczne to dysfunkcja autonomiczna, problemy neuropsychiatryczne takie jak nastrój, poznanie, zachowanie lub zmiany w myśleniu, zmieniony zmysł węchu i problemy ze snem. Za kardynalne w PD uważa się cztery objawy ruchowe: drżenie, powolność ruchu lub bradykinezję, sztywność i niestabilność postawy. Najczęściej pojawiającym się znakiem jest szorstkie, powolne drżenie ręki w spoczynku, które zanika podczas dobrowolnych ruchów dotkniętej ręki i w głębszych fazach snu. Zazwyczaj pojawia się ona tylko w jednej ręce, ostatecznie dotykając obie ręce w miarę postępu choroby. Bradykinezja jest najbardziej upośledzającym objawem PD, prowadzącym do trudności w wykonywaniu codziennych czynności, takich jak ubieranie się, karmienie i kąpiel. Prowadzi to do szczególnych trudności w wykonywaniu dwóch niezależnych czynności ruchowych w tym samym czasie i może być pogorszone przez stres emocjonalny lub współistniejące choroby. Paradoksalnie pacjenci z PD mogą jeździć na rowerze lub wchodzić po schodach łatwiej niż chodzić po poziomie. Do 40% osób z PD może doświadczać upadków, a około 10% może mieć upadki tygodniowo, przy czym liczba upadków jest związana z ich dotkliwością, w tym z zaburzeniami chodu i postawy, takimi jak świętowanie, oznaczającymi gwałtowne potrząsanie stopniami i zgiętą postawą podczas chodzenia bez zgiętej huśtawki ręki. Zamrożenie chodu, krótkie zatrzymania, gdy stopy wydają się utkwić na podłodze, zwłaszcza przy skręcaniu lub zmianie kierunku, rozmyty monotonny cichy głos, maskowy wyraz twarzy i coraz mniejsze odręczne pismo to inne powszechne znaki. Najczęstszym deficytem poznawczym w PD jest dysfunkcja wykonawcza, w tym problemy z planowaniem, elastyczność poznawcza, myślenie abstrakcyjne, zdobywanie reguł, hamowanie niewłaściwych działań, inicjowanie odpowiednich działań, pamięć robocza i kontrola uwagi. Inne trudności poznawcze obejmują spowolnienie tempa przetwarzania poznawczego, upośledzenie zapamiętywania, postrzegania i szacowania czasu. Halucynacje lub urojenia występują u około 50% osób z PD w trakcie trwania choroby i mogą zwiastować pojawienie się demencji. Psychoza jest integralną częścią choroby. Zmiany w autonomicznym układzie nerwowym mogą prowadzić do hipotensji ortostatycznej lub niskiego ciśnienia krwi przy skórze stojącej, tłustej i nadmiernej potliwości, nietrzymania moczu oraz zmiany funkcji seksualnych. Zaparcia i zaburzenia opróżniania żołądka, takie jak zaburzenia motoryki żołądka, mogą być na tyle poważne, że mogą powodować dyskomfort, a nawet zagrażać zdrowiu. Około 15% osób z PD ma krewnych pierwszego stopnia, a 5-10% osób z PD ma formy, które występują z powodu mutacji w jednym z kilku specyficznych genów. Głównymi cechami patologicznymi PD są śmierć komórek w zwoju podstawnym mózgu dotykająca 70% neuronów wydzielających dopaminę w substantia nigra pars compacta do końca życia oraz obecność ciał Lewy'ego jako kumulacji białka α-synukleiny w wielu pozostałych neuronach. Tej utracie neuronów towarzyszy śmierć astrocytów i znaczny wzrost liczby mikroglonów w substantia nigra. W mózgu istnieje pięć głównych ścieżek łączących inne obszary mózgu ze zwojami podstawnymi, takie jak obwody silnikowe, okulo-motoryczne, asocjacyjne, limbiczne i orbitofrontalowe, których nazwy wskazują główny obszar projekcji każdego z obwodów. Wszystkie z nich są dotknięte chorobą PD, a ich zaburzenie wyjaśnia wiele objawów choroby, ponieważ obwody te pełnią wiele różnych funkcji, w tym ruch, uwagę i uczenie się. Spekuluje się na temat kilku mechanizmów, za pomocą których komórki mózgowe mogą zostać utracone. jest nieprawidłowe nagromadzenie α-synukleiny związanej z ubiquityną w uszkodzonych komórkach. To nierozpuszczalne białko gromadzi się wewnątrz neuronów tworzących ciała Lewy'ego. Lekarz dokona oceny PD po dokładnym wywiadzie lekarskim i badaniu neurologicznym, podając również lewodopę, z ewentualną poprawą w zaburzeniach motoryki, co pomoże potwierdzić diagnozę PD. Ćwiczenia w średnim wieku mogą zmniejszyć ryzyko wystąpienia PD w późniejszym okresie życia. Kofeina wydaje się również ochronna, przy czym większy spadek ryzyka występuje przy większym spożyciu napojów zawierających kofeinę, takich jak kawa. Osoby palące papierosy lub używające tytoniu bezdymnego mają mniejsze niż osoby niepalące prawdopodobieństwo rozwinięcia się PD. Nie wiadomo, co leży u podstaw tego efektu. Nie ma lekarstwa na PD, ale leki, chirurgia i leczenie fizyczne mogą przynieść ulgę i są znacznie bardziej skuteczne niż zabiegi dostępne dla innych zaburzeń neurologicznych, takich jak AD, neuronowe choroby ruchowe i zespoły Parkinsona plus. Głównymi lekami przydatnymi w leczeniu objawów ruchowych są lewodopa, z inhibitorem dekarboksylazy dopa oraz z inhibitorem katecholu-O-metylotransferazy (COMT), agonistów dopaminy i inhibitorów monoaminooksydazy B (MAO-B). Leczenie objawów ruchowych za pomocą zabiegów chirurgicznych było kiedyś powszechną praktyką, ale od czasu odkrycia lewodopy liczba operacji zmniejszyła się. Badania przeprowadzone w ciągu ostatnich kilkudziesięciu lat doprowadziły do znacznej poprawy technik operacyjnych, dzięki czemu chirurgia jest ponownie stosowana u osób z zaawansowanym PD, dla których terapia farmakologiczna nie jest już wystarczająca Chirurgia dla PD może być podzielona na dwie główne grupy: 1- zmiany chorobowe i 2- Głębokie Stymulacje Mózgu (DBS). Obszary docelowe dla DBS lub zmian chorobowych obejmują wzgórze, pałeczki globus pallidus lub jądro subtalamiczne. Głęboka stymulacja mózgu jest najczęściej stosowanym zabiegiem chirurgicznym, polegającym na wszczepieniu neurostymulatora, który wysyła impulsy elektryczne do określonych części mózgu. Średnia długość życia osób z PD jest zmniejszona. Współczynniki śmiertelności są około dwukrotnie wyższe niż u osób nienaruszonych. Upadek zdolności poznawczych i demencja, podeszły wiek w momencie rozpoczęcia choroby, bardziej zaawansowany stan chorobowy i obecność problemów z połykaniem to czynniki ryzyka śmiertelności. Śmierć z powodu aspiracyjnego zapalenia płuc jest dwa razy częstsza u osób z PD niż w zdrowej populacji. W roku 2013 PD spowodowało około 103 000 zgonów na całym świecie, w porównaniu z 44 000 zgonów w roku 1990. Wskaźnik zgonów wzrósł w tym czasie ze średnio 1,5 do 1,8 na 100.000. Roczny koszt w Wielkiej Brytanii szacuje się na 49 milionów do 3,3 miliarda funtów, podczas gdy koszt na jednego pacjenta rocznie w USA wynosi prawdopodobnie około 10 000 dolarów, a całkowity ciężar około 23 miliardów dolarów.

Choroba Huntingtona (HD), znana również jako pląsawica Huntingtona, jest chorobą dziedziczną, która powoduje śmierć komórek mózgowych. Najwcześniejszymi objawami są problemy z nastrojem lub zdolnościami umysłowymi. Często następuje ogólny brak koordynacji i niestabilny chód. W miarę postępu choroby, nieskoordynowane, szarpiące ruchy ciała stają się coraz bardziej widoczne. Zdolności fizyczne stopniowo pogarszają się, aż do momentu, gdy skoordynowany ruch staje się trudny i osoba nie jest w stanie mówić. Zdolności umysłowe na ogół ustępują miejsca demencji. Objawy zaczynają się między 30 a 50 rokiem życia, ale mogą rozpocząć się w każdym wieku. Około 8% przypadków rozpoczyna się przed 20 rokiem życia i ma objawy bardziej zbliżone do PD. HD jest dziedziczona, chociaż aż do 10% przypadków wynika z nowej mutacji. Choroba jest spowodowana autosomalną mutacją dominującą w dwóch egzemplarzach genu Huntingtina u jednego z osobników. Oznacza to, że dziecko osoby chorej ma 50% szans na odziedziczenie choroby. Ekspansja cytozinowo-adeninowo-guaninowego tripletu CAG powtarza się, w genie kodującym białko Huntingtina powstaje nieprawidłowe białko, które stopniowo uszkadza komórki w mózgu, poprzez nie do końca poznane mechanizmy. Diagnoza odbywa się za pomocą badań genetycznych, które można przeprowadzić w dowolnym momencie, niezależnie od tego, czy objawy są obecne, czy nie. Nie ma lekarstwa na HD. Najlepszym dowodem na leczenie problemów z poruszaniem się jest tetrabenazyna. HD dotyka około 4 do 15 na 100.000 osób pochodzenia europejskiego. Jest to rzadkość wśród Japończyków, podczas gdy wskaźnik występowania w Afryce jest nieznany. Choroba dotyka w równym stopniu mężczyzn i kobiety. Powikłania, takie jak zapalenie płuc, choroby serca i urazy fizyczne spowodowane upadkiem, skracają oczekiwaną długość życia. Samobójstwo jest przyczyną śmierci w około 9% przypadków. Śmierć następuje zazwyczaj piętnaście do dwudziestu lat po pierwszym wykryciu choroby. W 1955 roku wenezuelski lekarz Americo Negrette wydał książkę opisującą społeczności w stanie Zulia w Wenezueli, z niezwykłą liczbą osób z pląsami. Kulminacją prac Negrete'a było powstanie projektu Wenezuela i odkrycie przełomowych odkryć w HD. Baza genetyczna została odkryta w 1993 roku w wyniku międzynarodowej współpracy pod przewodnictwem Fundacji Chorób Dziedzicznych. Organizacje badawcze i wspierające zaczęły powstawać pod koniec lat 60. w celu zwiększenia świadomości społecznej, zapewnienia wsparcia dla osób indywidualnych i ich rodzin oraz promowania badań. Najbardziej charakterystyczne początkowe objawy fizyczne to szarpiące, przypadkowe i niekontrolowane ruchy zwane pląsawicą. Chorea może być początkowo wykazywana jako ogólny niepokój, małe niezamierzenie zainicjowane lub niekompletne ruchy, brak koordynacji lub spowolnienie ruchów sakkadowych oczu. Te drobne nieprawidłowości ruchowe zazwyczaj poprzedzają bardziej oczywiste oznaki dysfunkcji ruchowej o co najmniej trzy lata. Wyraźne objawy, takie jak sztywność, wijące się ruchy lub nieprawidłowa postawa, pojawiają się wraz z postępem HD. Częstymi konsekwencjami są niestabilność fizyczna, nieprawidłowy wyraz twarzy oraz trudności z żuciem, połykaniem, zaburzeniami snu i mówieniem. Trudności w jedzeniu powodują utratę masy ciała i mogą prowadzić do niedożywienia. Młodzieżowa HD różni się od tych objawów tym, że na ogół postępuje szybciej, a pląsawica pojawia się na krótko, jeśli w ogóle, przy czym dominującym objawem jest sztywność. Częstym objawem tej formy HD są również napady. Zdolności poznawcze są osłabione, podobnie jak funkcje wykonawcze, które obejmują planowanie, elastyczność poznawczą myślenie abstrakcyjne, przyswajanie reguł, inicjowanie odpowiednich działań i hamowanie niewłaściwych działań. W miarę postępu choroby pojawiają się deficyty pamięci. Zgłoszone upośledzenia wahają się od deficytów pamięci krótkotrwałej do trudności z pamięcią długotrwałą, w tym deficytów epizodycznych lub pamięci o życiu, proceduralnego znaczenia pamięci ciała o sposobie wykonywania czynności i pamięci operacyjnej. Problemy poznawcze mają tendencję do pogarszania się wraz z upływem czasu, prowadząc ostatecznie do demencji. Ten wzór deficytów został nazwany zespołem demencji podkorowej, aby odróżnić go od typowych skutków demencji korowej, jak w AD. Wszyscy ludzie mają dwie kopie genu Huntingtina (HTT), który koduje białko Huntingtina (HTT). Gen ten nazywany jest również HD i Interesting Transcript 15 (IT15). Część tego genu jest powtarzającą się sekcją zwaną powtórką trinukleotydową, która różni się długością między osobnikami i może zmieniać się między pokoleniami. Jeśli powtórzenie jest obecne w zdrowym genie, dynamiczna mutacja może zwiększyć liczbę powtórzeń i spowodować powstanie wadliwego genu. Kiedy długość tego powtarzającego się odcinka osiągnie pewien próg, wytwarza on zmienioną formę białka, zwanego zmutowanym białkiem Huntingtina (mHTT). Zróżnicowane funkcje tych białek są przyczyną zmian patologicznych, które z kolei powodują objawy choroby. Mutacja HD jest genetycznie dominująca i prawie w pełni penetrująca: mutacja któregoś z alleli HTT danej osoby powoduje chorobę. Nie jest dziedziczony według płci, ale na długość powtarzającego się odcinka genu, a co za tym idzie na jego nasilenie, może mieć wpływ płeć chorego rodzica. HD jest jednym z kilku powtarzających się zaburzeń trinukleotydowych, które są spowodowane długością powtarzanego odcinka genu przekraczającą normalny zakres. Gen HTT znajduje się na krótkim ramieniu chromosomu 4 w punkcie 4p16.3. HTT zawiera sekwencję trzech zasad DNA: cytozyna-adenina-guanina (CAG) powtarzaną wielokrotnie jak CAGCAGCAG, znaną jako powtórzenie trinukleotydu. CAG jest 3-literowym kodem genetycznym (kodon) dla aminokwasu glutaminy, więc seria z nich powoduje powstanie łańcucha glutaminy znanego jako przewód poliglutaminowy lub przewód poliQ, a powtarzająca się część genu - region PolyQ. HD ma dziedziczenie autosomalnie dominujące, co oznacza, że zaatakowany osobnik zwykle dziedziczy po zaatakowanym rodzicielu jedną kopię genu z rozszerzonym powtórzeniem trinukleotydu odpowiadającym zmutowanemu allelowi. Ponieważ penetracja mutacji jest bardzo wysoka, ci, którzy mają zmutowaną kopię genu, będą mieli chorobę.

Referencje

[1] J. Berzelius.
Bref Utgifna af Kungl. Svenska Vetenskapsakademien genom H. G. Soderbaum: V. Brefvaxling mellan Berzelius och GJ. Mulder (1834-1847). Uppsala, 1916.

[2] G. J. Mulder.
I nawet wtedy Mulder nie posunął się dalej niż tylko redagowanie przez niego wszystkiego w naturze. (1833-1838) od.55.

[3] A. L. Lehninger.
Zasady biochemii.
M. Cox. D. L. Nelson. Czwarte wydanie. (2004), s. 1129

L. Pauling, R. B. Corey, H. R. Branson.
Struktura białek. Dwie konfiguracje helowe łańcucha polipeptydowego połączone wodorem. Proc. Natl.
Acad. Sci. USA 37 (1951), s. 205-211.

[5] Współpracownicy Wikipedii.
Alpha helix, Wikipedia, The Free Encyclopedia,
https://en.wikipedia.org/w/index.phptitleAlphahelixldid913256182 (2019).

[6] L. Johansson, G. Gafvelin, E. S. Arnér.
Selenocysteina we właściwościach białek i zastosowaniach biotechnologicznych.
Biochim Biophys Acta. 1726 (2005), s. 1-13.

T.C. Stadtman.
Biochemia selenu. Nauka. 183 (4128), (1974), s. 915-22.

G. Roy, B. K. Sarma, P. P. Phadnis, G. Mugesh.
Enzymy zawierające selen u ssaków: perspektywy chemiczne.
J Chem Sci. 117, (2005), s. 287-303.

[9] B. J. Byun, Y. K. Kang
Preferencje konformacyjne i wartość pK a) pozostałości selenocysteiny.
Biopolimery. 95 (2011), s. 345-353.
[10] R. Longtin.
Zapomniana debata: czy selenocysteina to 21. aminokwas?
J Natl Cancer Inst Monogr. 96 (2004), s. 504-505.

[11] A. Böck, K. Forchhammer, J. Heider, C. Baron.
Synteza selenoprotein: rozszerzenie kodu genetycznego.
Trendy Biochem Sci. 16 (1991), s. 463-467.

P. V. Baranov, R. F. Gesteland, J. F. Atkins.
Rekodowanie, **tłumaczenie bifurkacji w ekspresji genów**. Gene. 286 (2002), s. 187-201.

[13] J. Donovan, P. R. Copeland.
Skuteczność włączania selenocysteiny jest regulowana przez czynniki inicjacji tłumaczenia.
J Mol Biol. 400 (2010), s. 659-664.
[14] J. F. Atkins.
Rekodowanie: Rozszerzenie zasad dekodowania wzbogaca ekspresję genów.
Springer. (2009), s. 31.
M. J. Berry, L. Banu, J. W. Harney, P. R. Larsen.
Funkcjonalna charakterystyka eukariotycznych elementów SECIS, które kierują wprowadzaniem selenocysteiny do kodonów UGA.
Dziennik EMBO. 12 (1993), s. 3315-3322.

R. Cammack.
Newsletter.
Nomenklatury Biochemicznej IUPAC i NC-IUBMB. Pirolizyna. (2009).

[17] M. Rother, J. A. Krzycki.
Selenocysteina, pirolizyna i Unikalny Metabolizm Energetyczny Metanogennego Archaea.
Archaea. (2010), s. 1-14.

G. Srinivasan, C. M. James, J. A. Krzycki. **Pirolizyna kodowana przez UAG w Archaea: ładowanie specjalistycznego tRNA dekodującego UAG.**
Nauka. 296 (5572) (2002), s. 1459-1462.

[19] B. Hao, W. Gong, T. Ferguson, C. James, J. Krzycki; M. Chan.
Nowa niekodowana resztka UAG w strukturze metanogenu metylotransferazy.
Nauka. 296 (5572) (2002), s. 1462-1466.

J. Soares, L. Zhang, R. Pitsch, N. Kleinholz, R. Jones, J. Wolff i inni.
Masa pozostałości L-pyrolizyny w trzech różnych metyloaminotransferazach.
J Biol Chem. 280 (2005), s. 36962-36969.

[21] A. S. Das, W. Q. Zou.
Priony: poza jednym białkiem.
Clin Microbiol Rev. 29 (2016), s. 633-658.

[22] S. B. Prusiner.
Nowe białkowe cząsteczki zakaźne powodują trzęsawkę.
Nauka 216 (1982), s. 136-144.

[23] R. B. Wickner.
Scrapie w starożytnych Chinach?
Nauka. 309 (2005), s. 874.
[24] J. Spoon, P. L. Chelle. **Czy trzęsawka, choroba zwierzęca, jest nietykalna?**
CR Hebd Seances Acad Sci. 203 (1936), s. 1552-1554.
[25] S. Benestad, P. Sarradin, B. Thu, J. Schönheit, M. Tranulis, B. Bratberg.
Przypadki trzęsawki o nietypowych cechach w Norwegii, oznaczenie nowego typu, Nor98. Vet
Rec. 153 (2003), s. 202-208.

M. O'Brien.
Czy wyciągnięto wnioski z epidemii gąbczastej encefalopatii bydła (BSE) w Zjednoczonym Królestwie?
Int J Epideminol. 29 (2000), s. 730-733.

[27] G. Zanusso, S. Monaco.
Gąbczasta **encefalopatia bydła.**
W W. Q. Zou, P. Gambetti (Eds). Priony i choroby: tom 2, zwierzęta, ludzie i środowisko.
Springer, Nowy Jork, NY. (2013), s. 1-13.
A. G. Biacabe, J. L. Laplanche, S. Ryder, T. Baron.
Odrębne fenotypy molekularne w chorobach prionowych bydła.
EMBO Rep. 5 (2004), s. 110-115.

29] Casalone C, Zanusso G, Acutis P, Ferrari S, Capucci L, Tagliavini F, et al. **Identyfikacja drugiej amyloidotycznej gąbczastej encefalopatii bydła: podobieństwa molekularne z sporadyczną chorobą Creutzfeldta-Jakoba.**
Proc Natl Acad Sci USA.101 (2004), s. 3065-3070.

R. G. Will, J. Ironside, M. Zeidler, S. Cousens, K. Estibeiro, A. Alperovitch i inni.
Nowy wariant choroby Creutzfeldta-Jakoba w Wielkiej Brytanii.
Lancet. 347 (1996), s. 921-925.

A. S. Das, Z.
Prions: Poza pojedynczym białkiem.
Clin Microbiol Rev. 29 (2016), s. 633-658.

[32] S. B. Prusiner.
Biologia i genetyka prionów powodujących neurodegenerację.
Annu Rev Genet. 47 (2013), s. 601.

[33] J. O. Hoskin, L. G. Kiloh, J. E. Cawte.
Epilepsja i Guria: trzęsące się syndromy Nowej Gwinei.
Soc Sci Med (1969), s. 39-48.

[34] G. R. Scott.
Przedni język Papui Nowej Gwinei. Pacific Linguistics, Seria B Nr 47 Canberra: Wydział Lingwistyki, Research School of Pacific Studies, Australian National University. (1978), s. 2, 6.

[35] J. T. Whitfield, W. H. Pako, J. Collinge, M. P. Alpers.
Obrzędy pogrzebowe w South Fore i kuru.
Philos Trans R Soc Londyn B Biol Sci. 63 (1510) (2008), s. 3721-3724.

[36] R. E. Bichell.
Kiedy ludzie jedli ludzi, pojawiła się dziwna choroba.
NPR.org. (2016).

[37] Kuru. MedlinePlus Medical Encyclopedia.
[38] M. P. Alpers.
Historia kuru. P
N G Med J. (2007), s. 10-19.

J. Collinge, J. Whitfield, E. McKintosh, J. Beck, S. Mead, D. Thomas i in. **Kuru w XXI wieku, nabyta ludzka choroba prionowa z bardzo długimi okresami inkubacji.**
Lancet. 367 (9528) (2006), s. 2068-2074.

M.P. Alpers, Zespół Nadzoru Kuru.
Epidemiologia kuru w latach 1987-1995.
Commun Dis Intell Q Rep. 29 (2005), str. 391-399.

[41] P. Liberski, B. Sikorska, S. Lindenbaum, L. Goldfarb, C. McLean, J. Hainfellner, i inni
Kuru: geny, kanibale i neuropatologia.
J Neuropathol Exp Neurol. 71 (2012), s. 92-103.

[42] E. McKintosh, A. Frosh, S. Mead, A. Hill, S. Meadet, J. Collingeal i inni.
Badanie kliniczne pacjentów z kuru z długimi okresami inkubacji pod koniec epidemii w Papui Nowej Gwinei.
Philos Trans R Soc Londyn B Biol Sci. 363 (1510): (2008), s. 3725-3739.
M. Imran, S. Mahmood.
Przegląd ludzkich chorób prionowych.
Virol J. 8 (2011), s. 559.

44] J. Wadsworth, S. Joiner, J. M. Linehan, M. Desbruslais, K. Fox, S. Cooper i inni
. **Priony Kuru i sporadyczne priony choroby Creutzfeldta-Jakoba mają równoważne właściwości przenoszenia u myszy transgenicznych i dzikich.**
Proc. Natl. Acad. Sci. U.S.A. 105 (2008), s. 3885-3890.

[45] Creutzfeldt - choroba Jakoba, Classic (CJD). CDC. (2018).

Creutzfeldt-Jakob Disease Fact Sheet | National Institute of Neurological Disorders and Stroke. NINDS. (2003).

[47] Creutzfeldt-Jakob Disease, Classic (CJD) | Prion Diseases | CDC.
www.cdc.gov. 1 (2019).

O CJD |Creutzfeldt-Jakob Disease, Classic (CJD) |Prion Disease. CDC. 11 (2015).

[49] Creutzfeldt-Jakob Disease, Classic (CJD) | Prion Diseases. CDC. (2015).

49-letni mężczyzna z zapomnieniem i utratą chodu. Reference.medscape.com view article/881806 3. (2017).

E. D. Murray, N. Buttner, B. H. Price. **Depresja i psychoza w praktyce neurologicznej.** W:
Neurologia w praktyce klinicznej, 6. edycja. W. Bradley, R. Daroff, G. Fenichel, J. Jankovic (Eds.) Butterworth Heinemann. (2012).

[52] P. Brown, F. Cathala, P. Castaigne, D. C. Gajdusek.
Choroba Creutzfelda-Jakoba: analiza kliniczna kolejnej serii 230 zweryfikowanych neuropatologicznie przypadków. Ann
Neurol. 20 (1986), s. 597-602.

[53] P. Gambetti.
Creutzfeldt-Jakob Disease (CJD).
The Merck Manuals: Biblioteka medyczna online. (2011).

R. N. Rambaran, L. C. Serpell. **Włókna amyloidalne: nieprawidłowy zespół białek.** Prion
2 (2008), s. 112-117.

[55] J. R. Requena, H. Wille.
Struktura zakaźnego białka prionowego: dane doświadczalne i modele molekularne.
Prion 8 (2014), s. 60-66.

H. A. Sattar.
Podstawy patologii. (2011), s. 189.

A. R. Clarke, G. S. Jackson, J. Collinge.
Biologia molekularna rozprzestrzeniania się prionów.
Philos Trans R Soc Londyn B Biol Sci. 356 (1406) (2001), s. 185-95.

D. Riesner. **Biochemia i struktura PrPC i PrPSc.** Br. Med Bull 66 (2003), s. 21-33.

R. M. Ridley, H. F. Baker, T. J. Crow. **Choroba zakaźna i nieprzekazywalna neurodegeneracyjna: podobieństwa w wieku wystąpienia i genetyce w odniesieniu do etiologii.** Psychol Med. 16 (1986), s. 199-207.

[60] R. Will, A. Alperovitch, S. Poser, M. Pocchiari, A. Hofman, E. Mitrova i inni
. **Opisowa epidemiologia choroby Creutzfelda-Jakoba w sześciu krajach europejskich, 1993-1995. Grupa analityczna UE ds. współpracy w zakresie CJD**.
Ann Neurol. 43 (1998), s. 763-767.

D. Carter, J. K. Greenson, V. E. Reuter, M. H. Stoler, S. E. Mills.
Sternberg's Diagnostyczna Patologia Chirurgiczna.
LWW 5. edycja. (2009), s. 3104.

[62] P. P. Liberski.
Zmiana gąbczasta, mikroskopijny widok elektronów.
Folia Neuropathol. 42 suppl B (2004), str. 59-70.

[63] J. Stephenson, E. Nutma, P. van der Valk, S. Amor.
Zapalenie w chorobach neurodegeneracyjnych OUN.
Immunologia. 154 (2018), s. 204-219.

[64] S. Mitchell.
Choroba szalonych krów: Powiązane z tysiącami spraw CJD?
United Press International. Science News 30 Dec. 2003/3:31 pm.

CJD, Creutzfeldt-Jakob Disease, Classic.
Centra Kontroli i Zapobiegania Chorobom. (2008).

[66] vCJD, Variant Creutzfeldt-Jakob Disease.
Centra Kontroli i Zapobiegania Chorobom. USA. (2007).

[67] J. W. Ironside.
Neuropatologiczna diagnoza ludzkiej choroby prionowej; badania morfologiczne.
W H. Baker, R. Ridley (Eds.). Prion Diseases. 3 (1996), s. 35-57.

F. Meggendorfer.
Obserwacje kliniczne i genealogiczne w przypadku spastycznej pseudokosklerozy Jakoba. Dziennik dla całej neurologii i psychiatrii. 128 (1930), s. 337-341.

[69] P. Gambetti, Q. Kong, W. Zou, P. Parchi, S. G. Chen.
Sporadyczne i rodzinne CJD: klasyfikacja i charakterystyka.
Br. Med Bull. 66 (2003), s. 213-239.

[70] M. N. Ricketts, N. R. Cashman, E. E. Stratton, S. ElSaadany.
Czy choroba Creutzfeldta-Jakoba jest przenoszona we krwi?
Emerg Infect Dis. 3 (1997), s. 155-163.

[71] R. Ae, T. Hamaguchi, Y. Nakamura, M. Yamada, T. Tsukamoto, H. Mizusawa i inni.
Aktualizacja: Dura Mater Graft-Associated Creutzfeldt - choroba Jakoba. Japonia, 1975-2017.
MMWR. Tygodniowy raport o zachorowalności i śmiertelności. 67 (2018), s. 274-278.

[72] S. B. Prusiner.
Nagroda Nobla w dziedzinie fizjologii lub medycyny.
NobelPrize.org (1997).

[73] L. Manuelidis, Z. X. Yu, N. Barquero, B. Mullins.
Komórki zakażone trzęsawką i czynnikami choroby Creutzfeldta-Jakoba wytwarzają wewnątrzkomórkowe cząstki wirusopodobne do 25 nm.
Proc Natl Acad Sci USA. 104 (2007), s. 1965-1970.

[74] P. P. Liberski.
Gerstmann-Sträussler-Scheinker Disease.
Adv Exp Med Biol. 724 (2012), s. 128-137.

[75] J. Lee, S. Y. Kim, K. J. Hwang, Y. R. Ju, H. J. Woo.
Choroby prionowe jako zakaźne choroby zoonotyczne.
Osong Public Health Respect. 4 (2013), s. 57.

J. Gerstmann, E. Sträussler, I. Scheinker.
O swoistej dziedzicznej chorobie rodzinnej ośrodkowego układu nerwowego. Jednocześnie jest to wkład w kwestię przedwczesnego starzenia się na szczeblu lokalnym.
Journal for the whole field of neurology and psychiatry, 154 (1936), s. 736-762.

[77] G. DeMichele, M. Pocchiari, R. Petraroli, M. Manfredi, G. Caneve, G. Coppola i inni
. **Fenotyp zmienny w włoskiej rodzinie P102L Gerstmann-Sträussler-Scheinker.**
Can J Neurol Sci. 30 (2003), s. 233-236.

[78] M. Farlow, R. Yee, S. Dlouhy, P. Conneally, B. Azzarelli, B. Ghetti.
Choroba Gerstmanna-Sträusslera-Scheinkera. 1. Poszerzenie spektrum klinicznego.
Neurologia. 39 (1989), s. 1446-1452.

S. Collins, C. A. McLean, C. L. Masters. **Zespół Gerstmanna-Sträusslera-Scheinkera, śmiertelna bezsenność rodzinna i kuru: przegląd tych rzadziej występujących u ludzi pasażowalnych encefalopatii gąbczastych.**
J Clin Neurosci. 8 (2001), s. 387-97.

C. Soto, N. Satani.
Skomplikowane mechanizmy neurodegeneracji w chorobach prionowych.
Trendy Mol Med. Jan; 17 (2011), s. 14-24.

[81] H. Arata, H. Takashima, R. Hirano, H. Tomimitsu, K. Machigashira, K. Izumi i inni.
Wczesne objawy kliniczne i wyniki badań obrazowych w zespole Gerstmanna-Sträusslera-Scheinkera (Pro102Leu).
Neurologia. 66 (2006), s. 1672-1678.

[82] A. Tesar, R. Matej, J. Kukal, S. Johanidesova, I. Rektorova, M, Vyhnalek i in.
Zmienność kliniczna w zespole P102L Gerstmanna-Sträusslera-Scheinkera.
Ann Neurol. 86 (2019), s. 643-652.

[83] Fatalna bezsenność - zaburzenia neurologiczne. Merck Manuals Professional Edition. (2018)

[84] Fatalna bezsenność rodzinna. NORD, National Organization for Rare Disorders (2018).

Co to jest śmiertelna rodzinna bezsenność? Linia zdrowia. (2018).

[86] Fatalna bezsenność. Podręcznik Merck'a. (2018).

Fatalna rodzinna bezsenność. Genetic and Rare Diseases Information Center (GARD), program NCATS (2018).

[88] J. Schenkein, P. Montagna.
Samozarządzanie śmiertelną bezsennością rodzinną. Część 1: Co to jest FFI?
MedGenMed. 8 (2006), s. 65.

D. T. Max.
Rodzina, która nie mogła spać. Medyczna tajemnica.
Nowy Jork: Random House Trade Paperbacks. (2007), s. 4.

R. Turne r.
Umierać do snu: Fatal Familial Insomnia (FFI). www.world-of-lucid-dreaming.com. (2019).

[91] P. Cortelli, P. Gambetti, P. Montagna, E. Lugaresi.
Fatalna bezsenność rodzinna: cechy kliniczne i genetyka molekularna.
J Sleep Res. 8 (1999), s. 23-29.

[92] Odcinek 25: Fatalna bezsenność. Obscura: Podcast Prawdziwej Przestępczości.

D. T. Max.
Tajemnica snu. National
Geographic Magazine. (2010), s. 74.

V. A. McKusick, G. E. Tiller, A. Lopez.
Prion Protein PRNP * 176640.
OMIM NCBI, Krajowe Centrum Informacji Biotechnologicznej. (2019)

[95] B. Peng, S. Zhang, H. Dong, Z. Lu.
Badania kliniczne, histopatologiczne i genetyczne w przypadku śmiertelnej bezsenności rodzinnej z przeglądem piśmiennictwa.
Int J Clin Exp Pathol. 8 (2015), s. 10171-10177.

[96] P. Montagna, P. Gambetti, P. Cortelli, E. Lugaresi.
Rodzinna i sporadyczna śmiertelna bezsenność.
Lancet Neurol. 2 (2003), s. 167-176.

[97] J. Zarranz, A. Digon, B. Atarés, A. Rodríguez-Martínez, A. Arce, N. Carrera i in.
Fenotypowa zmienność w rodzinnych chorobach prionowych z powodu mutacji D178N.
J Neurol Neurosurg Psychiatria. 76 (2005), s. 1491-1496.

[98] C. Jansen, P. Parchi, B. Jelles, A. Gouw, G. Beunders, R. van Spaendonk i inni.
Pierwszy przypadek śmiertelnej rodzinnej bezsenności (FFI) w Holandii: chory z egipskiego pochodzenia z równoczesnym występowaniem czterech powtarzających się złogów tau. Neuropathol Appl
Neurobiol. 37 (2011), s. 549-553.

L. Mehta, B. Huddleston, E. Skalabrin, J. Burns, W. Zou, P. Gambetti i inni.
Sporadyczna bezsenność śmiertelna maskująca się jako paraneoplastyczny zespół

móżdżku. Arch Neurol.
65 (2008), s. 971-973.

[100] K. Moody, L. Schonberger, R. Maddox, W. Zou, L. Cracco, I. Cali
Sporadycznie śmiertelna bezsenność u młodej kobiety. Wyzwanie diagnostyczne. Raport ze sprawy.
BMC Neurol. 11 (2011), s. 136.

[101] G. Forlonia, M. Tettamantia, U Luccaa, Y Albanesea, E. Quaglio, R. Chiesa i inni.
Badania profilaktyczne u osób zagrożonych śmiertelną bezsennością rodzinną: Innowacyjne podejście do rzadkich chorób.
Prion. 9 (2015), s. 75-79.

[102] W. Jackson, A. Borkowski, H. Faas, A. Steele, O. King, N. Watson i inni
. **Spontaniczne generowanie zakażeń prionowych w śmiertelnej rodzinnej bezsenności Pukanie u myszy.** Neuron. 63
(2009), s. 438-450.

K. Clancy.
Bezmózgowa **krucjata jednej pary w celu powstrzymania Genetycznego Zabójcy.**
Okablowane. ISSN (2019), s. 1059-1028.

P. Gambetti, Z. Dong, J. Yuan, X. Xiao, M. Zheng, A. Alshekhlee i inni.
Nowa ludzka choroba z nieprawidłowym białkiem prionowym wrażliwym na proteazę.
Ann. Neurol. 63 (2008), s. 697-708.

[105] J. Yuan, Y. Zhan, R. Abskharon, X. Xiao, M. Camacho-M, X. Zhou et al.
Recombinant Human Prion Protein Inhibits Prion Propagation *in vitro*.
Sprawozdania naukowe t. 3, numer artykułu: 2911 (2013).

[106] W. Zou, G. Puoti, X. Xiao, J. Yuan. L. Qing, I. Cali i inni,
prionopatia wrażliwa na proteazy: Nowa, sporadyczna choroba białka prionowego.
Ann Neurol. 68 (2010), s. 162-172.

[107] P. Gambetti.
Prionopatia wrażliwa na proteazy (VPSPr). Merck Sharp & Dohme, spółka zależna Merck & Co, Inc, Kenilworth, NJ, USA (2019).

P. Nart. **Creutzfeldt - choroba Jakoba w Wielkiej Brytanii (Do roku kalendarzowego).**
ProMED-mail jest programem Międzynarodowego Towarzystwa Chorób Zakaźnych. (2018).

R. Will, M. Hea d.
Nowa prionopatia.
Ann. Neurol. 63 (2008), s. 677-678.

R. Nonno, S. Notari, M. Di Bari, I. Cali, L. Pirisinu, C. d'Agostino i inni. **Prionopatia zmienno-białczasta. Transmisja do Bank Voles.**
Emerg Infect Dis. 25 (2019), s. 73-81.

[111] Współpracownicy Wikipedii.
Choroba Alzheimera.
Wikipedia. The Free Encyclopedia. (2019).
D. P. Perl.
Neuropatologia choroby Alzheimera.
Mt Sinai J Med. 77 (2010), s. 32-42.

Dementia Fact sheet. [113] Światowa Organizacja Zdrowia. (2017).

O chorobie Alzheimera: Symptomy. National Institute on Aging. (2012).

[115] H. W. Querfurth, F. M. LaFerla.
Choroba Alzheimera.
N Engl J Med. 362 (2010), s. 329-344.

S. Todd, S. Barr, M. Roberts, A. Peter Passmore.
Przetrwanie w demencji i przewidywania dotyczące śmiertelności: przegląd.
Int J Geriatr Psychiatria. 28 (2013), s. 1109-1124.

[117] C. Ballard, S. Gauthier, A. Corbett, C. Brayne, D. Aarsland, E. Jones.
Choroba Alzheimera. Lancet. 377 (9770): (2011), s. 1019-1031.

[118] Diagnoza i ocena demencji. National Institute for Health and Care Excellence (NICE). (2014).

Więc, co możesz zrobić?
National Institute on Aging. (2016).

D. Hsu, G.A. Marshall. **Próby prewencji pierwotnej i wtórnej w chorobie Alzheimera: Patrząc wstecz, poruszając się do przodu.**
Curr Alzheimer Res. 14 (2017), s. 426-40.

[121] J. Hardy, D. Allsop.
Depozyt amyloidowy jako centralne wydarzenie w etiologii choroby Alzheimera.
Trends Pharmacol Sci. 12 (1991), s. 383-388.

[122] C. A. Thompson, K. Spilsbury, J. Hall, Y. Birks, C. Barnes, J. Adamson.
Systematyczny przegląd informacji i interwencji wspierających dla opiekunów osób z demencją.
BMC Geriatrics. 7 (2007), s. 18.

[123] D. Forbes, E. J. Thiessen, C. M. Blake, S. C. Forbes, S. Forbes.
Programy ćwiczeń dla osób z demencją. Cochrane Database Syst Rev 132 (2013), s. CD006489.

M. Torebka.
Antypsychotyki Black Box Ostrzeżenie dla starszych pacjentów.
Medicaid Services. Nietypowe leki antypsychotyczne: Zastosowanie u dorosłych. Departament Zdrowia i Usług Społecznych USA. (2015).

[125] P. Gareri, C. Segura-Gar. V. Manfredi, A. Bruni, P. Ciambrone, G. Cerminara i inni
. Stosowanie nietypowych antypsychotyków u osób w podeszłym wieku: przegląd kliniczny.
Clin Interv Aging. 2014; 9: 1363–1373.

N. C. Berchtold, C. W. Cotman. **Ewolucja w zakresie konceptualizacji demencji i choroby Alzheimera: Okres grecko-rzymski do lat 60-tych.** Neurobiol Aging. 19 (1998), s. 173-189.

[127] S. Bonin-Guillaume, D. Zekry, E. Giacobini, G. Gold, J. P. Michel.
Skutki ekonomiczne demencji.
Presse Med. 34 (2005), s. 35-41.

P. D. Meek, K. McKeithan, G. T. Schumock. **Względy ekonomiczne w przypadku choroby Alzheimera.**
Farmakoterapia. 18 (1998), s. 68-73, 79-82.

[129] GBD 2015 Disease Injury Incidence and Prevalence Collaborators.
Globalna, regionalna i krajowa zapadalność, chorobowość i lata przeżyte z niepełnosprawnością w odniesieniu do 310 chorób i urazów, 1990-2015: systematyczna analiza na potrzeby Globalnego Badania Obciążenia Chorobami w 2015 roku.
Lancet. 388 (10053): (2016), s. 1545-1602.

M. F. Mendez. **Wczesna choroba Alzheimera: podtypy nieamnestyczne i typ 2 AD.**
Arch Med Res. 43 (2012), s. 677-85.

[131] A. Martorana, Z. Esposito, G. Koch.
Poza hipotezą cholinergiczną: czy obecne leki działają w chorobie Alzheimera?
CNS Neurosci Ther. 16 (2010), s. 235-245.

[132] GBD 2015 Mortality Causes of Death Collaborators (769)
Globalna, regionalna i krajowa średnia długość życia, śmiertelność z wszystkich przyczyn i specyficzna dla danej przyczyny śmiertelność dla 249 przyczyn zgonu, 1980-2015: systematyczna analiza dla Globalnego Badania Obciążenia Chorobami 2015.
Lancet. 388 (10053): (2016), s. 1459-1544.

G. Waldemar, B. Dubois, M. Emre, J. Georges, I. McKeith, M. Rossor i inni
. **Zalecenia dotyczące diagnostyki i leczenia choroby Alzheimera i innych zaburzeń związanych z demencją: Wytyczne EFNS.** Eur J Neurol. 14 (2007), s. e1-26.

[134] L. Bäckman, S. Jones, A. K. Berger, E. J. Laukka, B. J. Small.
Wielokrotne deficyty poznawcze podczas przejścia do choroby Alzheimera.
J Internat Med. 256 (2004), s. 195-204.

[135] L. Nygård.
Instrumentalne działania w życiu codziennym: krok w kierunku diagnozy choroby Alzheimera u osób z lekkim upośledzeniem funkcji poznawczych?
Acta Neurol Scand. Suppl. 179 (2003), s. 42-46.

[136] E. Arnáiz, O. Almkvist.
Neuropsychologiczne cechy łagodnego upośledzenia funkcji poznawczych i przedklinicznej choroby Alzheimera.
Acta Neurol Scand. Suppl. 179 (2003), s. 34-41.

[137] A. M. Landes, S. D. Sperry, M. E. Strauss, D. S. Geldmacher.
Apatia w chorobie Alzheimera.
J Am Geriatr Soc. 49 (2001), s. 1700-1707.

E. D. Murray, N. Buttner, B. H. Price.
Depresja i psychoza w praktyce neurologicznej. W. G. Bradley, R. B. Daroff, G. M. Fenichel, J. Jankovic (Eds.). Neurologia Bradley'a w praktyce klinicznej (6 Ed.). Philadelphia, PA: Elsevier/Saunders. (2012).

[139] M. Grundman, R. Petersen, S. Ferris, R. Thomas, P. Aisen, D. Bennett i inni
. **Łagodne upośledzenie funkcji poznawczych można odróżnić od choroby Alzheimera i normalnego starzenia się w badaniach klinicznych.**
Arch Neurol. 61 (2004), s. 59-66.

[140] H. Förstl, A. Kurz.
Kliniczne cechy choroby Alzheimera. Eur Arch Psychiatry Clin Neurosci. 249 (1999), s. 288-290.

G. A. Carlesimo, M. Oscar-Berman. **Deficyty pamięci u pacjentów z chorobą Alzheimera: kompleksowy przegląd.**
Neuropsychol Rev. 3 (1992), s. 119-169.

M. Jelicic, A. E. Bonebakker, B. Bonke.
Sugerowana wydajność pamięci u pacjentów z chorobą Alzheimera: krótki przegląd.
Int Psychogeriatr. 7 (1995), s. 385-392.

V. Taler, N. A. Phillips.
Wydajność językowa w chorobie Alzheimera i lekka utrata zdolności poznawczych: przegląd porównawczy.
J Clin Exp Neuropsychol. 30 (2008). 501–556.

[144] E. M. Frank.
Wpływ choroby Alzheimera na funkcje komunikacyjne. J S C Med Assoc. 90 (1994), s. 417-423.

L. Volicer, D. G. Harper, B. C. Manning, R. Goldstein, A. Satlin. **Sundowning i cyrkowe rytmy w chorobie Alzheimera.** Am J Psychiatria. 158 (2001), s. 704-711.

[146] D. P. Gold, M. F. Reis, D. Markiewicz, D. Andres.
Po zakończeniu opieki domowej: badanie longitudinalne wyników dla opiekunów krewnych z demencją. J Am Geriatr Soc. 43 (1995), s. 10-16.

[147] M. W. Bondi, E. C. Edmonds, D. P. Salmon. **Choroba Alzheimera: Przeszłość, teraźniejszość i przyszłość.**
J Int Neuropsychol Soc. 23 (2017), s. 818-831.

[148] C. Reitz, R. Mayeux.
Choroba Alzheimera: epidemiologia, kryteria diagnostyczne, czynniki ryzyka i biomarkery.
Biochem Pharmacol. 88 (2014), s. 640-651.

[149] R. Wilson, S. Barral, J. Lee, S. Leurgans, T. Foroud, R. Sweet i inni
. **Dziedziczność różnych form pamięci w Studium Rodzinnym nad Chorobami Alzheimera.** J Alzheimers Dis. 23 (2011), s. 249-255.

[150] K. Blennow, M. J. de Leon, H. Zetterberg.
Choroba Alzheimera. Lancet.
368 (2006), s. 387-403.

[151] S. C. Waring, R. N. Rosenberg.
Ogólno-genomowe badania asocjacyjne w zakresie choroby Alzheimera.
Arch Neurol. 65 (2008), s. 329-334.

[152] 152. D. J. Selkoe.
Przekładanie biologii komórkowej na postępy terapeutyczne w chorobie Alzheimera.
Natura. 399 (6738 Suppl): (1999), s. A23-31.

[153] D. Borchelt, G. Thinakaran, C. Eckman, M. Lee, F. Davenport, T. Ratovitsky i inni
. **Rodzinne warianty preeniliny 1 związane z chorobą Alzheimera podnoszą współczynnik Abeta1-42/1-40 in vitro i in vivo.**
Neuron. 17 (1996), s. 1005-1013.

[154] J. H. Kim.
Genetyka choroby Alzheimera. Dement
Neurocogn Disord. 17 (2018), s. 131-136.

W. Strittmatter, A. Saunders, D. Schmechel, M. Pericak-Vance, J. Enghild, G. Salvesen i in
. **Apolipoprotein E: wysokie stężenie wiążące beta-amyloid i zwiększona częstość występowania allelu typu 4 w późnej rodzinnej chorobie Alzheimera.**
Proc Natl Acad Sci USA. 90 (1993), s. 1977-1981.

R. W. Mahley, K. H. Weisgraber, Y. Huang.
Apolipoproteina E4: czynnik przyczynowy i cel terapeutyczny w neuropatologii, w tym w chorobie Alzheimera. Proc Natl
Acad Sci USA. 103 (2006), s. 5644-5651.

K. Hall, J. Murrell, A. Ogunniyi, M. Deeg, O. Baiyewu, S. Gao et al.
Cholesterol, genotyp APOE i choroba Alzheimera: badanie epidemiologiczne Nigerii Yoruba. Neurologia. 66
(2006), s. 223-227.

[158] O. Gureje, A. Ogunniyi, O. Baiyewu, B. Price, F. W. Unverzagt, R. M. Evans i inni
. **APOE epsilon4 nie jest związany z chorobą Alzheimera u starszych Nigeryjczyków.**
Ann Neurol. 59 (2006), s. 182-185.

J. Lambert, C. Ibrahim-Verbaas, D. Harold, A. Naj, R. Sims, C. Bellenguez i inni.
Meta-analiza 74 046 osób wykazała 11 nowych loci podatności na chorobę Alzheimera.
Nat Genet. 45 (2013), s. 1452-1458.

[160] T. Jonsson, H. Stefansson, S. Steinberg, I. Jonsdottir, P. Jonsson, J. Snaedal i inni. **Wariant TREM2 związany z ryzykiem choroby Alzheimera.** N Engl J Med. 368 (2013), s. 107-116.

[161] R. Guerreiro, A. Wojtas, J. Bras, M. Carrasquillo, E. Rogaeva, E. Majounie i in. **warianty TREM2 w chorobie Alzheimera.** N Engl J Med. 368 (2013), s. 117-127.

[162] S. Mukherjee, J. Mez, E. Trittschuh, A. Saykin, L. Gibbons, D. Fardo i inni . **Dane genetyczne i poznawczo zdefiniowane podgrupy późnej choroby Alzheimera.** Psychiatria Mol. (2019).

P. T. Francis, A. M. Palmer, M. Snape, G. K. Wilcock. **Hipoteza cholinergiczna o chorobie Alzheimera: przegląd postępów.** J Neurol Neurosurg Psychiatria. 66 (1999), s. 137-147.

T. H. Ferreira-Vieira, I. M. Guimaraes, F. R. Silva, F. M. Ribeiro. **Choroba Alzheimera: Celowanie w system cholinergiczny**. Curr Neuropharmacol. 14 (2016), s. 101-115.

[165] J. Hardy, D. Allsop. **Depozyt amyloidowy jako centralne wydarzenie w etiologii choroby Alzheimera.** Trends Pharmacol Sci. 12 (1991), s. 383-388.

[166] A. Mudher, S. Lovestone. **Choroba Alzheimera - czy tauiści i baptyści w końcu podają sobie ręce?** Trendy Neurotyczni. 25 (2002), s. 22-26.

M. Nistor, M. Don, M. Parekh, F. Sarsoza, M. Goodus, G. Lopez i inni . **Aktywność alfa i beta-tajna jako funkcja wieku i beta-amyloidu w zespole Downa i prawidłowym mózgu.** Neurobiol Aging. 28 (2007), s. 1493-1506.

I. T. Lott, E. Head. **Choroba Alzheimera i zespół Downa: czynniki w patogenezie.** Neurobiol Aging. 26 (2005), s. 383-389.

[169]T. Polvikoski, R. Sulkava, M. Haltia, K. Kainulainen, A. Vuorio, A. Verkkoniemi et al . **Apolipoprotein E, dementia, oraz korowe odkładanie się białka beta-amyloidu.** N Engl J Med. 333 (1995). 1242–1247.

D. Games, D. Adams, R. Alessandrini, R. Barbour, P. Berthelette, C. Blackwell i inni . **Neuropatologia typu Alzheimera u myszy transgenicznych nadmiernie ekspresyjnych**

prekursorów białka beta-amyloidu V717F.
Natura. 373 (6514) (1995), s. 523-527.

[171] E. Masliah, A. Sisk, M. Mallory, L. Mucke, D. Schenk, D. Games.
Porównanie patologii neurodegeneracyjnej u myszy transgenicznych o nadmiernej ekspresji białka prekursora beta-amyloidu V717F i choroby Alzheimera.
J. Neurosci. 16 (1996), s. 5795-5811.

K. Hsiao, P. Chapman, S. Nilsen, C. Eckman, Y. Harigaya, S. Younkin i inni. Deficyty **pamięci korelacyjnej, uniesienie Abeta i tablice amyloidalne u myszy transgenicznych.**
Nauka. 274 (5284) (1996), s. 99-102.

[173] R. Lalonde, M. Dumont, M. Staufenbiel, C. Sturchler-Pierrat, C. Strazielle.
Nauka przestrzenna, eksploracja, lęk i koordynacja ruchowa u samic APP23 myszy transgenicznych z mutacją szwedzką.
Brain Res. 956 (2002), str. 36-44.

[174] C. Holmes, D. Boche, D. Wilkinson, G. Yadegarfar, V. Hopkins, A. Bayer i inni.
Długotrwałe skutki uodpornienia na Abeta42 w chorobie Alzheimera: kontynuacja randomizowanego, kontrolowanego placebo badania fazy I.
Lancet. 372 (9634): (2008), s. 216-223.

P. Lacor, M. Buniel, P. Furlow, A. Clemente, P. Velasco, M. Wood i inni.
Aberracje wywołane przez oligomery Abeta w składzie synapsy, kształcie i gęstości stanowią molekularną podstawę utraty łączności w chorobie Alzheimera.
J Neurosci. 27 (2007), s. 796-807.

J. Laurén, D. A. Gimbel, H. B. Nygaard, J. W. Gilbert, S. M. Strittmatter.
Komórkowe białko prionowe pośredniczy w upośledzeniu plastyczności synaptycznej przez amyloid-beta oligomery.
Natura. 457 (7233): (2009), s. 1128-1132.

A. Nikolaev, T. McLaughlin, D. D. O'Leary, M. Tessier-Lavigne.
APP wiąże DR6 do wyzwalania cięcia aksonów i śmierci neuronów za pomocą różnych kaspaz.
Natura. 457 (7232): (2009). 981–989.

[178] A. Feuerstein.
Badanie nad lekami Merck'a Alzheimer'a zatrzymało się na wczesnym etapie na bezsensowność. Nowy Jork: The Street, Inc. (2017).

[179] J. Hamilton. **Po wielkiej porażce, naukowcy i pacjenci polują na nowy rodzaj leku Alzheimera.**
NPR.org. (2019).

[180] J. Gaugler, B. James, T. Johnson, A. Marin, J. Weuve.
Fakty i dane liczbowe o chorobie Alzheimera.
Alzheimers Dement. 15 (2019), s. 321-387.

M. Goedert, M. G. Spillantini, R. A. Crowther.
Białka Tau i zwyrodnienie neurofibrylacyjne.
Brain Pathol. 1 (1991), s. 279-286.

[182] S. Makin.
Hipoteza o amyloidzie na próbę. Czy w miarę jak rozwój terapii choroby Alzheimera będzie się nadal potykać, nadszedł czas, aby naukowcy poszerzyli swoją listę potencjalnych przyczyn tej choroby?
Natura 559 (2018), s. S4-S7

K. Iqbal, A. Alonso, S. Chen, M. Chohan, E. El-Akkad, C. Gong i inni
. **Patologia Tau w chorobie Alzheimera i innych tauopatiach.**
Biochim Biophys Acta. 1739 (2005), s. 198-210.

[184] W. Chun, G. V. Johnson.
Rola fosforylacji taonowej i rozszczepienia w śmierci komórek neuronalnych.
Front Biosci. 12 (2007), s. 733-756.

[185] R. Deane, B. V. Zlokovic,
Rola bariery krew-mózg w patogenezie choroby Alzheimera.
Curr Alzheimer Res. 4 (2007), s. 191-197.

[186] J. Miklossy.
Choroba Alzheimera - neurospirochetoza. Analiza dowodów według kryteriów Kocha i Hilla. J
Neuroinflammation. 8 (2011), s. 90

[187] H. B. Allen.
Choroba Alzheimera: Ocena roli spirochetów, biofilmów, układu odpornościowego i amyloidu-β w odniesieniu do potencjalnego leczenia i zapobiegania.
J Alzheimers Dis. 53 (2016). 1271–1276.

[188] H. Xu, D. I. Finkelstein, P. A. Adlard.
Interakcje metali i Apolipoproteiny E w chorobie Alzheimera. Front
Aging Neurosci. 6 (2014), s. 121

[189] S. C. Bondy.
Niski poziom glinu może prowadzić do zmian behawioralnych i morfologicznych

związanych z chorobą Alzheimera i neurodegeneracją związaną z wiekiem.
Neurotoksykologia. 52: (2016). 222–229.

[190] R. Kandimalla, J. Vallamkondu, E. B. Corgiat, K. D Gill.
Understanding Aspects of Aluminum Exposure in Alzheimer's Disease Development.
Patologia mózgu. 26 (2016), s. 139-154.

M. Santibañez, F. Bolumar, A. M. Garcia.
Czynniki ryzyka zawodowego w chorobie Alzheimera: przegląd oceniający jakość opublikowanych badań epidemiologicznych.
Occup Environ Med. 64 (2007), s. 723-732.

T. I. Lidsky.
Czy Hipoteza Aluminium nie żyje?
Occup Environ Med. 56 (2014), s. S73-79.

[193] M. Yegambaram, B. Manivannan, T. G. Beach, R. U. Halden.
Rola substancji zanieczyszczających środowisko w etiologii choroby Alzheimera: przegląd.
Curr Alzheimer Res. 12 (2015), s. 116-146.

[194] J. K. Cataldo, J. J. Prochaska, S. A. Glantz.
Palenie papierosów jest czynnikiem ryzyka dla choroby Alzheimera: analiza kontrolna dotycząca przynależności do przemysłu tytoniowego.
J Alzheimers Dis. 19 (2010), s. 465-480.

[195] P. Eikelenboom, E. Exel, J. Hoozemans, R. Veerhuis, A. Rozemuller, W. van Gool.
Neuroinflammation - wczesne wydarzenie zarówno w historii, jak i w patogenezie choroby Alzheimera.
J Neurodegener Dis. 7 (2010), s. 38-41.

P. V. Moulton, W. Yang.
Zanieczyszczenie powietrza, stres oksydacyjny i choroba Alzheimera.
J Środowisko Zdrowie Publiczne. 2012 (2012), s. 1-9.

[197] G. Bartzokis.
Choroba Alzheimera jako homeostatyczna odpowiedź na związany z wiekiem rozpad mieliny. Neurobiol Aging. 32 (2011), s. 1341-1371.

[198] Z. Cai, M. Xiao.
Oligodendrocyty i choroba Alzheimera.
Int J Neurosci. 126 (2016), s. 97-104.

[199]. B. Reisberg, E. Franssen, S. Hasan, I. Monteiro, I. Boksay, L. Souren et al
Retrogenesis: kliniczne, fizjologiczne i patologiczne mechanizmy starzenia się mózgu,

Alzheimera i innych procesów obumierania.
Eur Arch Psychiatry Clin Neurosci. 249 (1999), s. 28-36.

G. Alves, V. Oertel-Knöchel, C. Knöchel, A. Carvalho, J. Pantel, E. Engelhardt i in.
Integracja teorii retrogenezy z patologią choroby Alzheimera: wgląd z badania DTI-TBSS w integralność mikrostruktury materii białej.
BioMed Res Int. 2015 (2015), s. 291658.

V. Brenner-Carson. **Opieka nad chorobą Alzheimera.** Nowy Jork: Springer New York Academy of Sciences. (2015), s. 1-9.

P. Zis, M. Hadjivassiliou. **Leczenie neurologicznych manifestacji nadwrażliwości na gluten i celiakię.**
Curr Treat Options Neurol. 21 (2019), s. 10.

[203] S. Makhlouf, M. Messelmani, J. Zaouali, R. Mrissa.
Upośledzenie funkcji poznawczych w celiakii i nadwrażliwość na gluten niecelowy: przegląd literatury dotyczącej głównych zaburzeń funkcji poznawczych, obrazowania i wpływu diety bezglutenowej.
Acta Neurol Belg. 118 (2018), s. 21-27.

[204] G. L. Wenk.
Zmiany neuropatologiczne w chorobie Alzheimera.
J Clin Psychiatria. 64 (2003), str.7-10.

H. Braak, K. Del Tredici. **Gdzie, kiedy i w jakiej formie zaczyna się sporadyczna choroba Alzheimera?**
Curr Opin Neurol. 25 (2012), s. 708-714.

R Desikan, H. Cabral, C. Hess, W. Dillon, C. Glastonbury, Weiner MW i inni.
Zautomatyzowane badania MRI identyfikują osoby z lekkim upośledzeniem funkcji poznawczych i chorobą Alzheimera.
Mózg. 132 (2009), s. 2048-2057.

R. Moan.
Oprogramowanie MRI dokładnie identyfikuje przedkliniczną chorobę Alzheimera.
Obrazowanie diagnostyczne. (2009).

P Tiraboschi, L. A. Hansen, L. J. Thal, J. Corey-Bloom.
Znaczenie blaszek miażdżycowych, splątanie się z rozwojem i ewolucją AD.
Neurologia. 62 (2004), s. 1984-1989.

C. Bouras, P. R. Hof, P. Giannakopoulos, J. P. Michel, J. H. Morrison.
Regionalne rozmieszczenie pląsawek neurofibrylowych i blaszek starczych w korze mózgowej pacjentów w podeszłym wieku: ocena ilościowa jednorocznej populacji

poddanej autopsji ze szpitala geriatrycznego.
Cereb Cortex. 4 (1994), s. 138-150.

P. T. Kotzbauer, J. Q. Trojanowsk, V. M. Lee.
Patologia ciała Lewy'ego w chorobie Alzheimera.
J Mol Neurosci 17 (2001), s. 225-232.

[211] M. Hashimoto, E. Rockenstein, L. Crews, E. Masliah.
Rola agregacji białek w dysfunkcji mitochondriów i neurodegeneracji w chorobach Alzheimera i Parkinsona. Medium
neuromolekularne. 4 (2003), s. 21-36.

C. Priller, T. Bauer, G. Mitteregger, B. Krebs, H. Kretzschmar, J. Herms.
Tworzenie i funkcjonowanie synapsy jest modulowane przez prekursor białka amyloidu. J
Neurosci. 26 (2006), s. 7212-7221.

P. R. Turner, K. O'Connor, W. P. Tate, W. C. Abraham.
Role prekursora białka amyloidalnego i jego fragmentów w regulacji aktywności neuronowej, plastyczności i pamięci.
Prog Neurobiol. 70 (2003), s. 1-32.

N. M. Hooper.
Role proteolizy i tratw lipidowych w przetwarzaniu białka prekursora amyloidu i białka prionowego.
Biochem Soc Trans. 33 (2005), s. 335-338.

[215] S. Ohnishi, K. Takano.
Włókna amyloidowe z punktu widzenia składania białka.
Cell Mol Life Sci. 61 (2004), str. 511-524.

[216] F. Hernández, J. Avila.
Tauopaci.
Cell Mol Life Sci. 64 (2007), s. 2219-2233.

[217] W. Sun, H. Samimi, M. Gamez, H. Zare, B. Frost.
Patogeniczne zubożenie piRNA wywołane przez tau, sprzyja śmierci neuronów poprzez transpozycyjną dysregulację pierwiastków, w neurodegeneracyjnych tauopatiach.
Nat Neurosci. 21 (2018), s. 1038-1048.

W. Sun, H. Samimi, M. Gamez, H. Zare, B. **Patogeniczne zubożenie piRNA powodowane przez tau, sprzyja śmierci neuronów poprzez**

transpozytywne dysregulacje pierwiastków w tauopatiach neurodegeneracyjnych.
Nat Neurosci. 21 (2018), s. 1038-1048.

B. Van Broeck, C. Van Broeckhoven, S. Kumar-Singh.
Aktualny wgląd w molekularne mechanizmy choroby Alzheimera i ich wpływ na podejście terapeutyczne.
Choroby neurodegeneracyjne. 4 (2007), s. 349-65.

Y. Huang, L. Mucke.
Mechanizmy Alzheimera i strategie terapeutyczne.
Komórka. 148 (2012). 1204–1222.

B. A. Yankner, L. K. Duffy, D. A. Kirschner.
Neurotroficzne i neurotoksyczne działanie białka beta amyloidu: odwracanie przez neuropeptydy tachykininy.
Nauka. 250 (4978): (1990), s. 279-282.

[222] X. Chen, S. D. Yan.
Mitochondrial Abeta: potencjalna przyczyna dysfunkcji metabolicznej w chorobie Alzheimera.
IUBMB Life. 58 (2006), s. 686-694.

[223] N. Greig, M. Mattson, T. Perry, S. Chan, T. Giordano, K. Sambamurti i inni .
Nowe strategie terapeutyczne i kandydaci na leki na choroby neurodegeneracyjne: p53 i inhibitory TNF-alfa oraz agoniści receptorów GLP-1.
Ann N Y Acad Sci. 1035 (2004), s. 290-315.

M. Heneka, M. Carson, J. El Khoury, G. Landreth, F. Brosseron, D. Feinstein i inni.
Neuroinflammation in Alzheimer's disease.
Lancet Neurol. 14 (2015), s. 388-405.

[225] L. Tapia-Arancibia, E. Aliaga, M. Silhol, S. Arancibia.
Nowy wgląd w funkcje BDNF mózgu w normalnym starzeniu się i chorobie Alzheimera.
Brain Res Rev. 59 (2008), s. 201-220.

[226] K. Schindowski, K. Belarbi, L. Buée.
Czynniki neurotroficzne w chorobie Alzheimera: rola transportu aksonalnego.
Genes Brain Behav. 7 (2008), s. 43-56.

M. F. Mende z.
Dokładna diagnoza wczesnej demencji.
Int J Psychiatry Med. 36 (2006), s. 401-412.

[228] H. W. Klafki, M. Staufenbiel, J. Kornhuber, J. Wiltfang.
Terapeutyczne podejście do choroby Alzheimera.
Mózg. 129 (2006), s. 2840-2855.

Demencja: Krótki przewodnik referencyjny. Londyn: (UK) National Institute for Health and Clinical Excellence. (2006).

[230] M. L. Schroeter, T. Stein, N. Maslowski, J. Neumann.
Neuronowe korelaty choroby Alzheimera i łagodnych zaburzeń poznawczych: systematyczna i ilościowa metaanaliza obejmująca 1351 pacjentów.
NeuroImage. 47 (2009), s. 1196-1206.

[231] G. McKhann, D. Drachman, M. Folstein, R. Katzman, D. Price, E. M. Stadlan
Diagnoza kliniczna choroby Alzheimera: raport grupy roboczej NINCDS-ADRDA pod auspicjami grupy roboczej Departamentu Zdrowia i Usług Społecznych ds. choroby Alzheimera.
Neurologia. 34 (1984), s. 939-944.

B. Dubois, H. Feldman, C. Jacova, S. Dekosky, P. Barberger-Gat., J. Cummings i inni.
Kryteria badawcze w diagnostyce choroby Alzheimera: przegląd kryteriów NINCDS-ADRDA. Lancet
Neurol. 6 (2007), s. 734-746.

D. Blacker, M. S. Albert, S. S. Bassett, R. C. Go, L. E. Harrell, M. F. Folstein.
Wiarygodność i ważność kryteriów NINCDS-ADRDA w odniesieniu do choroby Alzheimera. National Institute of Mental Health Genetics Initiative.
Arch Neurol. 51 (1994), s. 1198-1204.

[234] Podręcznik diagnostyki i statystyki zaburzeń psychicznych: DSM-IV-TR (wydanie 4) Waszyngton, DC: Amerykańskie Stowarzyszenie Psychiatryczne. (2000).

N. It
o. **Kliniczne aspekty demencji.**
Hokkaido Igaku Zasshi. 71 (1996), s. 315-320.

[236] T. N. Tombaugh, N. J. McIntyre.
Mini badanie stanu psychicznego: kompleksowy przegląd.
J Am Geriatr Soc. 40 (1992), s. 922-935.

[237] F. Pasquier.
Wczesna diagnoza demencji: neuropsychologia.
J Neurol. 246 (1999), s. 6-15.

P. Harvey, P. Moriarty, L. Kleinman, K. Coyne, C. Sadowsky, M. Chen i inni.
Potwierdzenie oceny opiekuna demencji: Skala ciężkości demencji. Alzheimer Dis Assoc Disord. 19 (2005), s. 186-194.

[239] C. Antoine, P. Antoine, P. Guermonprez, B. Frigard.
Świadomość deficytów i anosognozji w chorobie Alzheimera.
L'Encephale. 30 (2004), s. 570-577.

V. T. Cruz, J. Pais, A. Teixeira, B. Nunes.
Początkowe objawy choroby Alzheimera: postrzeganie przez opiekunów.
Acta Med Port 17 (2004), s. 435-444.

A. M. Clarfield.
Malejąca częstość występowania demencji odwracalnych: zaktualizowana meta-analiza.
Arch Internat Med. 163 (2003), s. 2219-2229.

X. Sun, D. Steffens, R. Au, M. Folstein, P. Summergrad, J. Yee, et al.
Depresja związana z amyloidem: depresja prodromalna choroby Alzheimera?
Arch Gen Psychiatria. 65 (2008), s. 542-550.

D. S. Geldmacher, P. J. Whitehouse.
Diagnoza różnicowa choroby Alzheimera. Neurologia.
48 (1997), s. S2-9.

G. G. Potter, D. C. Steffens.
Przyczynianie się depresji do upośledzenia funkcji poznawczych i demencji u osób starszych. Neurologiem. 13 (2007), s. 105-117.

[245] S. Zhang, N. Smailagic, C. Hyde, A. Noel-Storr, Y. Takwoingi, R. McShane i wsp. **C-PIB-PET dla wczesnego rozpoznawania demencji wywołanej chorobą Alzheimera i innych demencji u osób z lekkim upośledzeniem funkcji poznawczych (MCI)**.
The Cochrane Database Syst Rev 7 (2014), s. CD010386.

N. Smailagic, M. Vacante, C. Hyde, S. Martin, O. Ukoumunne, C. Sachpekidis. **^{18}F-FDG PET do wczesnego diagnozowania demencji z powodu choroby Alzheimera i pozostałych demencji u osób z lekkim upośledzeniem funkcji poznawczych (MCI).**
Cochrane Database Syst Rev. 1 (2015), s. CD010632.

C. Patterson, J. Feightner, A. Garcia, G. Hsiung, C. MacKnight, A. Sadovnick. **Diagnoza i leczenie demencji: 1. ocena ryzyka i podstawowe zapobieganie chorobie Alzheimera.**
CMAJ. 178 (2008), s. 548-556.

C. Rosendorff, M.S. Beeri, J.M. Silverman.
Czynniki ryzyka sercowo-naczyniowego dla choroby Alzheimera.
Am J Geriatr Cardiol. 16 (2007), s. 143-149.

A. B. Reiss, E. Wirkowski.
Rola inhibitorów reduktazy HMG-CoA w zaburzeniach neurologicznych: dotychczasowy postęp.
Narkotyki. 67 (2007). 2111–2120.

L. H. Kuller.
Statyny i demencja.
Curr Atheroscler Rep. 9 (2): (2007). 154–161.

B. McGuinness, D. Craig, R. Bullock, R. Malouf, P. Passmore.
Statyny do leczenia demencji.
Cochrane Database Syst Rev. 7 (2014), s. CD007514.

[252] C. A. Szekely, T. Town, P. P. Zandi.
NSAIDs dla chemoprevention of Alzheimer's disease. Biochemia subkomórkowa.
Subkomórka Biochem. 42 (2007), s. 229-248.

[253] J. J. Hoozemans, R. Veerhuis, J. M. Rozemuller, P. Eikelenboom.
Łagodzenie stanu zapalnego mózgu: wpływ niesteroidowych leków przeciwzapalnych na patologię choroby Alzheimera.
Neurol Neurol Disord Neurol Targets. 10 (2011), s. 57-67

[254] J. Marjoribanks, C. Farquhar, H. Roberts, A. Lethaby, J. Lee.
Długoterminowa terapia hormonalna dla kobiet w okresie okołomenopauzalnym i po menopauzie. Cochrane Database Syst Rev. 1 (2017), str. CD004143.

Y. Ster n.
Rezerwa **poznawcza i choroba Alzheimera.**
Alzheimer Dis Assoc Disord. 20 (2006), s. S69-74.

M. Paradise, C. Cooper, G. Livingston.
Systematyczny przegląd wpływu edukacji na przeżycie w chorobie Alzheimera.
Int Psychogeriatr. 21 (2009), s. 25-32.

L. Neergaard.
Mówienie dwoma językami może opóźnić zachorowanie na Alzheimera.
The Denver Post. Associated Press. (2011).

[258] S. T. Cheng.
Rezerwa Kognitywna i Zapobieganie Demencji: Rola aktywności fizycznej i

poznawczej.
Curr Psychiatry Rep. 18 (2016), s. 85

N. Farina, J. Rusted, N. Tabet.
Wpływ ćwiczeń fizycznych na wyniki poznawcze w chorobie Alzheimera: przegląd systematyczny. Int Psychogeriatr. 26 (2014), s. 9-18.

[260] N. Hu, J. T. Yu, L. Tan, Y. L. Wang, L. Sun, L. Tan.
Odżywianie i ryzyko wystąpienia choroby Alzheimera.
BioMed Res Int. 2013: (2013), s. 1-12.

[261] V. Solfrizzi, F. Panza, V. Frisardi, D. Seripa, G. Logroscino, B. P. Imbimbo et al. **Diet and Alzheimer's disease risk factors or prevention: the current evidence.**
Ekspert Rev Neurother. 11 (2011), s. 677-708.

[262] S. E. Kanoski, T. L. Davidson.
Konsumpcja w ramach zachodniej diety i upośledzenie funkcji poznawczych: powiązania z dysfunkcją hippokampów i otyłością.
Physiol Behav. 103 (2011), s. 59-68.

V. Solfrizzi, C. Capurso, A. D'Introno, A. Colacicco, A. Santamato, M. Ranieri i inni.
Czynniki związane ze stylem życia w zespołach chorobowych i demencji.
Ekspert Rev Neurother. 8 (2008), s. 133-158.

[264] C. Santos, J. Costa, J. Santos, A. Vaz-Carneiro, N. Lunet.
Pobór kofeiny i demencja: przegląd systematyczny i metaanaliza.
J Alzheimers Dis. 20 (2010), s. S187-204.

[265] A. Nehlig.
Neuroprotekcyjne działanie flawanolu kakaowego, jego wpływ na sprawność poznawczą.
Br J Clin Pharmacol 75 (2013), s. 716-727.

[266] J. C. Stoclet, V. Schini-Kerth.
Dietetyczne flawonoidy i ludzkie zdrowie.
Ann Pharm Fr. 69 (2011), s. 78-90.

[267] K. Ono, M. Yamada.
Witamina A i choroba Alzheimera.
Geriatr Gerontol Int. 12 (2012), s. 180-188.

[268] A. J. Lerner, K. Gustaw-Rothenberg, S. Smyth, G. Casadesus.
Retinoidy do leczenia choroby Alzheimera.
BioFaktory. 38 (2012), s. 84-89.

[269] J. H. Heo, K. M. Lee.
Możliwa rola antyoksydacyjnej witaminy C w leczeniu i zapobieganiu chorobie Alzheimera.
Am J Alzheimers Dis Other Demen. 28 (2013), s. 120-125.

L. A. Boothby, P. L. Doering.
Witamina C i witamina E w chorobie Alzheimera.
Ann Pharmacother. 39 (2005), s. 2073-2080.

N. Farina, D. Llewellyn, M. G. Isaac, N. Tabet.
Witamina E dla Alzheimera na demencję i lekkie upośledzenie funkcji poznawczych.
Cochrane Database Syst Rev. 4 (2017), s. CD002854

M. Loef, G. N. Schrauzer, H. Walach. **Selen i**
choroba Alzheimera: przegląd systematyczny. J
Alzheimers Dis. 26 (2011), s. 81-104.

[273] M. Loef, N. von Stillfried, H. Walach.
Dieta cynkowa i choroba Alzheimera: przegląd systematyczny.
Nutritional Neurosci. 15 (2012), s. 2-12.

A. Avan, T. U. Hoogenraad.
Cynk i Miedź w chorobie Alzheimera.
J Alzheimers Dis. 46 (2015), s. 89-92.

R. Malouf, J. Grimley-Evans. **Kwas**
foliowy z witaminą B12 lub bez, przeznaczony do profilaktyki i leczenia zdrowych osób starszych i obłąkanych.
Cochrane Database Syst Rev 4 (2008), s. CD004514

D. S. Wald, A. Kasturiratne, M. Simmonds.
Wpływ kwasu foliowego, z innymi witaminami z grupy B lub bez nich, na pogorszenie funkcji poznawczych: meta-analiza badań z randomizacją.
Am J Med. 123 (2010), s. 522-527.

[277] S. C. Cunnane, R. Chouinard-Watkins, C. A. Castellano, P. Barberger-Gateau.
Homeostaza kwasu dokozaheksaenowego, starzenie się mózgu i choroba Alzheimera: Czy możemy pogodzić dowody?
Prostaglandyny, Leukot Essent Fatty Acids. 88 (2013), s. 61-70.

[278] M. Burckhardt, M. Herke, T. Wustmann, S. Watzke, G. Langer, A. Fink.
Kwasy tłuszczowe Omega-3 do leczenia demencji.
Cochrane Database Syst Rev. 4 (2016), s. CD009002.

[279] T. Hamaguchi, K. Ono, M. Yamada.
Recenzja, Curcumin i choroba Alzheimera.
CNS Neurosci Ther. 16 (2010), s. 285-297.

[280] J. Birks, J. Grimley Evans.
Ginkgo biloba z powodu upośledzenia funkcji poznawczych i demencji.
Cochrane Database Syst Rev. 1 (2009), s. CD003120.

S. Krishnan, R. Cairns, R. Howard Krishnan.
Cannabinoidy do leczenia demencji. Cochrane
Database Syst Rev 2 (2009), s. CD007204.

A. Bilkei-Gorzo.
Układ endokannabinoidalny w normalnym i patologicznym starzeniu się mózgu.
Philos Trans R Soc Lond B, Biol Sci. 367 (1607): (2012), s. 3326-3341.

J. S. Birks, R. J. Harvey.
Donepezil na demencję z powodu choroby Alzheimera.
Cochrane Database Syst Rev. 6 (2018), str. CD001190.

[284] J. S. Birks, J. Grimley Evans.
Rivastigmina na chorobę Alzheimera.
Cochrane Database Syst Rev 4 (2015), s. CD001191.

C. Geula, M. M. Mesulam.
Cholinesterazy i patologia choroby Alzheimera.
Alzheimer Dis Assoc Disord. 9 (1995), s. 23-28.

[286] S. M. Stahl.
Nowe inhibitory cholinesterazy w chorobie Alzheimera, część 2: ilustrujące mechanizmy ich działania.
J Clin Psychiatria. 61 (2000), s. 813-814.

[287] J. Birks.
Inhibitory cholinesterazy na chorobę Alzheimera.
Cochrane Database Syst Rev. 1 (2006), str. CD005593.

[288] R. Raschetti, E. Albanese, N. Vanacore, M. Maggini.
Inhibitory cholinesterazy w łagodnym zaburzeniu funkcji poznawczych: systematyczny

przegląd badań z randomizacją.
PLoS Med. 4 (2007), s. e338.

B. Alldredge, R. Corelli, M. Ernst, B. Guglielmo, P. Jacobson, W. Kradjan i inni. **Terapia stosowana: kliniczne stosowanie leków.**
Wolters Kluwer Health/Lippincott Williams & Wilkins. Baltimore. (2013), s. 2385.

[290] S. A. Lipton.
Zmiana paradygmatu w neuroprotekcji przez blokadę receptora NMDA: memantine i nie tylko.
Nat Rev Drug Discov. 5 (2006), s. 160-170.

Memantine. US National Library of Medicine (Medline). (2004).

R. McShane, M. Westby, E. Roberts, N. Minakaran, L. Schneider, L. Farrimond i inni.
Memantyna na demencję.
Cochrane Database Syst Rev. 3 (2019), str. CD003154.

[293] "Namenda przepisuje informacje" Forest Pharmaceuticals. (2008).

[294] P. Raina, P. Santaguida, A. Ismaila, C. Patterson, D. Cowan, M. Levine i inni.
Skuteczność inhibitorów cholinesterazy i memantiny w leczeniu demencji: przegląd dowodów dla wytycznych praktyki klinicznej.
Ann Intern Med. 148 (2008), s. 379-397.

C. Ballard, J. Waite Ballard.
Skuteczność atypowych antypsychotyków w leczeniu agresji i psychozy w chorobie Alzheimera.
Cochrane Database Syst Rev 1 (2006), s. CD003476.

C. Ballard, M. Hanney, M. Theodoulou, S. Douglas, R. McShane i inni.
Test na odstawienie leku przeciw demencji (DART-AD): długoterminowa kontynuacja randomizowanego testu kontrolowanego placebo.
Lancet Neurol. 8 (2009), s. 151-157.

[297] T. Declercq, M. Petrovic, M. Azermai, R. Vander Stichele, A. De Sutter i inni.
Wycofanie się z nałogu i kontynuacja stosowania przewlekłych leków przeciwpsychotycznych w przypadku objawów behawioralnych i psychologicznych u osób starszych z demencją. Cochrane Database Syst Rev. 3 (2013), s. CD007726.

[298] J. Li, H. Wu, R. Zhou, G. Liu, B. Dong.
Huperzine A na chorobę Alzheimera.
Cochrane Database Syst Rev 2 (2008), s. CD005592.

299] P. Rabins, D. Blacker, B. Rovner, T. Rummans, L. Schneider, P. Tariot i inni, **Komitet Sterujący ds. Wytyczne praktyczne American Psychiatric Association dotyczące leczenia pacjentów z chorobą Alzheimera i innymi demencjami. Drugie wydanie.**
Am J Psychiatria. 164 (2007), s. 5-56.

[300] C. Bottino, I. Carvalho, A. Alvarez, R. Avila, P. Zukauskas, S. Bustamante i inni.
Rehabilitacja poznawcza połączona z leczeniem farmakologicznym u pacjentów z chorobą Alzheimera: badanie pilotażowe.
Clin Rehabil. 19 (2005), s. 861-869.

[301] R. Doody, J. Stevens, C. Beck, R. Dubinsky, J. Kaye, L. Gwyther i inni
. **Parametr praktyki: postępowanie w przypadku demencji (przegląd oparty na dowodach). Raport Podkomitetu Standardów Jakości Amerykańskiej Akademii Neurologii.** Neurologia. 56 (2001), s. 1154-1166.

D. G. Hermans, U. H. Htay, R. McShane.
Niefarmakologiczne interwencje dla wędrówek osób z demencją w warunkach domowych.
Cochrane Database Syst Rev. 1 (2007), s. CD005994.

[303] L. Robinson, D. Hutchings, H. Dickinson, L. Corner, F. Beyer, T. Finch i inni.
Skuteczność i dopuszczalność niefarmakologicznych interwencji w celu zmniejszenia błądzenia w demencji: przegląd systematyczny.
Int J Geriatr Psychiatria. 22 (2007). 9–22.

I. Abraha, J. Rimland, F. Trotta, G. Dell'Aquila, A. Cruz-Jentoft, M. Petrovic i inni.
Systematyczny przegląd systematycznych przeglądów niefarmakologicznych interwencji w leczeniu zaburzeń zachowania u starszych pacjentów z demencją. Seria SENATOR-On Top.
BMJ. Otwórz. 7 (2017), s. e012759.

[305] J. C. Chung, C. K. Lai, P. M. Chung, H. P. French.
Snoezelen na demencję.
Cochrane Database Syst Rev. 4 (2002), str. CD003152.

B. Woods, L. O'Philbin, E. M. Farrell, A. E. Spector, M. Orrell. **Terapia reminiscencyjna na demencję.**
Cochrane Database Syst Rev. 3 (2018), str. CD001120.

[307] J. Zetteler.
Skuteczność symulowanej terapii obecności u osób z demencją: przegląd systematyczny i metaanaliza.
Aging Ment Health. 12 (2008), s. 779-785.

M. Neal, P. Barton Wright, **Terapia walidacyjna na demencję**.
Cochrane Database Syst Rev. 3 (2003), str. CD001394.

A. Spector, L. Thorgrimsen, B. Woods, L. Royan, S. Davies, M. Butterworth i inni.
Skuteczność opartego na dowodach programu terapii stymulacji poznawczej dla osób z demencją: randomizowane badanie kontrolowane.
Br J Psychiatria. 183 (2003), s. 248-254.

C. H. Chang, H. Y. Lane, C. H. Lin.
Stymulacja mózgu w chorobie Alzheimera.
Psychiatria frontu. 9 (2018), s. 201.

L. N. Gitlin, M. Corcoran, L. Winter, A. Boyce, W. W. Hauck.
randomizowane, kontrolowane badanie domowej interwencji środowiskowej: wpływ na skuteczność i zdenerwowanie u opiekunów oraz na codzienne funkcjonowanie osób z demencją. Gerontolog. 41 (2001), s. 4-14.

L. N. Gitlin, W. W. Hauck, M. P. Dennis, L. Winter.
Utrzymanie efektów domowego programu budowania umiejętności środowiskowych dla opiekunów rodzinnych i osób z chorobą Alzheimera i zaburzeniami z nią związanymi. J Gerontol A Biol Sci Med Sci. 60 (2005), 368-374.

[313] Leczenie objawów behawioralnych i psychiatrycznych. Stowarzyszenie Alzheimera. (2006).

[314] T. E. Dunne, S. A. Neargarder, P. B. Cipolloni, A. Cronin-Golomb.
Kontrast wzrokowy zwiększa spożycie żywności i płynów w zaawansowanej chorobie Alzheimera. Clin Nutr. 23 (2004). 533–538.

[315] S. G. Dudek.
Podstawy odżywiania **dla praktyki pielęgniarskiej.**
Hagerstown, Maryland: Lippincott Williams & Wilkins. (2007), s. 360.

[316] J. E. Brody.
Zdrowie osobiste. Kiedy połykanie jedzenia staje się problemem.
The New York Times. (20 lipca 2004 r.)

[317] C. Dennehy.
Analiza praw pacjenta: demencja i zakładanie PEG.
Br J Nurs. 15 (2006), s. 18-20.

R. Chernoff.
Rurka **karmiąca pacjentów z demencją**.
Odżywianie w praktyce klinicznej. 21 (2006), s. 142-146.

[319] G. Gambassi, F. Landi, K. L. Lapane, A. Sgadari, V. Mor, R. Bernabei.
Przewidywania **dotyczące śmiertelności u pacjentów z chorobą Alzheimera mieszkających w domach opieki**.
J Neurol Neurosurg Psychiatria. 67 (1999), s. 59-65.

[320] B. Głowa.
Opieka paliatywna dla osób z demencją.
Pielęgniarka domowej opieki zdrowotnej. 21 (2003), s. 53-60.

A. H. Friedlander, D. C. Norman, M. E. Mahler, K. M. Norman, J. A. Yagiela. **Choroba Alzheimera: psychopatologia, zarządzanie medyczne i implikacje stomatologiczne**.
J Am Dent Assoc. 137 (2006), s. 1240-1251.

[322] J. Belmin.
Praktyczne wskazówki dotyczące diagnozy i postępowania w przypadku utraty wagi w chorobie Alzheimera: konsensus wynikający z oceny adekwatności dużego panelu ekspertów. J Nutritional Health Aging. 11 (2007), s. 33-37.

[323] S. M. McCurry, L. E. Gibbons, R. G. Logsdon, M. Vitiello, L. Teri.
Szkolenie opiekunów do zmiany praktyk w zakresie higieny snu u pacjentów z demencją: projekt NITE-AD.
J Am Geriatr Soc. 51 (2003), s. 1455-1460.

T. T. Perls, M. Herget.
Wyższe wskaźniki infekcji dróg oddechowych na oddziale specjalnym Alzheimera i udana interwencja.
J Am Geriatr Soc. 43 (1995), s. 1341-1344.

[325] J. Shega, A. Levin, G. Hougham, D. Cox-Hayley, D. Luchins, P. Hanrahan i inni.
Palliative Excellence in Alzheimer Care Efforts (PEACE): opis programu.
J Palliat Med. 6 (2003), s. 315-320.

[326] O. Zanetti, S. B. Solerte, F. Cantoni.
Średnia **długość życia w chorobie Alzheimera (AD)**.
Arch Gerontol Geriatr. 49 (2009), s. 237-243.

[327] P. K. Mölsä, R. J. Marttila, U. K. Rinne.
Długotrwałe przeżycie i przewidywania dotyczące śmiertelności w chorobie Alzheimera i demencji wieloinwazyjnej.
Acta Neurol Scand. 91 (1995), s. 159-64.

J. Bowen, A. Malter, L. Sheppard, W. Kukull, W. McCormick, L. Teri i inni. Przewidywania **dotyczące śmiertelności u pacjentów z prawdopodobną chorobą Alzheimera**.
Neurologia. 47 (1996), s. 433-439.

E. Larson, M. Shadlen, L. Wang, W. McCormick, J. Bowen, L. Teri i inni
. **Przetrwanie po wstępnym rozpoznaniu choroby Alzheimera**.
Ann Inter Med. 140 (2004), s. 501-509.

C. Jagger, M. Clarke, A. Stone.
Predictors of survival with Alzheimer's disease: a community-based study.
Psychol Med. 25 (1995), s. 171-177.

[331] H. H. Dodge, C. Shen, R. Pandav, S. T. DeKosky, M. Ganguli.
Zmiany funkcjonalne i długość aktywnego życia związane z chorobą Alzheimera.
Arch Neurol. 60 (2003), s. 253-259.

M. Ganguli, H. H. Dodge, C. Shen, R. S. Pandav, S. T. DeKosky. Choroba **Alzheimera i śmiertelność: 15-letnie badanie epidemiologiczne**.
Arch Neurol. 62 (2005), s. 779-784.

F. Bermejo-Pareja, J. Benito-León, S. Vega, M. J. Medrano, G. C. Román.
Zachorowalność i podtypy demencji w trzech starszych populacjach w środkowej Hiszpanii. J Neurol Sci. 264 (2008), s. 63-72.

[334] A. Di Carlo, M. Baldereschi, L. Amaducci, V. Lepore, L. Bracco, S. Maggi, et al.
Incidence of dementia, Alzheimer's disease, and vascular dementia in Italy. The ILSA Study.
J Am Geriatr Soc. 50 (2002), s. 41-48.

[335] K. Andersen, L. J. Launer, M. E, Dewey, L. Letenneur, A. Ott, J. R. Copeland i inni.
Różnice płci w częstości występowania AD i demencji naczyniowej: Studia EURODEM. EURODEM Incidence Research Group. Neurologia. 53 (1999), s. 1992-1997.

[336] B. Tejada-Vera.
Śmiertelność z powodu choroby Alzheimera w Stanach Zjednoczonych: Dane za lata 2000 i 2010. Hyattsville, MD: U.S. Department of Health and Human Services.
Centra Kontroli i Prewencji Chorób, Krajowe Centrum Statystyki Zdrowia. (2013).

[337] L. E. Hebert, P. A. Scherr, J. L. Bienias, D. A. Bennett, D. A. Evans. **Choroba Alzheimera w populacji Stanów Zjednoczonych: szacowana częstość występowania na podstawie spisu powszechnego z 2000 r.** Arch Neurol. 60 (2003), s. 1119-1122.

W. G. Barron Jr., D. L. Evans, J. Lee Price. **Profile ogólnej charakterystyki demograficznej, 2000 Spis Powszechny Ludności i Mieszkań, Stany Zjednoczone.**
U.S. Census Bureau. 2001.

[339] C. P. Ferri, M. Prince, C. Brayne, H. Brodaty, L. Fratiglioni, M. Ganguli, et al. **Global prevalence of dementia: a Delphi consensus study.**
Lancet. 366 (2005), s. 2112-2117.

[340] J. A. Aarli, T. Dua, A. Janca, A. Muscetta. **Zaburzenia neurologiczne Światowej Organizacji Zdrowia: Wyzwania związane ze zdrowiem publicznym.** Szwajcaria: Światowa Organizacja Zdrowia. (2006), s. 1-232.

[341] R. Brookmeyer, E. Johnson, K. Ziegler-Graham, H. M. Arrighi. **Prognozowanie globalnego obciążenia chorobą Alzheimera.**
Alzheimer's & Dementia. 3 (2007), s. 186-191.

[342] Organizacja Narodów Zjednoczonych, Departament Spraw Gospodarczych i Społecznych, Wydział ds. Ludności (2013). Perspektywy ludności świata: Rewizja 2012, najważniejsze informacje i zaawansowane tabele. Dokument roboczy nr ESA/P/WP.228.

A. Alzheimer's.
O swoistej chorobie kory mózgowej.
General Journal of Psychiatry and Psycho-legal Medicine.
64 (1907), s. 146-148.

A. Alzheimer **O swoistej chorobie kory mózgowej.**
Alzheimer Dis Assoc Disord. 1 (1987), s. 3-8.

M. Ulrike, M. Konrad. **Alzheimer: Życie lekarza i kariera choroby.** Nowy Jork: Columbia University Press. (2003), s. 270.

[346] G. E. Berrios.
Choroba Alzheimera: Historia pojęciowa.
Int J Geriatr Psychiatria. 5 (1990), s. 355-365.

[347] E. Kraepelin.
Psychiatria kliniczna: Podręcznik dla studentów i lekarzy.
Kessinger Publishing. Tłumaczenie: D.A. Ross. (2007), s. 568.

[348] R. Katzman, R. D. Terry, K. L. Bick.
Choroba Alzheimera: Demencja starcza i zaburzenia pokrewne.
Nowy Jork: Raven Press. (1978), s. 595.

[349] F. Boller, M. M. Forbes.
Historia demencji i demencji w historii: przegląd.
J Neurol Scie. 158 (1998), s. 125-133.

L. A. Amaducci, W. A. Rocca, B. S. Schoenberg.
Pochodzenie rozróżnienia między chorobą Alzheimera a demencją starczą: jak historia może wyjaśnić nosologię.
Neurologia. 36 (1986), s. 1497-1499.

[351] R. Allegri, J. Butman, R. Arizaga, G. Machnicki, C. Serrano, F. Taragano i inni.
Wpływ gospodarczy demencji w krajach rozwijających się: ocena kosztów demencji typu Alzheimera w Argentynie.
Int Psychogeriatr. 19 (2007), 705-718.

[352] G. H. Suh, M. Knapp, C. J. Kang.
Koszty gospodarcze związane z demencją w Korei, 2002 r.
Int J Geriatr Psychiatria. 21 (2006), s. 722-728.

[353] A. Wimo, L. Jonsson, B. Winblad.
Szacunkowa ocena częstości występowania demencji na świecie i jej bezpośrednich kosztów w 2003 r.
Dement Geriatr Cogn Disord. 21 (2006), s. 175-181.

M. J. Moore, C. W. Zhu, E. C. Clipp.
Nieformalne koszty opieki nad chorymi na demencję: szacunki Krajowego Badania Długookresowego Opiekuńczego (National Longitudinal Caregiver Study).
J Gerontol B Psychol Sci Soc Sci. 56 (2001), s. S219-28.

[355] L. Jönsson, M. Eriksdotter-J., L. Kilander, H. Soininen, M. Hallikainen i inni.
Determinanty kosztów opieki nad pacjentami z chorobą Alzheimera.
Int J Geriatr Psychiatria. 21 (2006). 449–459.

Badanie MetLife na temat choroby Alzheimera: Opiekuńcze doświadczenie.
MetLife Mature Market Institute. (2006).

[357] J. Schneider, J. Murray, S. Banerjee, A. Mann.
EUROCARE: ponadnarodowe badanie współmieszkańców opiekujących się osobami z

chorobą Alzheimera: I - Czynniki związane z obciążeniem opiekunów.
Int J Geriatr Psychiatria. 14 (1999), s. 651-661.

[358] J. Murray, J. Schneider, S. Banerjee, A. Mann.
EUROCARE: ponadnarodowe badanie współmieszkańców opiekujących się osobami z chorobą Alzheimera: II - Analiza jakościowa doświadczeń związanych z opieką.
Int J Geriatr Psychiatria. 14 (1999). 662–667.

C. W. Zhu, M. Sano.
Względy ekonomiczne w zarządzaniu chorobą Alzheimera. Clin
Interv Aging. 1 (2006), s. 143-154.

[360] J. E. Gaugler, R. L. Kane, R. A. Kane, R. Newcomer.
Wczesne wykorzystanie usług społecznych i jego wpływ na instytucjonalizację opieki nad chorymi na demencję.
Gerontolog. 45 (2005), s. 177-185.

[361] K. Ritchie, S. Lovestone.
Demencja.
Lancet. 360 (9347): (2002), s. 1759-1766.

H. Brodaty, D. Hadzi-Pavlovic. **Skutki**
psychospołeczne dla opiekunów żyjących z osobami z demencją.
Aust N Z J Psychiatria. 24 (1990). 351–361.

C. Donaldson, N. Tarrier, A. Burns.
Czynniki determinujące stres opiekunów w chorobie Alzheimera.
Int J Geriatr Psychiatria. 13 (1998), s. 248-256.

H. Pusey, D. Richards.
Systematyczny przegląd skuteczności interwencji psychospołecznych dla opiekunów osób z demencją.
Aging Ment Health. 5 (2001), s. 107-119.

[365] J. Bayley Iris: Pamiętnik Iris Murdoch. Londyn: Abacus. (2001).

N. Iskry. Notatnik. Thorndike, Maine: Thorndike Press. (1996), s. 268.

Thanmathra. Webindia123.com. (2005).

[368] H. Ogiwara Ashita nie Kioku. Tōkyō: Kōbunsha. (2006).

A. Munr o.
Nienawiść, przyjaźń, sąd, miłość, małżeństwo: Opowieści.
Nowy Jork: A.A. Knopf. (2001).

[370] Malcolm i Barbara: Historia miłosna. Dfgdocs. (1999)

[371] Malcolm i Barbara: Historia miłosna. BBC Cambridgeshire. (1999).

[372] J. Plunkett.
Twórca filmu Alzheimera, by stawić czoła prawnikom ITV.
Londyn: Guardian Media. (2007).

[373] J. L. Cummings, T. Morstorf, K. Zhong.
Rurociąg rozwoju leków na chorobę Alzheimera: niewielu kandydatów, częste porażki.
Alzheimers Res Ther. 6 (2014), s. 37.

P. S. Gutis.
Próba farmakologiczna Alzheimera dała mi nadzieję, a potem się skończyła.
The New York Times. (22 marca 2019 r.)

[375] H. Lashuel, D. Hartley, D. Balakhaneh, A. Aggarwal, S. Teichberg, D. Callaway.
Nowa klasa inhibitorów powstawania włókien amyloidobeta. Skutki dla mechanizmu patogenezy w chorobie Alzheimera.
J Biol Chem. 277 (2002), s. 42881-42890.

R. Dodel, F. Neff, C. Noelker, R. Pul, Y. Du, M. Bacher i inni
. **Dożylne immunoglobuliny jako leczenie choroby Alzheimera: racjonalne i aktualne dowody.**
Narkotyki. 70 (2010), s. 513-528.

[377] C. A. Hawkes, J. McLaurin.
Immunoterapia jako leczenie choroby Alzheimera.
Ekspert Rev Neurother. 7 (2007), s. 1535-1548.

B. Solomon.
Kliniczne metody immunologiczne w leczeniu choroby Alzheimera.
Eksperci badają narkotyki. 16 (2007), s. 819-828.

A. Woodhouse, T.C. Dickson, J.C. Vickers.
Strategie szczepień przeciwko chorobie Alzheimera: Nowa nadzieja?
Narkotyki. Starzenie się. 24 (2007), s. 107-119.

[380] Badanie oceniające ACC-001 u osób cierpiących na chorobę Alzheimera od łagodnego do umiarkowanego. Próba kliniczna. Amerykańskie Narodowe Instytuty Zdrowia. (2008).

381] Study Evaluating Safety, Tolerability and Immunogenicity of ACC-001 in Subjects with Alzheimer's Disease. Amerykańskie Narodowe Instytuty Zdrowia. (2008).

[382]. Alzheimer's Disease Vaccine Trial Suspended on Safety Concern. Medpage Today. (2008).

[383]. Bapineuzumab u pacjentów z chorobą Alzheimera od lekkiego do umiarkowanego/Apo_e4 nie będących nosicielami, próba kliniczna. Amerykańskie Narodowe Instytuty Zdrowia. (2008).

R. Sperling, C. Jack, S. Black, M. Frosch, S. Greenberg, B. Hyman i inni.
Zaburzenia obrazowania związane z amyloidem w badaniach terapeutycznych modyfikujących amyloid: zalecenia grupy roboczej okrągłego stołu badawczego stowarzyszenia Alzheimera.
Alzheimers Dement. 7 (2011). 367–385.

[385] Badanie bezpieczeństwa, tolerancji i skuteczności w celu oceny osób z lekkim upośledzeniem funkcji poznawczych. Próba kliniczna. Amerykańskie Narodowe Instytuty Zdrowia. (2008).

Study Evaluating the Safety, Tolerability and Efficacy of PBT2 in Patients with Early Alzheimer's Disease [386]. Próba kliniczna. Amerykańskie Narodowe Instytuty Zdrowia. (2008).

[387] E. Tobinick.
Modulacja czynnika martwicy nowotworów w leczeniu choroby Alzheimera: racjonalne uzasadnienie i aktualne dowody.
Narkotyki OUN. 23 (2009), s. 713-725.

[388] E. Tobinick, H. Gross, A. Weinberger, H. Cohen.
Modulacja TNF-alfa w leczeniu choroby Alzheimera: 6-miesięczne badanie pilotażowe.
MedGenMed. 8 (2006), s. 25.

W. S. Griffin.
Etanercept rdzenia kręgowego: potencjał jako terapia Alzheimera.
J Neuroinflammation. 5 (2008), s. 3.

[390] E. Tobinick.
Etanercept kręgosłupa w leczeniu choroby Alzheimera.
Curr Alzheimer Res. 4 (2007), s. 550-552.

[391] X. Cheng, Y. Shen, R. Li.
Targeting TNF: strategia terapeutyczna dla choroby Alzheimera.
Narkotykowy Discov dzisiaj. 19 (2014), s. 1822-1827.

[392] C. M. Wischik, P. Bentham, D. J. Wischik, K. M. Seng.
Terapia inhibitorem agregacji tau (TAI) z zastosowaniem remberTM zatrzymuje progresję choroby w przebiegu łagodnej i umiarkowanej choroby Alzheimera w ciągu 50 tygodni.
Alzheimers Dement. 4 (2008), s. T167.

C. Harrington, J. Rickard, D. Horsley. **Chlorek metylotioniny (MTC) działa jako inhibitor agregacji tau (TAI) w modelu komórkowym**

i odwraca patologię tau w transgenicznych modelach myszy w chorobie Alzheimera.
Alzheimers Dement. **4** (2008), s. T120-121.

[394] R. Doody, S. Gavrilova, M. Sano, R. Thomas, P. Aisen, S. Bachurin i inni
. **Wpływ dimebonu na poznanie, aktywność codziennego życia, zachowanie i funkcje globalne u pacjentów z łagodną i umiarkowaną chorobą Alzheimera: randomizowane, podwójnie ślepe, kontrolowane placebo badanie.**
Lancet. 372 (9634): (2008), s. 207-215.

I. Bezprozvanny.
Powstanie i upadek Dimebona.
Narkotykowa Perspektywa Informacyjna. 23 (2010), s. 518-523.

[396] Pfizer i Medivation ogłaszają wyniki dwóch badań 3 fazy w programie rozwoju klinicznego choroby Alzheimera (NASDAQ:MDVN) w Dimebon (latrepiryna*) (2012).

A. Wendler, M. Wehling.
Przełożalność punktacji w rozwoju leków: osiem studiów przypadków.
J Transl Med. 10 (2012), s. 39.

T. Baddeley, J. McCaffrey, J. Storey, J. Cheung, V. Melis, D. Horsley i inni. **Kompleksowe rozmieszczenie form redoks metylotioniny określa skuteczność terapii inhibitorem agregacji Tau w chorobie Alzheimera.**
J Pharmacol Exp Ther. 352 (2015), s. 110-118.

C. M. Wischik, C. R. Harrington, J. M. Storey.
Terapia inhibitorem koncentracji Tau w chorobie Alzheimera.
Biochem Pharmacol. 88 (2014), s. 529-539.

[400] R. Marciniak, K. Sheardova, P. Cermáková, D. Hudeček, R. Sumec, J. Hort.
Wpływ medytacji na funkcje poznawcze w kontekście starzenia się i chorób neurodegeneracyjnych.
Front Behav Neurosci. 8 (2014), s. 17.

E. Larouche, C. Hudon, S. Goulet.
Potencjalne korzyści z interwencji opartych na świadomości w lekkim upośledzeniu funkcji poznawczych i chorobie Alzheimera: perspektywa interdyscyplinarna.
Behav Brain Res. 276 (2015), s. 199-212.

Z. Jaunmuktane, S. Mead, M. Ellis, J. Wadsworth, A. Nicoll, J. Kenny i inni. **Dowody na ludzkie przenoszenie patologii amyloidowej i angiopatii amyloidalnej mózgu.**
Natura. 525 (7568): (2015), s. 247-250.

A. Abbott.
Autopsje ujawniają oznaki choroby Alzheimera u pacjentów z hormonem wzrostu.
Natura. 525 (7568): (2015), s. 165-166.

C. Martin, L. Solís, M. I. Concha, C. Otth.
Wirus Herpes Simplex typu 1 jako czynnik ryzyka związany z chorobą Alzheimera.
Revista Médica de Chile . 139 (2011), s. 779-786.

[405] M. A. Wozniak, A. P. Mee, R. F. Itzhaki.
DNA wirusa Herpes simplex typu 1 znajduje się w płytkach amyloidalnych choroby Alzheimera.
J Pathol. 217 (2009), s. 131-138.

R. F. Itzhaki.
Wirus opryszczki prostokątnej typu 1 i choroba Alzheimera: coraz więcej dowodów na dużą rolę wirusa.
Front Aging Neurosci. 6 (2014), s. 202.

R. F. Itzhaki, R. Lathe, B. J. Balin, M. J. Ball, E. L. Bearer, H. Braak, et al. **Microbes and Alzheimer's Disease.**
J Alzheimers Dis. 51 (2016), s. 979-984.

R. Alonso, D. Pisa, A. Rábano, L. Carrasco.
Choroba Alzheimera i grzybice rozsiane.
Eur J Clin Microbiol Infect Dis. 33 (2014), s. 1125-1132.

D. Pisa, R. Alonso, A. Rábano, I. Rodal, L. Carrasco.
W chorobie Alzheimera różne regiony mózgu są zakażone grzybami.
Sci Rep. 5 (2015), s. 15015.

Grzybek, bogacz. The Economist. 22 października 2015 r.

D. Kumar, S. Choi, K. Washicosky, W. Eimer, S. Tucker, J. Ghofrani i inni. **Peptyd Amyloid-β chroni przed infekcjami mikrobiologicznymi u myszy i robaków z chorobą Alzheimera.** Sci
Transl Med. 8 (340): (2016), s. 340ra72.

[412] G. Kolata. **Czy Alzheimer's Stem from Infections? To ma sens. Eksperci mówią.**
The New York Times. (25 maja 2016 r.).

Sprawca Alzheimera może walczyć z innymi chorobami. Science News. 16 czerwca 2016 roku.

N. J. Dougall, S. Bruggink, K. P. Ebmeier.
Systematyczny przegląd dokładności diagnostycznej 99mTc-HMPAO-SPECT w demencji. Am J Geriatr Psychiatria.
12 (2004), s. 554-570.

A. P. Carpenter, M. J. Pontecorvo, F. F. Hefti, D. M. Skovronsky.
Wykorzystanie badawczego IND w ocenie i rozwoju radiofarmaceutyków 18F-PET do

obrazowania amyloidalnego w mózgu: przegląd doświadczeń jednej firmy.
Q J Nucl Med Mol Imaging. 53 (2009), s. 387-393.

[416] K. Leung
(E)-4-(2-(6-(2-(2-($^{18F\text{-fluoroetoksy}}$) etoksy) etoksy) pirydyn-3-ylo)winylo)-N-metylo benzenoamina [[^{18F}]AV-45].
Obrazowanie molekularne i baza danych czynników kontrastowych. (2010).

[417] G. D. Rabinovici, W. J. Jagust.
Obrazowanie amyloidowe w starzeniu i demencji: testowanie hipotezy amyloidowej in vivo.
Behav Neurol. 21 (2009), s. 117-128.

[418] J. T. O'Brien.
Rola technik obrazowania w diagnostyce demencji. Br
J Radiol. 80 Spec No 2 (2007), s. S71-77.

[419] Panel FDA zaleca warunkowe zatwierdzenie środka PET. Wiadomości z technologii obrazowania. 21 stycznia 2011 r.

C. M. Clark, J. A. Schneider, B. Bedell, T. G. Beach, W. B. Bilker, M. Mintun i inni.
Wykorzystanie florbetapira-PET do obrazowania patologii beta-amyloidu.
JAMA. 305 (2011). 275–283.

Amyvid. Wspólnotowy rejestr produktów leczniczych stosowanych u ludzi. Wspólnota Europejska. (2013).

M. S. Chong, S. Sahadevan.
Przedkliniczna choroba Alzheimera: diagnostyka i przewidywanie postępu.
Lancet Neurol. 4 (2005), s. 576-579.

N. Sharma, A. N. Singh.
Poszukiwanie Biomarkerów na chorobę Alzheimera.
J Clin Diagn Res. 10 (2016), s. KE01-06.

Strona informacyjna o chorobie Parkinsona. NINDS. 30 czerwca 2016 roku.

S. Sveinbjornsdottir.
Kliniczne objawy choroby Parkinsona.
J Neurochem. 139 Suppl 1: (2016), s. 318-324.

L. V. Kalia, A. E. Lang.
Choroba Parkinsona.
Lancet. 386 (9996): (2015), s. 896-912.

[427] J. H. Royden.
Kolekcja ilustracji medycznych Nettera. Kompilacja obrazów. Philadelphia, PA: Saunders Elsevier. (2013), s. 161.

J. L. Barranco-Quintana, M. F. Allam, A. S. Del Castillo, R. F. Navajas.
Parkinson's disease and tea: a quantitative review.
J Am Coll Nutr. 28 (2009), s. 1-6.

A. Samii, J. G. Nutt, B. R. R. Ransom.
Choroba Parkinsona. Lancet.
363 (9423): (2004), s. 1783-1793.

M. Barichella, E. Cereda, G. Pezzoli.
Główne problemy żywieniowe w leczeniu choroby Parkinsona.
Nieład ruchowy. 24 (2009), s. 1881-1892.

[431] J. E. Ahlskog.
Czy energiczne ćwiczenia mają działanie neuroprotekcyjne w chorobie Parkinsona?
Neurologia. 77 (2011), s. 288-294.

[432] GBD 2015 Disease Injury Incidence Prevalence Collaborators.
Globalna, regionalna i krajowa zapadalność, chorobowość i lata przeżyte z niepełnosprawnością w odniesieniu do 310 chorób i urazów, 1990-2015: systematyczna analiza na potrzeby Globalnego Badania Obciążenia Chorobami w 2015 roku.
Lancet. 388 (2016), s. 1545-1602.

433. GBD 2015 Mortality Causes of Death Collaborators.
Globalna, regionalna i krajowa średnia długość życia, śmiertelność z przyczyn wszechogarniających oraz śmiertelność z przyczyn specyficznych dla 249 przyczyn zgonów, 1980-2015: systematyczna analiza w ramach Globalnego Badania Obciążenia Chorobami w 2015 r.
Lancet. 388 (10053) (2016), s. 1459-1544.

D. Truong, R. Bhidayasiri. **Choroba Parkinsona.** Neurologia międzynarodowa, 2. edycja. Redaktorzy: R. Lisak, D. Truong, W. Carroll, R. Bhidayasiri
John Wiley & Sons. (2016), s. 188-196.

A. D. Mosley.
Encyklopedia choroby Parkinsona.
Nowy Jork: Fakty w aktach. (2nd Ed.). (2010), s. 89.

C. E. Leyton, L. I. Golbe.
Średnia **długość życia w chorobie Parkinsona.**
Neurologia. 91 (2018), s. 991-992

[437] J. Parkinson.
Esej o trzęsącym się porażeniu.
Londyn: Whittingham i Roland dla Sherwood, Neely i Jones. (1817).

J. M. Shulman, P. L. De Jager, M. B. Feany. **Choroba Parkinsona: genetyka i patogeneza.**
Ann Rev Pathol. 6 (2011), s. 193-222.

[439] A. J. Lees.
Nierozwiązane kwestie związane z trzęsącym się porażeniem podczas obchodów 250. urodzin Jamesa Parkinsona.
Mov Disor. 22 Suppl 17 (2007), s. S327-334.

[440] P. Davis. Michael J. Fox. TIME 100. Czas. (2007).

[441] J. Macur.
Dla rodziny Phinneyów, marzenie i wyzwanie.
The New York Times. (26 marca 2008 r.).

R. L. Brey.
Muhammad Ali's Message: Ruszajcie się dalej.
Neurologia. Teraz. 2 (2006), s. 8.

K. Alltucker.
Alan Alda ma chorobę Parkinsona: Oto 5 rzeczy, które powinieneś wiedzieć.
USA Today. (31 lipca 2018 r.).

H. Ling, L. A. Massey, A. J. Lees, P. Brown, B. L. Day.
Hipokinezja bez spadku odróżnia postępujące porażenie ponadjądrowe od choroby Parkinsona. Mózg. 135
(2012), s. 1141-1153.

Parkinson's Disease vs. Parkinsonism. Fundacja National Parkinson. (2017).

Kryteria diagnostyczne banku Queen Square Brain Bank dla choroby Parkinsona. (2017).

[447] A. Schrag.
Epidemiologia zaburzeń ruchu.
W E. Tolosa, J. Jankovic (Eds.). Choroba Parkinsona i zaburzenia ruchu. Hagerstown, Maryland: Lippincott Williams & Wilkins. (2007), s. 50-66.

[448] K. Nuytemans, J. Theuns, M. Cruts, C. Van Broeckhoven.
Etiologia genetyczna choroby Parkinsona związana z mutacjami w genach SNCA, PARK2, PINK1, PARK7 i LRRRK2: aktualizacja mutacji.
Mutacja ludzka. 31 (2010), s. 763-80.

W. R. Galpern, A. E. Lang. Interakcja **pomiędzy tauopatiami i synukleinopatiami: opowieść o dwóch białkach**. Ann Neurol. 59 (2006), s. 449-458.

D. Aarsland, E. Londos, C. Ballard.
Demencja Parkinsona i demencja z ciałami Lewy'ego: różne aspekty jednej jednostki.
Int Psychogeriatr. 21 (2009), s. 216-219.

451] Fot. Arthur Londe z Nouvelle Iconographie de la Salpètrière, t. 5, s. 226.

[452] J. Charcot, G. Sigerson.
Wykłady na temat chorób układu nerwowego.
Philadelphia: Henry C. Lea. (1879), s. 113.

[453] J. Jankovic.
Choroba Parkinsona: cechy kliniczne i diagnostyka.
J Neurol Neurosurg Psychiatria. 79 (2008), s. 368-376.

G. Cooper, G. Eichhorn, R. L. Rodnitzky.
Choroba Parkinsona.
Neuronauka w medycynie. Totowa, NJ: Humana Press. (2008), s. 508-512.

[455] A. J. Lees, J. Hardy, T. Revesz.
Choroba Parkinsona.
Lancet. 373 (9680) (2009), s. 2055-2066.

M. T. Banich, R. J. Compton.
Kontrola silnika. Neuronauki poznawcze.
Belmont, CA: Wadsworth, Cengage learning. (2011), s. 108-144.

M. Longmore, I. B. Wilkinson, T. Turmezei, C. K. Cheung.
Oxford Handbook of Clinical Medicine.
Oxford University Press. (2007), s. 486.

V. S. Fung, P. D. Thompson.
Sztywność **i spastyczność**.
W E. Tolosa, Jankovic (Eds.). Choroba Parkinsona i zaburzenia ruchu. Hagerstown, MD: Lippincott Williams & Wilkins. (2007), s. 504-513.

S. B. O'Sullivan, T. J. Schmitz.
Parkinson's Disease.
Rehabilitacja fizyczna (5. edycja). Philadelphia: F.A. Davis. (2007), s. 856-57.

S. C. Yao, A. D. Hart, M. J. Terzella.
Oparte na dowodach, osteopatyczne podejście do choroby Parkinsona.
Osteopatyczny lekarz rodzinny. 5 (2013), s. 96-101.

M. Hallett, W. Poewe.
Terapia choroby Parkinsona i innych zaburzeń ruchowych.
John Wiley & Sons. (2008), s. 417.

[462] M. M. Hoehn, M. D. Yahr.
Parkinsonizm: początek, postęp i śmiertelność.
Neurologia. 17 (1967), s. 427-442.

R. Pahwa, E. Lyons.
Podręcznik o chorobie Parkinsona.
CRC Press. (Wydanie trzecie), (2003), s. 76.

N. Caballol, M.J. Martí, E. Tolosa.
Dysfunkcja **poznawcza i demencja w chorobie Parkinsona.**
Mov Disor. 22 (Suppl 17): (2007), s. S358-366.

K. L. Parker, D. Lamichhane, M. S. Caetano, N. S. Narayananan.
Dysfunkcja wykonawcza w chorobie Parkinsona i deficytach czasowych.
Front Integr Neurosci. 7 (2013), s. 75.

[466] S. N. Gomperts.
Lewy Body Dementias: Demencja z ciałami Lewy'ego i demencja Parkinsona.
Continuum (Minneap Minn). 22 (2016), s. 435-463.

[467] S. Garcia-Ptacek, M. G. Kramberger.
Parkinson Disease i Dementia.
J Geriatr Psychiatry Neurol. 29 (2016), s. 261-270.

A. Noyce, J. Bestwick, L. Silveira-Moriy., C. Hawkes, G. Giovannoni, A Lees et al. **Meta-analiza wczesnych cech niemotorycznych i czynników ryzyka choroby Parkinsona.**
Ann Neurol. 72 (2012), s. 893-901.

S. S. Shergill, Z. Walker, C. Le Katona.
Wstępne badanie lateralności choroby Parkinsona i podatności na psychozy.
J Neurol Neurosurg Psychiatria. 65 (1998), s. 610-611.

[470] J. H. Friedman.
Parkinson's disease psychosis 2010: artykuł przeglądowy.
Parkinsonizm Relat Disord. 16 (2010), s. 553-560.

Y. E. Kim, B. S. Jeon.
Kliniczne implikacje zaburzenia zachowania snu REM w chorobie Parkinsona.
J Parkinsons Dis. 4 (2014), s. 237-244.

L. M. de Lau, M. M. Breteler.
Epidemiologia choroby Parkinsona.
Lancet Neurol. 5 (2006), s. 525-535.

G. E. Barreto, A. Iarkov, V. E. Moran.
Korzystne działanie nikotyny, kotyniny i jej metabolitów jako potencjalnych czynników wywołujących chorobę Parkinsona.
Front Aging Neurosci. 6 (2015), s. 340.

[474] G. Çamcı, S. Oğuz.
Związek między chorobą Parkinsona a *Helicobacter Pylori.*
J Clin Neurol. 12 (2016), s. 147-150.

D. J. McGee, X. H. Lu, E. A. Disbrow.
Stomaching the Possibility of a Pathogenic Role for Helicobacter pylori in Parkinson's Disease.
J Parkinsons Dis. 8 (2018), s. 367-374.

L. M. Chahine, M. B. Stern, A. Chen-Plotkin.
Biomarkery krwi na chorobę Parkinsona. Parkinsonizm
Relat Disord. 20 (2014), s. S99-103.

S. Lesage, A. Brice.
Choroba Parkinsona: od form monogenicznych do genetycznych czynników podatności.
Hum Mol Genet. 18 (2009), s. R48-59.

L. V. Kalia, A. E. Lang.
Choroba Parkinsona. Lancet. 386
(9996): (2015), s. 896-912.

D. T. Dexter, P. Jenner.
Choroba Parkinsona: od patologii do mechanizmów choroby molekularnej.
Free Radic Biol Med. 62 (2013), s. 132-144.

T. B. Stoker, K. M. Torsney, R. A. Barker.
Patologiczne mechanizmy i kliniczne aspekty choroby Parkinsona związanej z mutacją GBA1.
W: T.B. Stoker, J.C. Greenland, redaktorzy. Choroba Parkinsona: Patogeneza i aspekty kliniczne. Brisbane: Codon Publications. (2018).

C. A. Davie.
Przegląd choroby Parkinsona.
Br. Med Bull. 86 (2008), s. 109-127.

Z. Gan-Or, P. A. Dion, G. A. Rouleau.
Genetyczne spojrzenie na rolę szlaku autophagy-lysosome w chorobie Parkinsona.
Autofagia. 11 (2015), s. 1443-1457.

[483] M. Quadri, W. Mandemakers, M. Grochowska, R. Masius, H. Geut, E. Fabrizio i in.
LRP10 genetyczne warianty w rodzinnej chorobie Parkinsona i demencji z ciałami Lewy'ego: badanie powiązań genomowych i sekwencjonowania.
Lancet Neurol. 17 (2018), s. 597-608.

D. V. Dickson.
Neuropatologia zaburzeń ruchowych.
W E. Tolosa, J. Jankovic (Eds.). Choroba Parkinsona i zaburzenia ruchu. Hagerstown, MD: Lippincott Williams & Wilkins. (2007). s. 271-283.

T. Jubault, S. Brambati, C. Degroot, B. Kullmann, A. Strafella, A. Lafontaine et al. **Regional brain stem atrophy in idiopathic Parkinson's disease by anatomical MRI.**
PLoS One. 4 (2009), s. e8247.

J. Obeso, M. Rodríguez-Oroz, B. Benitez-Temino, F. Blesa, J. Guridi, C. Marin i inni.
Funkcjonalna organizacja zwoju podstawowego: konsekwencje terapeutyczne choroby Parkinsona.
Mov Disor. 23 (2008), s. S548-559.

J. Obeso, M. Rodriguez-Oroz, C. Goetz, C. Marin, J. Kordower, M. Rodriguez i inni.
Brakujące elementy w układance choroby Parkinsona.
Nat Med. 16 (2010), s. 653-661.

[488] W. J. Schulz-Schaeffer.
Patologia synaptyczna agregacji alfa-synuklein w demencji z ciałami Lewy'ego, chorobą Parkinsona i demencją Parkinsona.
Acta Neuropathol. 120 (2010), s. 131-143.

[489] P. González-Sánchez, J. Satrústegui, F. Palau, A. Del Arco.
Deregulacja wapnia i bioenergetyka mitochondrialna w chorobie CMT związanej z GDAP1.
Int J Mol Sci. 20 (2019), s. 403.

E.C. Hirsch.
Transport żelaza w chorobie Parkinsona.
Parkinsonizm Relat Disord. 15 (2009), s. S209-211.

[491] Krajowe Centrum Współpracy w Dziedzinie Chorób Przewlekłych.
Diagnozowanie choroby Parkinsona.
Londyn: Royal College of Physicians. (2006), s. 29-47.

[492] W. Poewe, G. Wenning.
Diagnoza różnicowa choroby Parkinsona.
Eur J Neurol. 9 (2002), s. 23-30.

[493] W. R. Gibb, A. J. Lees.
Znaczenie ciała Lewy'ego dla patogenezy idiopatycznej choroby Parkinsona.
J Neurol Neurosurg Psychiatria. 51 (1988), s. 745-752.

[494] G. Rizzo, M. Copetti, S. Arcuti, D. Martino, A. Fontana, G. Logroscino.
Dokładność klinicznej diagnozy choroby Parkinsona: Przegląd systematyczny i meta-analiza.
Neurologia. 86 (2016), s. 566-576.

[495] R. Postuma, D. Berg, M. Stern, W. Poewe, C. Olanow, W. Oertel i inni
. **MDS kliniczne kryteria diagnostyczne choroby Parkinsona.**
Mov Disor. 30 (2015), s. 1591-601.

D. Berg, R. Postuma, C. Adler, B. Bloem, P. Chan, B. Dubois i inni.
Kryteria badawcze MDS dla prodromalnej choroby Parkinsona.
Mov Disor. 30 (2015), s. 1600-1611.

D. J. Brook s.
Podejścia obrazowe do choroby Parkinsona.
J Nucl Med. 51 (2010), s. 596-609.

[498] S. T. Schwarz, M. Afzal, P. S. Morgan, N. Bajaj, P. A. Gowland, D. P. Auer.
Wygląd **"jaskółczego ogona" zdrowego nigrosoma - nowy dokładny test na chorobę Parkinsona: kontrola przypadku i retrospektywne przekrojowe badanie MRI w 3T.**
PLoS One. 9 (2014), s. e93814.

[499] P. Mahlknecht, F. Krismer, W. Poewe, K. Seppi.
Meta-analiza grzbietowo-bocznego nadciśnienia nigralnego na obrazowaniu rezonansem magnetycznym jako marker choroby Parkinsona.
Nieład ruchowy. 32 (2017), s. 619-623.

[500] S. Suwijn, C. van Boheemen, R. de Haan, G. Tissingh, J. Booij, R. M. de Bie.
Dokładność diagnostyczna transportera dopaminy SPECT obrazowania w celu wykrycia utraty komórek nigrostrialnych u pacjentów z chorobą Parkinsona lub klinicznie niepewne Parkinsonizm: przegląd systematyczny.
EJNMMI Res. 5 (2015), s. 12.

[501] List zatwierdzający DaTSCAN. FDA.gov. Food and Drug Administration.

J.C. Grenlandia, T.B. Stoker.
Parkinson's Disease: Patogeneza i aspekty kliniczne.
Codon Publications. (2018), s. 109-128.

[503] J. Costa, N. Lunet, C. Santos, J. Santos, A. Vaz-Carneiro
Ekspozycja na kofeinę i ryzyko choroby Parkinsona: przegląd systematyczny i meta-analiza badań obserwacyjnych.
J Alzheimers Dis. 20 (2010). S221–238.

C. Ma, Y. Liu, S. Neumann, X. Gao.
Nikotyna z palenia papierosów i diety oraz choroba Parkinsona: przegląd.
Przetłumaczyć Neurodegener. **6**: (2017), s. 18.

[505] J. J. Gagne, M. C. Power.
Leki przeciwzapalne i ryzyko choroby Parkinsona: meta-analiza.
Neurologia. 74 (2010), s. 995-1002.

B. S. Connolly, A. E. Lang.
Pharmacological treatment of Parkinson disease: a review.
JAMA. 311 (2014), s. 1670-1683.

[507] C. Olanow, S. Warren, F. Stocchi, A. E. Lang.
Złamania nie-motoryczne i nie-dopaminergiczne PD.
Wiley-Blackwell. (2011).

[508] Krajowe Centrum Współpracy w Dziedzinie Chorób Przewlekłych.
Symptomatyczna terapia farmakologiczna w chorobie Parkinsona.
Londyn: Royal College of Physicians. (2006), s. 59-100.

[509] J. Zhang, L. C. Tan.
Wracając do Medycznego Zarządzania Chorobą Parkinsona: Levodopa kontra Dopamina Agonista.
Curr Neuropharmacol. 14 (2016), s. 356-363.

D. J. Pedrosa, L. Timmermann.
Przegląd: zarządzanie chorobą Parkinsona.
Neuropsychiatr Dis Treat. 9 (2013), s. 321-340.

[511] Krajowe Centrum Współpracy w Dziedzinie Chorób Przewlekłych.
Opieka paliatywna w chorobie Parkinsona.
Parkinson's Disease. Londyn: Royal College of Physicians. (2006), s. 147-151.

[512] N. Maria.
Levodopa farmakokinetyka, od żołądka do mózgu. Badanie na pacjentach z chorobą Parkinsona.
Linköping: Linköping University Electronic Press. (2017), s. 10.

W. H. Oertel.
Ostatnie postępy w leczeniu choroby Parkinsona.
F1000Reszukiwanie. 6 (2017), s. 260.

C. C. Aquino, S. H. Fox.
Kliniczne spektrum powikłań wywołanych przez levodopę.
Nieład ruchowy. 30 (2015), s. 80-89.

M. M. M. Goldenberg.
Zarządzanie medyczne chorobą Parkinsona.
P & T. 33 (2008), s. 590-606.

[516] R. Ceravolo, D. Frosini, C. Rossi, U. Bonuccelli.
Zaburzenia kontroli impulsów w chorobie Parkinsona: definicja, epidemiologia, czynniki ryzyka, neurobiologia i zarządzanie.
Parkinsonizm Relat Disord. 15 (2009), s. S111-115.

[517] E. Tolosa, R. Katzenschlager.
Farmakologiczne postępowanie w przypadku choroby Parkinsona.
W E. Tolosa, J. Jankovic (Eds.). Choroba Parkinsona i zaburzenia ruchu. Hagerstwon, MD: Lippincott Williams & Wilkins. (2007), s. 110-145.

[518] National Collaborating Centre for Chronic Conditions.
Niemotoryczne cechy choroby Parkinsona.
Parkinson's Disease. Londyn: Royal College of Physicians. (2006), s. 113-133.

[519] M. Hasnain, W. Vieweg, M. Baron, M. Beatty-Brooks, A. Fernandez, A. Pandurangi.
Farmakologiczne leczenie psychozy u starszych pacjentów z Parkinsonizmem.
Am J Med. 122 (2009), s. 614-22.

[520] Press Announcements - FDA zatwierdza pierwszy lek w leczeniu halucynacji i urojenia związane z chorobą Parkinsona. www.fda.gov.

[521] R. G. Elbers, J. Verhoef, E. van Wegen, H. Berendse, G. Kwakkel.
Interwencje na zmęczenie w chorobie Parkinsona.
Cochrane Database Syst Rev. (10): (2015), s. CD010925.

[522] Krajowe Centrum Współpracy w Dziedzinie Chorób Przewlekłych.
Chirurgia na chorobę Parkinsona.
Parkinson's Disease. Londyn: Royal College of Physicians. (2006), s. 101-11.

[523] J. Bronstein, M. Tagliati, R. Alterman, A. Lozano, J. Volkmann, A. Stefani i inni
. **Głęboka stymulacja mózgu w chorobie Parkinsona: konsensus ekspertów i przegląd kluczowych zagadnień.**
Arch Neurol. 68 (2011), s. 165.

R. Dallapiazza, P. Vloo, A. Fomenko, D. Lee, C. Hamani, R. Munhoz i inni. **Rozważania na temat wyboru pacjenta i celu w chirurgii głębokiej stymulacji mózgu w chorobie Parkinsona.**

W: T. Stoker, J. Greenland, redaktorzy. Choroba Parkinsona: Patogeneza i aspekty kliniczne. Brisbane: Publikacje Codon (2018)

[525] Krajowe Centrum Współpracy w Dziedzinie Chorób Przewlekłych.
Inne kluczowe interwencje.
Parkinson's Disease. Londyn: Royal College of Physicians. (2006), s. 135-46.

V. A. Goodwin, S. H. Richards, R. S. Taylor, A. H. Taylor, J. L. Campbell.
Skuteczność interwencji ruchowych dla osób z chorobą Parkinsona: przegląd systematyczny i metaanaliza.
Mov Disor. 23 (2008), s. 631-640.

E. E. Dereli, A. Yaliman.
Porównanie wpływu programu ćwiczeń nadzorowanych przez fizjoterapeutę i programu ćwiczeń pod własnym nadzorem na jakość życia pacjentów z chorobą Parkinsona.
Clin Rehabil. 24 (2010), s. 352-362.

[528]. S. B. O'Sullivan, T. J. Schmitz.
Rehabilitacja fizyczna 5. wydanie, (2007) s. 873, 876, 1383.

S. B. O'Sullivan, T. J. Schmitz. Rehabilitacja fizyczna 5. wydanie, (2007), s. 879.

S. B. O'Sullivan, T. J. Schmitz. Rehabilitacja fizyczna 5. wydanie, (2007) s. 877

S. B. O'Sullivan, T. J. Schmitz. Rehabilitacja fizyczna 5. wydanie, (2007) s. 880

C. M. Fox, L. O. Ramig, M. R. Ciucci, S. Sapir, D. H. McFarland, B. G. Farley.
Nauka i praktyka LSVT/LOUD: neuroplastyczne podejście do leczenia osób z chorobą Parkinsona i innymi zaburzeniami neurologicznymi.
Semin Speech Lang. 27 (2006), s. 283-299.

L. Dixon, D. Duncan, P. Johnson, L. Kirkby, H. O'Connell, H. Taylor i inni. **Terapia zajęciowa dla pacjentów z chorobą Parkinsona.**
Cochrane Database Syst Rev. (3): (2007), s. CD002813.

B. Ferrell, S. Connor, A. Cordes, C. Dahlin, P. Fine, N. Hutton i inni.
Krajowy program jakości opieki paliatywnej: Projekt Narodowego Konsensusu i Krajowe Forum Jakości.
J. Symptom bólu. 33 (2007), s. 737-744.

[535] S. Lorenzl, G. Nübling, K. M. Perrar, R. Voltz.
Leczenie paliatywne przewlekłych zaburzeń neurologicznych. Kwestie etyczne i prawne w neurologii.
Podręcznik neurologii klinicznej. 118 (2013), s. 133-139.

R. Ghoche.
Koncepcyjne **ramy opieki paliatywnej zostały zastosowane do zaawansowania choroby Parkinsona**.
Parkinsonizm Relat Disord. 18 (2012), s. S2-5.

[537] S. K. Wilcox.
Rozszerzenie opieki paliatywnej na pacjentów z chorobą Parkinsona.
Br. J Hosp Med (Londyn). 71 (2010), s. 26-30.

K. Moens, I. J. Higginson, R. Harding.
Czy istnieją różnice w częstości występowania problemów związanych z opieką paliatywną u osób z zaawansowaną chorobą nowotworową i ośmioma stanami nienowotworowymi? Przegląd systematyczny.
J. Symptom bólu. 48 (2014), s. 660-677.

[539] G. Casey.
Choroba Parkinsona: długa i trudna podróż.
Pielęgniarki N Z. 19 (2013), s. 20-24.

[540] W. Poewe.
Naturalna historia choroby Parkinsona.
J Neurol. 253 (2006), s. VII2-6.

[541] GBD 2013 Mortality Causes of Death Collaborators.
Globalna, regionalna i krajowa śmiertelność z powodu wszystkich przyczyn i przyczyn śmiertelności z powodu 240 przyczyn zgonów, 1990-2013: systematyczna analiza w ramach Globalnego Badania Obciążenia Chorobami 2013.
Lancet. 385 (9963): (2015), s. 117-171.

T. R. Mhyre, J. T. Boyd, R. W. Hamill, K. A. Maguire-Zeiss. **Choroba Parkinsona. Biochemia subkomórkowa**.
Subkomórka Biochem. 65 (2012), s. 389-455.

[543] L. Kadastik-Eerme, N. Taba, T. Asser, P. Taba.
Incidence and Mortality of Parkinson's Disease in Estonia.
Neuroepidemiologia. (2019), s. 1-10.

P. J. García-Ruiz.
Prehistoria choroby Parkinsona.
Neurologia. 19 (2004), s. 735-737.

D. J. Lanska.
Rozdział 33: Historia zaburzeń ruchowych.
Podręcznik neurologii klinicznej. 95 (2010), s. 501-546.

[546] P. J. Koehler, A. Keyser.
Drżenie w łacińskich tekstach holenderskich lekarzy: XVI-XVIII wiek.
Mov Disor. 12 (1997), s. 798-806.

[547] E. D. Louis.
Trzęsące się porażenie, pierwsze czterdzieści pięć lat: podróż po literaturze brytyjskiej.
Mov Disor. 12 (1997), s. 1068-1072.

[548] S. Fahn.
Historia dopaminy i levodopy w leczeniu choroby Parkinsona.
Mov Disor. 23 (2008), s. S497-508.

[549] J. Guridi, A. M. Lozano.
Krótka historia pallidotomii.
Neurochirurgia. 41 (1997). s. 1169-1180, omówienie 1180-1183.

[550] O. Hornykiewicz.
L-DOPA: od biologicznie nieaktywnego aminokwasu do skutecznego środka leczniczego.
Aminokwasy. 23 (2002), s. 65-70.
S. Ovallath, B. Sulthana.
Levodopa: Historia i zastosowania terapeutyczne.
Ann Indian Acad Neurol. 20 (2017), s. 185-189

L. J. Findley.
Ekonomiczne skutki choroby Parkinsona.
Parkinsonizm Relat Disor. 13 (2007), s. S8-S12.

[553] Parkinson's - "trzęsące się porażenie". GlaxoSmithKline. (2009).

[554] National Parkinson Foundation - Mission. (1982).

[555] Edukacja: Joy in Giving. Czas. (18 stycznia 1960 r.).

O Fundacji Choroby Parkinsona. (2011)

American Parkinson Disease Association: Do domu.
American Parkinson Disease Association. (1961).

[558] O EPDA. European Parkinson's Disease Association. (2010).

[559] E. Brockes "To jest prezent, który ciągle bierze". The Guardian. (11 kwietnia 2009 r.).

Michael J. Fox ma zostać mianowany honorowym lekarzem w Karolinska Institutet.
Karolinska Institutet. 5 marca 2010 r.

Kim jesteśmy. Fundacja Davisa Phinneya. (2004)

[562] W. Matthews.
Ali's Fighting Spirit.
Neurologia. Teraz. 2 (2006), s. 10-23.

P. Tauber.
Ali: Wciąż magia.
The New York Times. (17 lipca 1988 r.).

P. F. Dimond.
Żadnego nowego leku na chorobę Parkinsona nie spodziewamy się w najbliższym czasie. GEN
News highlights. GEN-Genetic Engineering & Biotechnology News. (2010).

[565] J. W. Langston, P. Ballard, J. W. Tetrud, I. Irwin.
Przewlekły Parkinsonizm u ludzi z powodu produktu syntezy meperydyny i analogu.
Nauka. 219 (4587): (1983), s. 979-980.

[566] F. Cicchetti, J. Drouin-Ouellet, R. E. Gross.
Toksyny środowiskowe i choroba Parkinsona: czego nauczyliśmy się z modeli zwierząt indukowanych pestycydami?
Trends Pharmacol Sci. 30 (2009), s. 475-483.

B. K. Harvey, Y. Wang, B. J. Hoffer.
Transgeniczne modele gryzoni z chorobą Parkinsona.
Acta Neurochir Suppl. 101 (2008), s. 89-92.

D. Blum, S. Torch, N. Lambeng, M. Nissou, A. L. Benabid, R. Sadoul i inni. **Drogi molekularne zaangażowane w neurotoksyczność 6-OHDA, dopaminy i MPTP: wkład w teorię apoptotyczną choroby Parkinsona.**
Prog Neurobiol. 65 (2001), s. 135-172.

L. R. Feng, K. A. Maguire-Zeiss.
Terapia genowa w chorobie Parkinsona: racja i stan.
Narkotyki OUN. 24 (2010), 177–192.

P. LeWitt, A. Rezai, M. Leehey, S. Ojemann, A. Flaherty, E. Eskandar i inni. **Terapia genowa AAV2-GAD w zaawansowanej chorobie Parkinsona: podwójnie ślepa, kontrolowana chirurgicznie, randomizowana próba.**
Lancet. Neurol. 10 (2011), s. 309-319.

[571] Akta Neurologix do likwidacji na mocy rozdziału 7 Upadłość.

[572]. Pierwsza na świecie szczepionka Parkinsona została przetestowana. New Scientist. Londyn. (7 czerwca 2012 r.).

[573] J. Jankovic, I. Goodman, B. Safirstein, T. Marmon, D. Schenk, M. Koller i inni.
Bezpieczeństwo i tolerancja wielorakich rosnących dawek PRX002/RG7935, monoklonalnego przeciwciała anty-α-synukleinowego, u pacjentów z chorobą Parkinsona: Randomizowana próba kliniczna.
JAMA Neurol. 75 (2018), s. 1206-1214.

D. E. Redmond.
Komórkowa terapia zastępcza na chorobę Parkinsona - gdzie jesteśmy dzisiaj?
Neuronauczyciel. 8 (2002), s. 457-488.
[575]
T. B. Stoker.
Kuracje z komórek macierzystych na chorobę Parkinsona. Rozdział 9.
W Parkinson's Disease: Patogeneza i aspekty kliniczne T. B. Stoker, J. C. Greenland, redakcja. Brisbane (AU): Codon Publications; (2018).

G. Koch.
rTMS wpływ na dyskinezje indukowane przez lewodopę u pacjentów z chorobą Parkinsona: poszukiwanie skutecznych celów korowych.
Restor Neurol Neurosci. 28 (2010), s. 561-568.

T. Platz, J.C. Rothwell.
Stymulacja mózgu i naprawa mózgu--rTMS: od doświadczeń na zwierzętach do prób klinicznych- co wiemy?
Restor Neurol Neurosci. 28 (2010), s. 387-398.

[578] O. Suchowersky, G. Gronseth, J. Perlmutter, S. Reich, T. Zesiewicz, W. Weiner.
Parametr praktyki: strategie neuroprotekcyjne i alternatywne terapie w chorobie Parkinsona (przegląd oparty na dowodach): raport Podkomitetu Standardów Jakości Amerykańskiej Akademii Neurologii".
Neurologia. 66 (2006). 976–982.

M. S. Lee, P. Lam, E. Ernst.
Skuteczność tai chi na chorobę Parkinsona: przegląd krytyczny.
Parkinsonizm Relat Disor. 14 (2008), s. 589-594

M. S. Lee, E. Ernst.
Qigong na zaburzenia ruchowe: Przegląd systematyczny.
Mov Disor. 24 (2009), s. 301-303.

M. S. Lee, B. C. Shin, J. C. Kong, E. Ernst.
Skuteczność akupunktury w chorobie Parkinsona: przegląd systematyczny.
Mov Disor. 23 (2008), s. 1505-1515.

L. Raguthu, S. Varanese, L. Flancbaum, E. Tayler, A. Di Rocco. **Fasola fava i choroba Parkinsona: użyteczny "naturalny suplement" czy bezużyteczne ryzyko?**
Eur J Neurol. 16 (2009), s. e171.

H. Tremlett, K. C. Bauer, S. Appel-Cresswell, B. B. Finlay, E. Waubant.
Mikrobom jelitowy w ludzkiej chorobie neurologicznej: Rewizja.
Ann Neurol. 81 (2017), s. 369-382.

[584] L. Klingelhoefer, H. Reichmann.
Objawy jelitowe i niemotoryczne w chorobie Parkinsona.
Int Rev Neurobiol. 134 (2017), s. 787-809.

[585] P. Dayalu, R. L. Albin.
Choroba Huntingtona: patogeneza i leczenie.
Neurol Clin. 33 (2015), s. 101-114.

N. S. Caron, G. E. Wright, M. R. Hayden M. P. Adam, H. Ardinger, R. Pagon i in.
Huntington Disease.
GeneReviews. (2014). Uniwersytet w Waszyngtonie, Seattle.

[587] S. Frank.
Leczenie choroby Huntingtona.
Neuroterapeutyka. 11 (1): (2014). 153–160.

[588] S. L. Benestad, P. Sarradin, B. Thu, J. Schönheit, M. A. Tranulis, B. Bratberg.
Przypadki trzęsawki o nietypowych cechach w Norwegii, oznaczenie nowego typu, Nor98. Vet Rec 153: (2003), s. 202-208.

A. Durr, M. Gargiulo, J. Feingold.
Przedobjawowa faza choroby Huntingtona.
Rev Neurol. 168 (2012), s. 806-808.

F. F. Ferri.
Diagnoza różnicowa Ferriego: praktyczny przewodnik po diagnostyce różnicowej objawów, objawów i zaburzeń klinicznych.
Philadelphia, PA: Elsevier/Mosby. (2nd Ed.). (2010). s. Rozdział H.

T. C. Vale, F. Cardoso.
Chorea: Journey through History.
Tremor Other Hyperkinet Mov (NY). 5. (2015), Pii tre 5-296.

F. S. Collins, **Huntingtin Disease**.
National Human Genome Research Institute.NIH. USA. (2016).

N. S. Wexler.
Huntingtona: Advocacy Driving Science.
Rev Med 63 (2012), s. 1-22

Choroba
Annu

[594] Huntington's Disease Society of America - Our History. (2008).

[595] E. van Duijn, E. M. Kingma, R. C. van der Mast.
Psychopatologia w zweryfikowanych nośnikach genów choroby Huntingtona.
J Neuropsychiatria. Klinika Neurosci. 19 (2007), 441–448.

F. O. Walker.
Choroba Huntingtona.
Lancet. 369 (9557) (2007), s. 218-228.
M. P. Adam, H. A. Holly, R. A. Pagon, S. E. Wallace, L. J. H. Bean, K. Stephens.
Huntington Disease.
GeneReviews półka z książkami. Seattle (WA), Uniwersytet Washingtona. (2007).

[598] K. Hammond, B. Tatum.
Objawy behawioralne choroby Huntingtona.
Huntington's Outreach Project for Education, w Stanford. (2010).

[599] B. Kremer.
Neurologia kliniczna choroby Huntingtona.
W G. Bates, P. Harper, L. Jones (Eds.). Huntington's Disease.
Oksford: Oxford University Press. (2002), s. 28-53.

A. C. Wagle, S. A. Wagle, I. S. Marková, G. E. Berrios.
Zachorowalność psychiatryczna w chorobie Huntingtona.
Neurol Psychiatry Brain Res 8 (2000), s. 5-16.

A. Montoya, B. H. Price, M. Menear, M. Lepage.
Obrazowanie mózgu i dysfunkcje poznawcze w chorobie Huntingtona.
J Psychiatria Nerwicowa. 31 (2006). 21–29.

N. A. Aziz, M. A. van der Marck, H. Pijl, M. G. Olde Rikkert, B. Bloem, R. Roos. **Utrata masy ciała w zaburzeniach neurodegeneracyjnych**.
J Neurol. 255 (2008). 1872–1880.

[603] Książeczka Towarzystwa Huntingtona w Kanadzie Podręcznik dla opiekunów na zaawansowaną chorobę Huntingtona. HD Soc of Canada. (2007).

J. F. Gagnon, D. Petit, V. Latreille, J. Montplaisir.
Neurobiologia zaburzeń snu w zaburzeniach neurodegeneracyjnych.
Current Pharmaceutical Design. 14 (2008). 3430–3445.

E. D. Murray, N. Buttner, B. H. Price.
Depresja i psychoza w praktyce neurologicznej.
W. Bradley, R. Daroff, G. Fenichel, J. Jankovic (Eds.). Neurologia Bradley'a w praktyce klinicznej (6 Ed.). Philadelphia, PA: Elsevier/Saunders. (2012), s. 108.

[606] J. M. van der Burg, M. Björkqvist, P. Brundin.
Poza mózgiem: powszechna patologia w chorobie Huntingtona.
Lancet Neurol. 8 (2009), 765–774.

M. Katsuno, H. Banno, K. Suzuki, Y. Takeuchi, M. Kawashima, F. Tanaka i inni. **Genetyka molekularna i biomarkery chorób poliglutaminowych**.
Curr Mol Med. 8 (2008), s. 221-234.

M. A. Nance, R. H. Myers.
Młodzieżowy **początek choroby Huntingtona - perspektywy kliniczne i badawcze**.
Ment Retard Dev Disabilit Res Rev. 7 (2001), str. 153-157.

E. Passarge. Atlas kolorów Genetyki (2. edycja). Thieme. (2001), s. 142.

R. M. Ridley, C. D. Frith, T. J. Crow, P. M. Conneally.
Przewidywanie choroby Huntingtona jest dziedziczone przez linię męską, ale może pochodzić od samicy.
J Med Genet. 25 (1988), s. 589-595.

A. Semaka, S. Creighton, S. Warby, M. R. Hayden. **Badania predykcyjne w kierunku choroby Huntingtona: interpretacja i znaczenie alleli pośrednich.** Clin Genet. 70 (2006). 283–294.

N. Wexler, A. Young, R. Tanzi, H. Travers, S. Starosta-Rubinstein, J. Penney, i inni.
Homozygoci na chorobę Huntingtona.
Natura. 326 (6109): (1987), s. 194-197.

[613] F. Squitieri, C. Gellera, M. Cannella, C. Mariotti, G. Cislaghi, D. Rubinsztein i inni.
Homozygotyczność mutacji CAG w chorobie Huntingtona wiąże się z cięższym przebiegiem klinicznym.
Mózg. 126 (2003), s. 946-955.

H. Goehler, M. Lalowski, U. Stelzl, S. Waelter, M. Stroedicke, U. Worm i inni.
Sieć interakcji białkowych łączy GIT1, wzmacniacz agregacji Huntingtina, z chorobą Huntingtona. Mol Cell. 15 (2004), s. 853-865.

[615] K. E, Glajch, G. Sadri-Vakili.
Mechanizmy epigenetyczne Zaangażowane w patogenezę choroby Huntingtona.
J Huntingtons Dis. 4 (2015), s. 1-15.

[616] P. Harjes, E. E. Wanker.
Polowanie **na funkcję huntingtin: partnerzy interakcji opowiadają wiele różnych historii**.
Trendy Biochem Sci. 28 (2003), s. 425-433.

[617] E. Cattaneo, C. Zuccato, M. Tartari.
Normalna funkcja huntingtina: alternatywne podejście do choroby Huntingtona.
Nat Rev Neurosci. 6 (12): (2005). 919–930.

D. C. Rubinsztein, J. Carmichael.
Choroba Huntingtona: molekularne podstawy neurodegeneracji.
Eksperta Rev Mol Med. 5 (2003), s. 1-21.

M. Bloch, M. R. Hayden.
Opinia: badania predyktywne w kierunku choroby Huntingtona w dzieciństwie: wyzwania i konsekwencje.
Am J Hum Genet. 46 (1990), s. 1-4.

G. P. Bates, R. Dorsey, J. F. Gusella, M. R. Hayden, C. Kay, B. R. Leavitt i inni, **choroba Huntingtona.**
Nat Rev Dis Primers. 1 (2015), s. 15005.

[621] M. Anglada-Huguet, L. Vidal-Sancho, N. Cabezas-Llobet, J. Alberch, X. Xifró.
Patogeneza choroby Huntingtona: Jak walczyć z ekscytotoksycznością i dysregulacją transkrypcyjną, chorobami Huntingtona - patogenezą molekularną i aktualnymi modelami.
Nagehan Ersoy Tunalı, IntechOpen. (2017).

[622] Z. Liu, T. Zhou, A. C. Ziegler, P. Dimitrion, L. Zuo.
Stres oksydacyjny w chorobach neurodegeneracyjnych: Od Mechanizmów Molekularnych do Zastosowań Klinicznych.
Oxid Med Cell Longev. 2017: (2017), s. 2525967.

[623] A. Kumar, R. R. Ratan.
Stres oksydacyjny i choroba Huntingtona: Dobry, zły i brzydki.
J Huntingtons Dis. 5 (2016), s. 217-237.

D. Purves, G. Augustine, D. Fitzpatrick, W. Hall, A. LaMantia, J. McNamara i inni.
Modulacja ruchu przez Zwojów Bazylejskich, Obwody w Systemie Zwojów Bazylejskich.
W Purves D (Ed.). Neuroscience (2nd Ed.). Sunderland, mgr.: Sinauer Associates. (2001).

C. S. Lobsiger, D. W. Cleveland.
Komórki glialne jako nieodłączne składniki nieutonomicznej choroby neurodegeneracyjnej.
Nat Neurosci. 10 (2007), s. 1355-1360.

A. R. Crossman
Funkcjonalna anatomia zaburzeń ruchu.
Dziennik Anatomii. 196 (2000), s. 519-525.

[627] J. Duffy.
Zaburzenia mowy motorycznej: Podłoża, diagnoza różnicowa i zarządzanie.
St. Louis, Missouri: Elsevier ([3.]) Ed. (2013), s. 196-197.

[628] J. Petruska, M. J. Hartenstine, M. F. Goodman.
Analiza poślizgu nici w ekspansji polimerazy DNA CAG/CTG Triplet Repeats Associated with Neurodegenerative Disease.
Journal of Biological Chemistry. 273 (1998), s. 5204-5210.

J. S. Steffan, L. Bodai, J. Pallos, M. Poelman, A. McCampbell, B. L. Apostol i inni.
Inhibitory deacetylazy histonowej zatrzymują neurodegenerację poliglutaminową u Drosophila.
Natura. 413 (6857): (2001), s. 739-743.

F. Gaillard.
Choroba Huntingtona.
Zdjęcie radiologiczne dnia. www.radpod.org. (2007).

A. K. Rao, L. Muratori, E. D. Louis, C. B. Moskowitz, K. S. Marder.
Kliniczne pomiary zaburzeń mobilności i równowagi w chorobie Huntingtona: ważność i reaktywność.
Postawa chodu. 29 (2009), s. 433-436.

Zunifikowana Skala Oceny Chorób Huntingtona (UHDRS). UHDRS i Baza Danych. HSG. (2009).

Genetyka choroby R.H. Myers
'a **Huntington'a**.
NeuroRx. 1 (2004), s. 255-262.

[634] G. Evers-Kiebooms, A. Tibben, I. Liebaers, G. De Wert, C. De Die-Smulders. **Opcje reprodukcyjne dla przyszłych rodziców w rodzinach z chorobą Huntingtona: Refleksje kliniczne, psychologiczne i etyczne.**
Hum Reprod Update. 19 (2013), s. 304-315.

[635] K. Forrest Keenan, S. A. Simpson, Z. Międzybrodzka, D. A. Alexander, J. Semper.
Jak partnerzy dowiadują się o ryzyku wystąpienia choroby Huntingtona w związkach partnerskich?
J Genet Couns. 22 (2013), s. 336-344.

C. Erwin, J. Williams, A. Juhl, M. Mengeling, J. Mills, Y. Bombard i inni. **Percepcja, doświadczenie i odpowiedź na dyskryminację genetyczną w chorobie Huntingtona: międzynarodowe badanie RESPOND-HD.**
Am J Med Genet B, Neuropsychiatryczny Genet. 153B (2010), s. 1081-1093.

C. M. Burson, K. R. Markey.
Zagadnienia poradnictwa genetycznego w prognostycznych badaniach genetycznych w rodzinnych chorobach neurologicznych dotykających osoby dorosłe.
Semin Pediatr Neurol. 8 (2001), s. 177-186.

J. A. Smith, S. Michie, M. Stephenson, O. Quarrell.
Percepcja ryzyka i procesy decyzyjne u kandydatów do badań genetycznych na chorobę Huntingtona: Interpretacyjna analiza fenomenologiczna.
J Health Psychol. 7 (2002), s. 131-144.

M. R. Hayden. **Testy predykcyjne na chorobę Huntingtona: model uniwersalny?**
Lancet Neurol. 2 (2003), s. 141-142.

[640] Wytyczne dotyczące testu predyktywnego genetyki molekularnej w chorobie Huntingtona. **Międzynarodowe Stowarzyszenie Huntingtona (IHA) i Grupa Badawcza Światowej Federacji Neurologii (WFN) ds. Choroby Huntingtona.**
Neurologia. 44 (1994), s. 1533-1536.

M. Losekoot, M. J. van Belzen, S. Seneca, P. Bauer, S. A. Stenhouse, D. E. Barton.
Wytyczne dotyczące najlepszych praktyk EMQN/CMGS w zakresie molekularnych badań genetycznych choroby Huntingtona.
Eur J Hum Genet. 21 (2013), s. 480-486.

J. D. Schulman, S. H. Black, A. Handyside, W. E. Nance.
Preimplantacyjne badania genetyczne w kierunku choroby Huntingtona i niektórych innych dominujących zaburzeń dziedzicznych.
Clin Genet. 49 (1996), s. 57-58.

H. J. Stern, G. L. Harton, M. E. Sisson, S. L. Jones, L. A. Fallon, L. P. Thorsell i inni.
Nieujawniająca diagnostyka genetyczna preimplantacyjna chorob y Huntingtona. Prenat Diagn. 22 (2002), s. 503-507.

U. Muthane. **Predykcyjne badania genetyczne w chorobie Huntingtona.**
Ann Indian Acad Neurol. 14 (2011), s. S29-30.

A. Kuliev, Y. Verlinsky.
Diagnoza przedimplantacyjna: realistyczny wariant wspomaganego rozrodu i praktyki genetycznej.
Curr Opin Obstet Gynecol. 17 (2005), s. 179-183.

R. MacLeod, A. Tibben, M. Frontali, G. Evers-Kieb., A. Jones, A. Martinez-D i inni.
Zalecenia dotyczące genetycznych testów predyktywnych w chorobie Huntingtona. Clin Genet. 83 (2013), s. 221-231.

S. A. Schneider, R. H. Walker, K. P. Bhatia.
Zespoły chorobopodobne Huntingtona: co należy rozważyć u pacjentów z ujemnym

wynikiem testu genowego na chorobę Huntingtona.
Nat Clin Practice Neurol. 3 (2007). 517–525.

S. Frank, J. Jankovic.
Postępy w farmakologicznym zarządzaniu chorobą Huntingtona.
Narkotyki. 70 (2010), s. 561-571.

R. M. Bonelli, G. K. Wenning, H. P. Kapfhammer.
Choroba Huntingtona: terapia obecna i przyszłe sposoby leczenia.
Int Clin Psychopharmacol. 19 (2004), s. 51-62.

[650] C. F. Lee, Y. Chern.
Receptory adenozynowe i choroba Huntingtona.
Int Rev Neurobiol. 119 (2014), s. 195-232.

C. Simonin, C. Duru, J. Salleron, P. Hincker, P. Charles, A. Delval i inni . **Związek między spożyciem kofeiny a wiekiem w chorobie Huntingtona.**
Neurobiol Dis. 58 (2013), s. 179-182.

[652] J. R. Yancey, K. W. Lin.
Porównanie poziomów dowodów pomiędzy Wyborem Mądrego i Istotnego Dowodu Plus.
Evid Based Med. 22 (2017), s. 196.

P. H. Panagiotakis, J. A. DiSario, K. Hilden, M. Ogara, J. C. Fang.
Umieszczenie rurki DPEJ zapobiega aspiracyjnemu zapaleniu płuc u pacjentów wysokiego ryzyka.
Odżywianie w praktyce klinicznej. 23 (2008), s. 172-175.

L. Quinn, M. Busse, M. Broad, H. Dawes, C. Ekwall, N. Fritz i in. **EHDN Physiotherapy Guidance Document.**
European HD Network Physiotherapy Working Group (2009), s. 91.

L. Quin, M. Busee.
Opracowanie **poradnictwa fizjoterapeutycznego i klasyfikacji opartej na leczeniu dla osób z chorobą Huntingtona.**
Neurodegener Dis Manag. 2 (2012), s. 21-31.

H. Khalil, L. Quinn, R. van Deursen, R. Martin, A. Rosser, M. Busse.
Przestrzeganie korzystania z domowego DVD z ćwiczeniami u osób z chorobą Huntingtona: perspektywy uczestników.
Phys Ther. 92 (2012), s. 69-82.

[657] E. Travers, K. Jones, J. Nicol.
Zapewnienie opieki paliatywnej w chorobie Huntingtona.
Int J Palliat Nurs. 13 (2007), s. 125-130.

[658] FDA zatwierdza pierwszy lek na leczenie Choreki Huntingtona". U.S. Food and Drug Administration. (15 sierpnia 2008 r.).

[659] S. Morsy, S. Khalil, M. Doheim, M. Kamel, D. El-Basiony, H. Ahmed Hassan i inni. **Skuteczność etylo-EPA jako metody leczenia choroby Huntingtona: przegląd systematyczny i metaanaliza.**
Acta Neuropsychiatr. 31 (2019), s. 175-185.

[660] P. Harper.
Doradztwo genetyczne i badania przedobjawowe.
W G. Bates, P. Harper, L. Jones (Eds.). Huntington's Disease. Trzecia edycja. Oksford: Oxford University Press. (2002), s. 198-242.

Choroba P. S. Harper
a **Huntingtona: kliniczny, genetyczny i molekularny model zaburzeń powtarzania poliglutaminy.**
Philos Trans R Soc Lond B Biol Sci. 354 (1386): (1999), s. 957-961.

[662] S. Andrew, Y. Goldberg, B. Kremer, H. Telenius, J. Theilmann, S. Adam i inni. Zależność **między długością powtórzenia trinukleotydu (CAG) a cechami klinicznymi choroby Huntingtona.**
Nat Genet. 4 (1993), s. 398-403.

D. Crauford, J. Snowden.
Neuropyschologiczne i neuropsychiatryczne aspekty choroby Huntingtona.
W G. Bates, P. Harper, L. Jones (Eds.). Huntington's Disease. Trzecia edycja. Oksford: Oxford University Press. (2002), s. 62-87.

[664] L. Di Maio, F. Squitieri, G. Napolitano, G. Campanella, J. Trofatter, P. Conneally. **Ryzyko samobójstwa w chorobie Huntingtona**.
J Med Genet. 30 (1993), s. 293-295.

[665] P. Harper.
Epidemiologia choroby Huntingtona.
W G. Bates, P. Harper, L. Jones (Eds.). Huntington's Disease. Trzecia edycja. Oksford: Oxford University Press. (2002), s. 159-189.

I. Sharon, R. Sharon, J. P. Wilkens, T. Ersan.
Huntington Disease Dementia.
Emedycyna, WebMD. Medscape. (2010).

E. Driver-Dunckley, J. N. Caviness.
Choroba Huntingtona.
W A. Schapira (Ed.). Neurologia i neurobiologia kliniczna. Mosby Elsevier. (2007), s. 879-885.

S. J. Evans, I. Douglas, M. D. Rawlins, N. S. Wexler, S. J. Tabrizi, L. Smeeth. Częstość występowania **choroby Huntingtona u dorosłych w Wielkiej Brytanii na podstawie diagnozy zapisanej w ogólnych zapisach praktyki.**
J Neurol Neurosurg Psychiatria. 84 (2013), s. 1156-1160.

R. Avila-Giróo.
Medyczne i społeczne aspekty choreografii Huntingtona w stanie Zulia w Wenezueli.
Adv Neurol. 1 (1973), s. 261-266.

J. Gusella, N. Wexler, P. Conneally, S. Naylor, M. Anderson, R. Tanzi i inni.
Polimorficzny marker DNA genetycznie związany z chorobą Huntingtona.
Natura. 306 (5940): (1983), s. 234-238.

F. Squitieri, S. Andrew, Y. Goldberg, B. Kremer, N. Spence, J. Zeisler i inni .
Analiza haplotypu DNA choroby Huntingtona ujawnia wskazówki co do pochodzenia i mechanizmów ekspansji CAG oraz przyczyn geograficznego zróżnicowania rozpowszechnienia.
Hum Mol Genet. 3 (1994), s. 2103-2114.

[672] O. Sveinsson, S. Halldórsson, E. Olafsson.
Niezwykle niska częstość występowania choroby Huntingtona w Islandii.
Eur Neurol. 68 (2012), s. 48-51.

[673] J. O. Sipilä, M. Hietala, A. Siitonen, M. Päivärinta, K. Majamaa.
Epidemiologia choroby Huntingtona w Finlandii.
Parkinsonizm Relat Disord. 21 (2015), s. 46-49.

E. W. Almqvist, D. S. Elterman, P. M. MacLeod, M. R. Hayden.
Wysoki wskaźnik zachorowalności i nieobecność wywiadów rodzinnych u jednej czwartej pacjentów z nowo rozpoznaną chorobą Huntingtona w Kolumbii Brytyjskiej.
Clin Genet. 60 (2001), s. 198-205.

[675] G. Huntington.
Na Chorea.
Reporter medyczny i chirurgiczny z Filadelfii. 26. Haga: Nijhoff. (1872), s. 317-321.

[676] K. Bellenir.
Huntington Disease.
Sourcebook zaburzeń genetycznych (3rd Ed.). Detroit: Omnigrafia. (2004), s. 159-179.

[677] P. Harper.
Choroba Huntingtona: tło historyczne.
W G. Bates, P. Harper, L. Jones (Eds.). Huntington's Disease. Trzecia edycja. Oksford: Oxford University Press. (2002), s. 3-24.

[678] A. Wexler, N. Wexler.
Kobieta, która weszła do morza.
Huntington's and the Making of a Genetic Disease. Yale University Press. (2008), s. 288.

[679] J. C. Lunds **Chorea Sti Viti i Sætersdalen. Uddrag af Distriktslæge Medicinalberetning for 1860.**
Beretning Om Sundhedstilstanden: 137-138.

D. J. Lanska.
George Huntington (1850-1916) i choreografia dziedziczna.
J Hist Neurosci. 9 (2000), s. 76-89.

I. A. Brody, R. H. Wilkins.
Choroba Huntingtona.
Arch Neurol. 17 (1967), s. 331.

S. E. Jelliffe, E. B. Muncey, C. B. Davenport.
Huntington's Chorea: Studium w dziedziczności.
J Nerv Ment Dis. 40 (1913), s. 796-799.

C. B. Davenport, E. B. Muncey. **Choreczka Huntingtona w odniesieniu do dziedziczności i eugeniki.**
Am J. Insanity. 73 (1916), s. 195-222.

[684] P. R. Vessie.
Na przekazie choreografii Huntingtona od 300 lat - grupa rodzinna Buresów.
J Nerv Ment Dis. 76 (1932), s. 553-573.

[685] A. R. Wexler.
Chorea i społeczność w dziewiętnastowiecznym mieście.
Bull Hist Med. 76 (2002), s. 495-527.

[686] P. M. Conneally.
Choroba Huntingtona: genetyka i epidemiologia.
Am J Hum Genet. 36 (1984), s. 506-526.

N. S. Wexler.
Choroba Huntingtona: orędownictwo naukowe.
Annu Rev Med. 63 (2012), s. 1-22.

[688] Projekt choroby Huntingtona w Wenezueli. Strona internetowa Fundacji Chorób Dziedzicznych. Fundacja chorób dziedzicznych. (2008).

M. Macdonald.
Nowy gen zawierający powtórzenie trinukleotydu, który jest rozszerzony i niestabilny

na chromosomach choroby Huntingtona.
Komórka. 72 (1993), s. 971-983.

L. Bertram, R. E. Tanzi.
Epidemiologia genetyczna choroby neurodegeneracyjnej.
J Clin Invest. 115 (2005), s. 1449-1457.

A. La Spada, D. Roling, A. Harding, C. Warner, R. Spiegel, I. Hausmanowa-Pet et al.
Meiotic stability and genotype-phenotype correlation of the trinucleotide repeat in X-linked spinal and bulbar muscular atrophy.
Genetyka natury. 2 (1992), s. 301-304.

C. A. Ross, S. J. Tabrizi.
Choroba Huntingtona: od patogenezy molekularnej do leczenia klinicznego.
Lancet Neurol. 10 (2011), s. 83-98.

[693] Co to jest HD? Związek z chorobą Huntingtona.

C. B. Davenport.
Chorea Huntingtona w związku z dziedzicznością i eugeniką.
Proc Natl Acad Sci USA. 1 (1915), s. 283-285.

B. E. Rollin.
Regulacja badań na zwierzętach i pojawienie się etyki zwierzęcej: historia pojęciowa.
Theor Med Bioeth. 27 (2006), s. 285-304.

R. M. Doerflinger.
Problem oszustwa w badaniach nad embrionalnymi komórkami macierzystymi.
Cell Prolif. 41 (2008), s. 65-70.

M. A. Chapman.
Badania predykcyjne w kierunku choroby genetycznej dotykającej osoby dorosłe: etyczne i prawne konsekwencje stosowania analizy powiązań w przypadku choroby Huntingtona.
Am J Hum Genet. 47 (1990), s. 1-3.

[698] M. Huggins, M. Bloch, S. Kanani, O. Quarrell, J. Theilman, A. Hedrick i inni.
Dylematy etyczne i prawne pojawiające się podczas badań predyktywnych na chorobę dorosłych: doświadczenia z chorobą Huntingtona.
Am J Hum Genet. 47 (1990), s. 4-12.

[699] Moratorium Genetyki Ubezpieczeniowej przedłużone do 2017 roku.
Stowarzyszenie Ubezpieczycieli Brytyjskich. (Komunikat prasowy). 5 kwietnia 2011 r.

Eksperci ujawniają wyniki testów genowych. Artykuł BBC. 7 czerwca 2007 r.

J. Binedell, J. R. Soldan, J. Scourfield, P. S. Harper.
Badanie predykcyjne choroby Huntingtona: przypadek podejścia do oceny wniosków młodzieży. J Med Genet. 33 (1996), s. 912-918.

P. Borry, T. Goffin, H. Nys, K. Dierickx. **Predykcyjne badania genetyczne u nieletnich na obecność chorób genetycznych u osób dorosłych**. Mt Sinai J Med. 75 (2008), s. 287-296.

P. R. Braude, G. M. De Wert, G. Evers-Kiebooms, R. A. Pettigrew, J. P. Geraedts.
Nieujawnianie preimplantacyjnej diagnostyki genetycznej choroby Huntingtona: dylematy praktyczne i etyczne.
Prenat Diagn. 18 (1998), s. 1422-1426.

Międzynarodowe Stowarzyszenie Huntingtonów. (2013).

Rezolucja 531 Senatu USA. Senat USA. (6 kwietnia 2008 r.).

L. Odling-Smee.
Biomedyczna filantropia: Drzewo pieniędzy.
Natura. 447 (7142): (2007), s. 251.

[707] CHDI Foundation, Inc. (2011).

E. Sprawdź. **Filantropia biomedyczna: miłość albo pieniądze**.
Natura. 447 (7142): (2007), s. 252-253.

C. Turner, A. H. Schapira.
Mitochondrialne sprawy mózgu: rola w chorobie Huntingtona.
J Bioenerg Biomembr. 42 (2010), s. 193-198.

[710] E. J. Wild, S. J. Tabrizi.
Cele przyszłych badań klinicznych w zakresie choroby Huntingtona: co jest w trakcie realizacji?
Nieład ruchowy. 29 (2014), s. 1434-1445.

S. Solomon,
Taube, aby sfinansować 3 miliony dolarów na badania nad chorobą Huntingtona w USA.
The Times of Israel. (3 maja 2017 r.).

I. Munoz-Sanjuan, G. P. Bates.
Znaczenie integracji badań podstawowych i klinicznych w kierunku rozwoju nowych

terapii choroby Huntingtona.
J Clin Invest. 121 (2011), s. 476-483.

J. L. McBride, M. R. Pitzer, R. L. Boudreau, B. Dufour, T. Hobbs, S. R. Ojeda i inni.
Bezpieczeństwo przedkliniczne tłumienia HTT za pośrednictwem RNAi w makaku rhesus jako potencjalnej terapii choroby Huntingtona.
Mol Ther. 19 (2011), s. 2152-2162.

[714] H. Kordasiewicz, L. Stanek, E. Wancewicz, C. Mazur, M. McAlonis, K. Pytel i inni.
Podtrzymywanie **terapeutycznego odwrócenia choroby Huntingtona poprzez przejściowe tłumienie syntezy Huntingtona.**
Neuron. 74 (2012), s. 1031-1044.

D. W. Barnes, R. J. Whitley.
Terapia antywirusowa i choroby płuc.
Klatka piersiowa. 91 (1987), s. 246-251.

Rozpoczyna się proces Landmark Huntingtona. (2015).

[717] Bezpieczeństwo, tolerancja, farmakokinetyka i farmakodynamika IONIS-HTTRx u pacjentów z wczesną chorobą Huntingtona. ClinicalTrials.gov. (2015).

[718] E. J. Wild, R. Boggio, D. Langbehn, N. Robertson, S. Haider, J. R. Miller i inni.
Kwantyfikacja ilości zmutowanego białka łowieckiego w płynie mózgowo-rdzeniowym pacjentów z chorobą Huntingtona.
J Clin Invest. 125 (2015), s. 1979-1986.

A. Chase.
Choroba Huntingtona: płyn mózgowo-rdzeniowy i biomarkery MRI dla prodromalnej HD.
Nat Rev Neurol. 11 (2015), s. 245.

M. S. Keiser, H. B. Kordasiewicz, J. L. McBride.
Strategie tłumienia genów dla dominujących chorób neurodegeneracyjnych: lekcje z choroby Huntingtona i ataksji kręgosłupa.
Hum Mol Genet. 25 (2016), s. R53-64.

C. D. Clelland, R. A. Barker, C. Watts.
Terapia komórkowa w chorobie Huntingtona.
Neurochirurg Focus. 24 (2008), s. E9.

P. E. Cundiff, S. A. Anderson.
Wpływ indukowanych pluripotencjalnych komórek macierzystych na badania nad chorobą ośrodkowego układu nerwowego.
Curr Opin Genet Dev. 21 (2011), s. 354-361.

[723] Zakończone badania kliniczne. Huntington Study Group. (2012).

J. A. O'Daly.
Rola móżdżku i pnia mózgu w budowie ludzkiego psikusa.
LAP LAMBERT omniscriptum Gmbh & Co. KG. Bahnhufstraβe 28, 6611 Saarbrücken Deutschland Germany (2017), s. 1-85.

J. A. O'Daly.
Ultrastruktura siatkówki teleostu I: stożki, pręty, poziome, bipolarne, amakryny, komórki rurkowe, zewnętrzne i wewnętrzne warstwy splotu.
Br. J. Med. Med. Res. 19 (2017), s. 1-16.

J. A. O'Daly.
Ultrastruktura siatkówki teleostu II: amakryny śródmiąższowe, amakryny zwichnięte, komórki zwojowe, włókno Müllera, terminale adrenergiczne, oligodendroglia, warstwa splotu wewnętrznego, cytochemia glikogenu.
Br. J. Med. Med. Res. 19 (2017), s. 1-25.

J. A. O'Daly.
Ultrastruktura siatkówki teleostu.
LAP LAMBERT omniscriptum Gmbh & Co. KG. Bahnhufstraβe 28, 6611 Saarbrücken Deutschland Germany, (2017), s. 1-76.

J. A. O'Daly.
Pochodzenie umysłu z układu nerwowego w mózgu.
LAP LAMBERT omniscriptum Gmbh & Co. KG. Bahnhufstraβe 28, 6611 Saarbrücken Deutschland Germany, (2017), s. 1-85.

J. A. O'Daly.
Rola móżdżku i pnia mózgu w budowie ludzkiego psikusa.
LAP LAMBERT omniscriptum Gmbh & Co. KG. Bahnhufstraβe 28, 6611 Saarbrücken Deutschland Germany, (2017), s. 1-85.

J. A. O'Daly.
Sumienie i nieświadoma ewolucja w chorobie Alzheimera.
LAP LAMBERT omniscriptum Gmbh & Co. KG. Bahnhufstraβe 28, 6611 Saarbrücken Deutschland Germany, (2018), s. 1-221.

J. A. O'Daly.
Istoty ludzkie, koncepcje Boga, ludzka relacja z innymi wymiarami.
LAP LAMBERT omniscriptum Gmbh & Co. KG. Bahnhufstraβe 28, 6611 Saarbrücken Deutschland Germany, (2018), s. 1-297.

[732] J. A. O'Daly, R. Lezama, P. J. Rodriguez, E. Silva, N. R. Indriago, G. Peña i inni.
Antygeny z *Leishmania* amastigotes wywołały kliniczną remisję łuszczycy.
Arch Dermatol Res 301 (2009), s. 1-13.

[733] J. A. O'Daly, R. Lezama, J. Gleason.
Izolacja frakcji białkowych *Leishmania* amastigotes, które wywołały stymulację limfocytów i remisję łuszczycy.
Arch Dermatol Res. 301 (2009), s. 1-17.

[734] J. A. O'Daly, B. Rodriguez, T. Ovalles, C. Pelaez.
Podzespoły limfocytów we krwi obwodowej pacjentów z łuszczycą przed i po leczeniu antygenam i *leiszmanii.* Arch Dermatol Res. 302 (2010), s. 95-104.

J. A. O'Daly, J. P. Gleason, G. Peña, I. Colorado.
Oczyszczone białka z *lejszmanii* amastigotes wywołały reakcje nadwrażliwości typu opóźnionego i remisję kolagenowego zapalenia stawów w modelach zwierzęcych.
Arch Dermatol Res 302 (2010), s. 567-581.

J. A. O'Daly, J. Gleason.
Antygeny z *Leishmania* amastigotes powodujące kliniczną remisję łuszczycy: Związek między Leiszmaniozą a łuszczycą. J Clin Dermatol DERMA. 1 (2010), s. 47-57.

[737] J. A. O'Daly, J. Gleason, R. Lezama, P. J. Rodriguez, E. Silva, N. R. Indriago.
Antygeny z Leishmania amastigotes wywołujące kliniczną remisję łuszczycowego zapalenia stawów.
Arch Dermatol Res 303 (2011), s. 399-415.

[738] J. A. O'Daly.
Łuszczycowe zapalenie stawów: Rodzaje, skutki zdrowotne i sposoby leczenia.
Book Chapter NOVA wydawca New York (2011).

J. A. O'Daly.
Choroba Łuszczycowa: patologia systemowa, której struktura obejmuje łuszczycę, łuszczycowe zapalenie stawów i choroby współistniejące.
J Clin Rheumatol Musculoskelet Med. 21 (2011), s. 1-11

J. A. O'Daly.
Łuszczyca, choroba ogólnoustrojowa poza skórą, o czym świadczy łuszczycowe zapalenie stawów i wiele innych chorób współistniejących. Remisja kliniczna przy użyciu szczepionki Leishmania amastigotes, znaleziono serendipity.
Intech Publishers, Book Chapter J. A. O'Daly Ed. (2012), s. 1-57.

741] J. A. O'Daly, H. Spinetti, M. B. Rodríguez, L. Acuña, P. García, L. Castillo i inni.
Białka Amastigote z różnych szczepów leiszmanizy chronią ludzi przed leiszmaniozą w rejonie Guatire, Edo. Miranda, Wenezuel a. Gaceta Médica de Caracas. 103 (1995), s. 133-177.

742] J. A. O'Daly, H. Spinetti, M. B. Rodríguez, L. Acuña, L. Castillo, L. Zambrano, et al.
Porównanie efektów terapeutycznych mieszanki promastigotu + BCG, antygenów oczyszczonych z amastigotu i glukantemu w hiperendemicznym obszarze skóry Leishmaniasis, w Guatire, Edo, Mirandzie, Wenezueli.
Gaceta Médica de Caracas 103 (1995), s. 327-357.

J. A. O'Daly, H. M. Spinetti, J. Gleason, M. B. Rodriguez.
Analiza kliniczna i immunologiczna ostrej i przewlekłej leiszmanizy skórnej, przed i po różnych zabiegach.
J Parasitol Res. Article ID 657016, (2013), s. 12
[744] J. A. O'Daly, P. Garcia, M. B. Rodriguez, T. Ovalles.
Leishmania promastigotes wydzielały/wydzielały produkty, charakterystyka i ochrona myszy BALB/c przed zjadliwymi pasożytami poprzez szczepienia.
Ann Infect Dis 1 (2012), s. 1-12.

[745] J.A. O'Daly.
Porównanie biologii molekularnej Trypanosoma i Leishmaniae oraz jej wpływu na rozwój metod diagnostyki i szczepień przeciwko Leishmaniasis i chorobie Chagasa.
Biol Res. 26: (1993), str. 219-224.

J. A. O'Daly.
Antygeny z Leishmania amastigotes chronią człowieka przed Leishmania.
Wydawnictwo Lap Lambert Academic jest znakiem firmowym omniscriptum Gmbh & Co. KG. Bahnhufstraβe 28, 6611 Saarbrücken Deutschland Niemcy (2017), s. 1-94

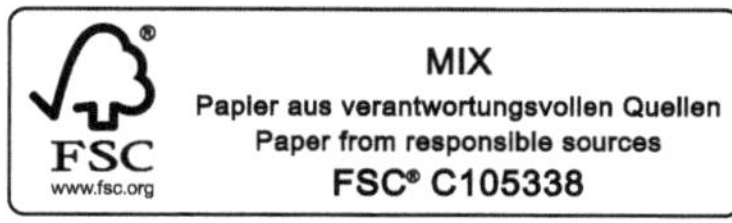

Printed by Books on Demand GmbH, Norderstedt / Germany